ullstein

Das Buch

Fünf Jahre nach dem großen Klassentreffen hat sich bei den vier Freundinnen einiges geändert – und manches ist gleich geblieben: Annabel ist nach wie vor eine unabhängige Frau, sie hat inzwischen eine eigene Boutique und noch immer lässt sie sich nicht von den gängigen Moralvorstellungen einschränken. Sie hat eine erwachsene Tochter, die bald ihrerseits in Radcliff studieren wird. Und es sieht so aus, als hätte sie nach all den Jahren jemanden gefunden, vor dem sie ihre Stärke nicht verstecken muss. Das »Golden Girl« Daphne musste einen herben Schicksalsschlag verkraften und hat den Mut aufgebracht, zu ihrer eigenen Unvollkommenheit zu stehen, auch wenn das letztlich die Trennung von ihrem perfektionistischen Mann bedeutet. Emily wagt ebenfalls den Schritt in ein eigenständiges Leben und beschreitet einen Weg, der sie schließlich aus ihrer lieblosen Ehe heraus und in ein eigenes Unternehmen und ein eigenes Apartment in New York führt. Chris hat einen Weg gefunden, sich mit Alexander, der komplizierten Liebe ihres Lebens, zu arrangieren, die Aufmerksamkeit eines anderen Mannes hilft ihr dabei. Jede der Frauen steht vor der Aufgabe, ihren eigenen Weg durchs Leben zu finden. Dabei sind sie sich mal näher, mal ferner, ganz aus den Augen verlieren sie sich nie.

Die Autorin

Rona Jaffe wurde 1931 in Brooklyn geboren und blieb lebenslang eine New Yorkerin. 1958 erschien ihr Debütroman *Das Beste von allem*, der lange vor *Sex and the City* das Leben und die Liebesgeschichten von fünf Freundinnen in New York beschrieb. Rona Jaffe ist Gründerin der nach ihr benannten Stiftung, die jährlich einen Förderpreis an vielversprechende Nachwuchsautorinnen vergibt. Sie starb im Jahre 2005.
Von Rona Jaffe sind in unserem Hause außerdem erschienen:
Das Beste von allem
Die Welt war so groß

Rona Jaffe

Diese wilden, wunderbaren Jahre

Roman

Aus dem Amerikanischen
von Corinna Rodewald

Ullstein

Besuchen Sie uns im Internet:
www.ullstein-buchverlage.de

MIX
Papier aus verantwortungsvollen Quellen
FSC® C083411
FSC
www.fsc.org

Deutsche Erstausgabe im Ullstein Taschenbuch
1. Auflage September 2018

Titel der amerikanischen Originalausgabe:
After the Reunion (Delacorte Press, New York)
Umschlaggestaltung: Büro Jorge Schmidt, München
Titelabbildung: © WATFORD / Mirrorpix / Mirrorpix via Getty Images
Gesetzt aus der Quadraat Pro powered by pepyrus.com
Druck und Bindearbeiten: CPI books GmbH, Leck
ISBN 978-3-548-29024-9

Für Tom

1) Welche Hoffnungen, Träume und Erwartungen hatten Sie in Bezug auf Beruf, Liebe und Familie, als Sie das College beendeten?

2) Haben sie sich erfüllt?

3) Haben sich Ihre Werte, Träume und / oder Erwartungen irgendwann geändert? Bitte erläutern Sie.

Aus einem Fragebogen an Absolventinnen des Radcliffe College aus dem Jahrgang 1957, fünfundzwanzig Jahre nach ihrem Abschluss.

Prolog

Nur junge Leute glauben, dass sie positiv überrascht werden können. Wer irgendwann angefangen hat zu glauben, es gäbe nur unangenehme Überraschungen, oder es werde überhaupt keine Überraschungen mehr geben, muss alt sein – egal, wie alt derjenige tatsächlich ist. Wenn mitten in der Nacht das Telefon klingelt, denken alte Leute sofort an das Schlimmste: Unfall, Krankheit, Tod. Junge Leute denken ganz einfach: »Hoffentlich ist es für mich.« Natürlich gibt es auch böse Überraschungen; wir reden hier schließlich vom Leben, man weiß nie, was man bekommt. Aber es gibt auch die von der anderen Sorte. Es gibt sie wirklich. Ganz bestimmt ...

Emily Applebaum Buchman hatte stets Angst vor allem gehabt, und jetzt, wo sie an einem Punkt in ihrem Leben angekommen war, an dem sie davon ausging, dass sich nicht mehr viel ändern würde, weder zum Guten noch zum Schlechten, befand sie sich irgendwo zwischen resigniert und zufrieden. Sie wusste, dass viele sie um ihr Leben beneiden würden: eine reiche Hausfrau in Beverly Hills, noch immer mit ihrer Jugendliebe vom College verheiratet – mit Ken, der mittlerweile ein äußerst erfolgreicher Dermatologe war, in erster Linie für die Stars –, dazu zwei Kinder,

Peter und Kate, und ein von Wohltätigkeit, gesunder Bewegung an der frischen Luft, Freundinnen, Shopping, ihrer Familie, ihrem Aussehen, Kultur, Büchern und vielem mehr erfüllten Alltag. Das Leben, das für sie bestimmt gewesen war.

Inzwischen war Emily sechsundvierzig, sie war klein und schlank, hatte dunkle Haare und große graue Augen, und ihren Freundinnen zufolge war sie sehr attraktiv. Im Juni hätte sie ihr fünfundzwanzigjähriges Klassentreffen in Radcliffe, aber sie hatte beschlossen, nicht hinzugehen. Sie war auf dem zwanzigjährigen gewesen und hatte den guten Vorsatz getroffen, ein produktiveres Leben zu führen, sogar einen Beruf zu ergreifen, und war glücklich und erbaut wieder nach Hause gekommen. Der Beruf war dann zu einer Teilzeittätigkeit als Ehrenamtliche im Children's Hospital geworden.

Es war in Ordnung. Das Leben bestand aus Kompromissen. Man gab seinen Beruf auf, um sich ein Zuhause zu erschaffen und Kinder zu bekommen, und danach stellte man fest, dass es keinen Platz mehr für einen gab, an den man zurückkehren konnte. Emily war ohnehin nie allzu sehr auf eine Karriere fixiert gewesen. Sie hatte zwar davon geträumt, es aber nicht in die Tat umgesetzt. Schon in Ordnung.

Doch es war nicht in Ordnung …

Ihre Kinder lebten in ihren eigenen Wohnungen und führten ein eigenes Leben. Sie waren keine Familie mehr, wenn Familie bedeutete, dass alle abends nach Hause kamen, um sich nach der kalten Welt da draußen aneinander zu wärmen.

Nein, es war nicht in Ordnung …

Emily vermutete, der Brief, der heute Morgen im Briefkasten gelegen hatte, war der Grund dafür, dass sie so unzufrieden war. Er war von einer Frau, die mit ihr auf dem College gewesen und inzwischen Autorin geworden war. Emily kannte sie nicht; es war ein großer Jahrgang gewesen. Außerdem war sie fast die ganze Zeit auf dem College schon mit Ken zusammen gewesen und hatte sich nicht viel um andere gekümmert. Die Autorin hatte einen Fragebogen beigefügt, der als Recherche für einen Artikel fungieren sollte, mit dem *The Ladies' Home Journal* sie betraut hatte – eine Art Profil dessen, was aus all den Frauen von damals auf dem College geworden war. Emily hatte in ihrer Traumküche in ihrem Traumhaus oben auf dem Berg mit Blick auf das üppige Blattwerk Kaliforniens auf der einen und Los Angeles auf der anderen Seite gesessen, ihr Pool und ihr Tennisplatz direkt unter ihr, und der Fragebogen in ihrer Hand hatte sich angefühlt wie eine kleine Explosion.

»Welche Hoffnungen, Träume und Erwartungen hatten Sie in Bezug auf Beruf, Liebe und Familie, als Sie das College beendeten?«

Die Frage hätte besser lauten sollen, mit welchen Träumen sie ursprünglich aufs College gekommen war. Die gescheite, hübsche, verschreckte kleine Emily, die 1953 über die jüdische Quote in Radcliffe angenommen wurde, eine Außenseiterin, die davon träumte, Kinderärztin zu werden. Die beliebte, gut situierte Emily, die mehr Kaschmirpullover im Schrank hatte als jedes andere Mädchen im Wohnheim. Ein braves Mädchen, das stets gefallen wollte, stets tat, was man ihm sagte. Eine junge Frau, die von ihrer Studienberaterin gleich in der Einführungswoche gesagt bekam, dass sie niemals Ärztin werden konnte, dass sie nicht ausreichend vorbereitet war. Es war nicht vorgesehen gewesen, dass Emily eine medizinische Laufbahn einschlug, und im übrigen auch sonst keine Laufbahn. Wenn sie denn unbedingt Ärztin werden wolle, so ihre Beraterin, solle sie doch einen Arzt heiraten.

Ein braves Mädchen, das stets tat, was man ihm sagte. Also zog Emily los, verliebte sich in Ken Buchman und eroberte ihn.

»Welche Hoffnungen und Träume hatten Sie, als Sie das College beendeten?« Das war Ken gewesen. Die Ehe, und ein romantisches, harmonisches Leben.

Frage Nummer zwei: »Haben sie sich erfüllt?« Aber sicher. Oh ja. *Mir wurde der falsche Traum vorgesetzt, und er ist in Erfüllung gegangen.*

Sorgfältig faltete sie den Fragebogen und versteckte ihn in ihrer Handtasche. Vermutlich würde sie ihn beantworten. Aber die Wahrheit würde sie nicht sagen. Die schlechten Bestandteile, die fürchterlichen Dinge, die passiert waren, würde sie auslassen. Die gingen niemanden etwas an außer sie selbst.

Christine Spark English saß im Wohnzimmer in ihrer zauberhaften Wohnung auf der Fifth Avenue mit Blick auf den Central Park. Der Himmel war zaghaft rosafarben und grau, wie man es in New York in der Abenddämmerung sah, wenn der Winter noch nicht ganz vorbei war, der Frühling aber noch nicht begonnen hatte. Sie hielt den Fragebogen in der Hand, der am Morgen in der Post gewesen war, und lächelte schief. Sie war anders gewesen als ihre Freundinnen am College, und sie war sicher, dass sie sich auch jetzt von ihren Freunden und Kollegen unterschied. Sie war die einzige in Briggs Hall gewesen, die kein Geld hatte und nicht auf Spaß aus war oder darauf, sich einen Mann von Harvard zu angeln. Damals wollte sie ein altbackener Bücherwurm sein und kleidete sich auch wie einer, aber weil sie so nett und klug war und einen absolut treffsicheren, schwarzen Humor hatte, war sie dennoch bei den anderen Mädchen beliebt gewesen, auch wenn sie nichts mit deren frivolem Lebensstil zu tun haben wollte. Und dann traf sie Alexander.

Alexander English, dessen dunkle Schönheit ihr Herz stillstehen ließ, wann immer sie ihn ansah. Der mürrische mysteriöse Alexander, dessen Kummer und Schuldgefühle sich auf das Leben all derer ausbreitete, die ihn liebten. Wie sie ihm nachgejagt hatte, ihn schließlich erobert zu haben glaubte, niemals erkannte, wie fremd sie einander tatsächlich waren ... so dass sie seine geheimen, versteckten Winkel mit ihren eigenen Phantasien ausschmückte ...

»Welche Hoffnungen, Träume und Erwartungen hatten Sie, als Sie das College beendeten?« Alexander natürlich. Etwas anderes hatte es nie gegeben. Chris' ganzes Leben und Dasein, ihr kompletter Lebensinhalt waren stets Alexander und ihre überwältigende Besessenheit von ihm gewesen. Selbst als sie herausfand, dass er schwul war und es auf dem College verheimlicht hatte, hoffte sie weiter darauf, ihn für sich zu gewinnen, ihn zu ändern, ihn dazu zu bringen, sie zu wollen. Sie wurden beste Freunde. Chris war nicht länger eine graue Maus, sondern entwickelte Stil, wurde kultiviert. Sie wartete ab ...

Irgendwann liebte auch er sie. Heiratete sie. Sie vermutete, dass die Mädchen vom College, die sich nur daran erinnerten, dass Chris ihn erobern wollte, wenn sie nun das Ergebnis sähen, es für ein perfektes Happy End halten würden. Chris und Alexander, endlich vereint. Alexander, der gutaussehende erfolgreiche New Yorker Banker, der in der Bank seines Vaters schnell aufgestiegen war, und die kluge attraktive Chris, die stets in der Verlagsbranche gearbeitet hatte und dazu noch ihren Sohn Nicholas großzog.

Sie unternahmen aufregende Reisen um die ganze Welt, sie alle drei zusammen: Chris, Alexander und ihr Sohn. Sie waren gute Gastgeber. Ihr Familienleben war so behaglich. Was für ein

Bild von einer interessanten, facettenreichen Frau Chris doch war! *Was für eine gute Fassade sie aufrechterhielt.*

»Haben sich Ihre Werte, Träume und / oder Erwartungen irgendwann geändert? Bitte erläutern Sie.« Wann hatten sie das nicht getan? Und wie könnte Chris das jemals erklären, selbst wenn sie es wollte? Alexander betrog sie. Und sie hoffte, nichts darüber zu erfahren.

Sorgfältig zerriss Chris den Fragebogen in schmale Streifen. Die Wahrheit konnte sie nicht sagen, und sie verspürte nicht den Wunsch zu lügen. Sollten doch all die normalen Menschen die Fragen beantworten. Sie würde es nicht tun.

Annabel Jones faltete einen Papierflieger aus dem Fragebogen und ließ ihn durchs Zimmer Richtung Papierkorb segeln. Weil sie nicht richtig zielte, landete er auf dem Fußboden. Sie fragte sich, ob das wohl ein Omen war, ob es bedeutete, sie konnte sich des Fragebogens – und der Erinnerungen, die er hochbrachte – nicht so ohne Weiteres entledigen. Annabel glaubte an Omen. Manchmal hatte sie richtig gelegen und manchmal nicht, doch das hielt sie nicht von der Ansicht ab, dass etwas an ihnen dran sein musste. Sie hatte schon immer auf ihren Instinkt und ihre Wünsche vertraut, ob richtig oder falsch, und weil sie warmherzig und vertrauensvoll war, war sie mitunter verletzt worden. Doch dumm war sie nie gewesen. Lediglich zu romantisch veranlagt. Nicht so wie ihre beste Freundin Chris mit ihrer Besessenheit von Alexander, aber sie fasste das Leben eben auf, als wäre es ein großes Geschenk. Hätte sie sich selbst beschreiben müssen, sie hätte gesagt, sie sei schon immer eine Rebellin gewesen – mit Stil.

Mit sechsundvierzig war sie sogar noch schöner als sie es am College gewesen war. Sie glaubte daran, dass man mit über vierzig das Gesicht hatte, das man verdiente, und um das sicherzustellen, hatte sie sich liften lassen, auch wenn Radcliffe-Absolventinnen so etwas nicht taten. Sie war noch immer rank und schlank, obwohl sie jede Sekunde der Trainingsübungen, zu denen sie sich zwang, wenn es die Arbeit zuließ, verabscheute. Sie sprach noch immer mit ihrem Südstaatenakzent, obwohl sie seit Jahren in New York lebte. Die halbe Etage, die sie in einem Brownstone auf der East Side ergattert hatte, als sie hergezogen war und ihre erste Stelle begonnen hatte, war schon beinahe zu einem Nationaldenkmal geworden, und sie hatte nicht vor, sie jemals aufzugeben. Mittlerweile führte sie ihre eigene Boutique auf der Madison Avenue, Annabel's, sie hatte ein wunderbares Verhältnis zu ihrer zweiundzwanzigjährigen Tochter Emma (auch wenn Emma so beschäftigt mit ihrer eigenen Karriere war, dass sie einander nicht oft genug zu Gesicht bekamen), und sie schlief noch immer mit gutaussehenden jüngeren Männern, wann immer ihr der Sinn danach stand. Ihre angebetete neue Katze, Sweet Pea, eine flauschige, weiße Perserkatze mit einem blauen und einem kupferfarbenen Auge, lief zum Fragebogen und begann, ihn zu zerkauen. Sweet Pea versuchte sich an allem, was nicht essbar war. Annabel rettete den Zettel und hielt ihn gedankenverloren in der Hand.

Es wäre vielleicht nicht schlecht, in einer Zeitschrift zu erscheinen. Sie könnte sagen: »Ich hatte keine Träume und Erwartungen und führe ein dramatisches und glückliches Leben.« Würde ihnen das nicht recht geschehen, diesen hochnäsigen, heuchlerischen Mädchen, die sie geächtet und gehasst hatten, weil sie sich nicht für den einen aufgehoben hatte? Was für seltsame Werte sie damals hatten! Chris war ihre einzige Freundin gewesen.

Nein, es würde zu lange dauern, um zu erzählen, wie ihr

Leben verlaufen war, und außerdem war die Vergangenheit Geschichte. Annabel hatte vor, für die Zukunft zu leben. Als sie diesmal den Papierflieger losschickte, zielte sie richtig.

Daphne Leeds Caldwell, das *Golden Girl* der Radcliffe Absolventinnen von 1957, Ehefrau von Richard Caldwell, dem Goldjungen von Harvard, besah sich den Fragebogen, der an diesem Morgen eingetroffen war, um ihr den Tag zu verderben, und wusste, was man von ihr erwartete. Die Leute machten einen zum Star, und dann merkte man, dass es einem gefiel, also versuchte man, so zu bleiben, wie sie es von einem wollten. Daphne hatte zwar ein gesegnetes Leben geführt, doch es gründete auf Geheimnissen und Täuschungen. Man konnte auf vielerlei Art und Weise etwas Besonderes sein, und Daphne hatte dafür gesorgt, dass alle nur die guten Seiten kannten. Der Abend in Connecticut war kalt, in der Luft lag schwer die Ahnung von Schnee; ein gemütlicher Abend, ein Abend, wie sie ihn mochte. Im Wohnzimmer machte sie ein Feuer im Kamin, so dass es Richard freundlich begrüßte, wenn er aus der Stadt nach Hause kam, und sie gab Eiswürfel in den Kübel auf der Bar, für seinen Feierabenddrink. In ihrem großen Haus war es still und aufgeräumt, alle Jungs waren im Internat. Daphne schenkte sich ein Glas Wein ein und setzte sich mit dem Fragebogen ans Feuer. Was sollte sie schreiben?

Auf dem College hatten alle Mädchen – bis auf Chris und Annabel – Daphne bewundert und wären gern wie sie gewesen. Sie war groß, blond und schön, und ihre Augen waren etwas schräg gestellt und kornblumenblau; eine so auffällige Farbe, dass man sie als Erstes wahrnahm, wenn Daphne einem begegnete. Sie war eine reiche Debütantin, gescheit, sportlich, weiblich, lässig und sehr beliebt. Während die meisten Mädchen sich mit nur einer Verabredung zufriedengaben, ließ Daphne sich oft von zwei jungen Männern davontragen wie ein Schatz. Es war unvermeidlich, dass sie und Richard zusammenkamen. Sich in den Fünfzigern zu verabreden glich einer genetischen Auktion: Mädchen sollten zu Müttern werden, und die Besten suchten sich die Besten heraus. Nur was für eine einsame Lüge hatte sie gelebt! Schon von Kindesbeinen an war sie Epileptikerin, und sie wusste, dass niemand sie heiraten würde, fände er es heraus. Er würde nicht wollen, dass seine Kinder es bekamen; er würde nicht einmal *sie* wollen. Damals war nur so wenig über Epilepsie bekannt. Es wurde angenommen, man stürze in einem Krampfanfall zu Boden, während die anderen nur hilflos und entsetzt und angewidert zuschauen konnten – und genau das war ihr als Kind auch passiert. Doch niemand wusste, dass es Medikamente gab, um derlei unter Kontrolle zu halten, und dass nicht alle Epileptiker gleich waren, oder dass es möglich war, dem Schlimmsten zu entwachsen und allen anderen so sehr zu ähneln, dass es nie jemand erfahren musste. Und es hatte auch niemand von Daphnes Epilepsie gewusst, nicht einmal Richard, nicht in all den gemeinsamen Jahren, bis sie es ihm schließlich erzählte. Er hatte reagiert, als hätte sie ihn hintergangen. Nicht, weil sie nicht vollkommen war, sondern weil sie all die Jahre über etwas Bedeutendes vor ihm geheim gehalten, ihm nicht vertraut hatte. Und jetzt hegte er den Verdacht, dass sie noch andere Geheimnisse vor ihm hatte.

Und die hatte sie auch.

Aber nur, weil sie wollte, dass ihre Ehe glücklich war, ohne turbulente Krisen und Streitereien, die sie beide nur verletzen würden und nie geklärt werden könnten. Wenn man mit jemandem zusammenlebte, lernte man, was man besser verschwieg. Diese eine Offenbarung hatte einen Riss in ihre Ehe gebracht, und dieser Riss war nie wirklich gekittet worden, war nur von der dünnen, zerbrechlichen Schicht der glücklichen Jahre übertüncht worden, die darauf folgten.

»Meine Hoffnungen, Träume und Erwartungen, als ich das College beendete, waren, den Rest meines Lebens mit Richard Caldwell zu verbringen, und das habe ich auch getan.« Klang das zu selbstgefällig? Sie entschied, dass es romantisch klang, und schrieb weiter. »Eine Zeitlang, bevor wir heirateten, arbeitete ich in einer Kunstgalerie, aber mein eigentlicher Wunsch war ein Haus auf dem Land und viele Kinder, und genau das haben wir auch bekommen! Wir haben vier wunderbare Söhne.«

Ich habe fünf Kinder. Nicht vier, fünf.

Lügen und Geheimnisse.

Daphne zündete sich eine Zigarette an und blies den Rauch in einem vollendeten Ring aus; dafür war sie am College berühmt gewesen. Komisch, sie hatte seit Jahren keinen dummen Rauchring mehr gemacht. Kaum dachte man an die Vergangenheit, war man auch schon wieder dort. Daphne würde den Fragebogen so ausfüllen, wie alle aus ihrem Jahrgang, die sie gekannt hatten, es von ihr erwarteten, und zwar indem sie angab, ihr Leben sei vollkommen, so wie es immer gewesen war, wie es immer sein würde. Sie würde Richards großen Erfolg in der Immobilienbranche erwähnen, die friedliche und ländliche Idylle in ihrem Haus mit Garten und Grundstück in Greenwich, die jüngsten schulischen und sportlichen Leistungen ihrer vier gutaussehenden Söhne. Ihre Tochter würde sie nicht erwähnen.

Was sie eigentlich schreiben wollte: »Selbst wenn man das bekommt, was man will, das Leben lacht einen doch auf seine Weise aus.«

Aber das würde sie nicht tun. Sie würde die Antworten eines

Golden Girl geben. Ein *Golden Girl* wurde vom Leben nicht ausgelacht.

Kapitel eins

Wie so oft wurde Emily um acht von der kalifornischen Sonne geweckt, die in ihr Zimmer schien. Sie drehte sich im breiten Bett um und streckte sich, und dann spürte sie den vertrauten Anflug von Verzweiflung, den sie jeden Morgen verspürte, als wäre sie verlassen worden. Ken war schon wieder aus dem Haus, auf ihn wartete ein interessanter Tag, und er hatte sich nicht einmal verabschiedet. Er nannte das Rücksichtnahme. Er war das Phantom des Hauses, und Emily sollte nach all den Jahren daran gewöhnt sein, aber noch immer lief sie wie ein Kind ans Fenster im Flur, um auf die Auffahrt zu schauen, ob sein kleiner Sportwagen noch dort stand. Das tat er nicht. Nur ihr Mercedes Zweisitzer stand dort, ganz allein. Sie hoffte, dass niemand, der einen Raubüberfall oder Schlimmeres im Sinn hatte, vorbeifuhr und sah, dass jemand ganz allein zu Hause war. Deswegen hatte sie den Kombi auch nicht verkaufen wollen, doch Ken war der Meinung gewesen, es sei albern, ihn zu behalten, jetzt, wo die Kinder ausgezogen waren, und außerdem hatte er jetzt ja *ihnen* Autos kaufen müssen, und keiner von beiden würde sich je in etwas so Spießigem wie einem Kombi blicken lassen.

Aus der Ferne hörte sie die Stimmen der Männer – Mexikaner, Japaner –, die auf den Nachbargrundstücken arbeiteten, und wie jemand eine Hecke beschnitt. Ansonsten war alles still. Ein Vogel krächzte. Ein Wagen fuhr mit einem Affenzahn vorbei; jemand auf dem Weg zur Arbeit. Weit unter ihr, weichgezeichnet im morgendlichen Dunst, sah sie Los Angeles, wo all die anderen Menschen gerade ihren Tag begannen. Sie sollte ihren Tag auch beginnen, ehe Adeline da war, ansonsten hätte sie keinen Augenblick mehr Ruhe.

Zu spät. Brummender Motor, qualmender Auspuff, da war Adelines gewaltiges und uraltes Kabrio, das so tief über der Erde lag wie ein Boot. Der reinste Spritschlucker, wie Adeline es nicht müde wurde, sich bei Emily zu beklagen, obwohl doch Ken für das Benzin bezahlte. Sie hätten ihr den Kombi geben sollen. Aber Ken, der Adeline vergötterte, fand, Emily sei doch verrückt, so etwas zu denken. Warum denn nicht, fragte sie, wo doch andere auch einen Wagen für ihre Haushälterin anschafften, und der Kombi war doch schon alt und nicht mehr viel wert? Ken war explodiert.

Ken, der stets großzügig wie kein anderer gewesen war, hatte bei den merkwürdigsten Dingen Geiz entwickelt. Im einen Moment bestellte er unzählige Kisten des besten, teuersten Weins, weil jemand ihn empfohlen hatte, und im nächsten funkelte er Emily wütend an, weil sie ein Kleid gekauft hatte, was sie ohnehin selten tat, weil sie sich nicht sonderlich für Shopping interessierte. Sie mochte es nicht, wenn Ken sie verrückt nannte – es erinnerte sie an die Zeit, als sie es gewesen war, und sie wünschte, er würde sich etwas anderes einfallen lassen, womit er sie beschimpfen konnte. Er wusste, wie es ihr damit ging, und sie hatte den schrecklichen Verdacht, dass er es mit Absicht tat, was ihm ebenfalls so gar nicht ähnlich sah. Vielleicht konnten sie sich zusammensetzen und darüber sprechen, was hier vor sich ging, wenn sie ihn denn jemals erwischte, wenn er allein war und nicht abgespannt.

Als Emily nach unten kam, saß Adeline beim Frühstück am Küchentisch und las Zeitung. In der Luft hing der Geruch nach gebratenem Speck, wie ein Vorwurf, eine Herausforderung in diesem enthaltsamen Haushalt, in dem es nie dunkles Fleisch gab.

»Guten *Morgen*, meine Liebe!«, trällerte Adeline.

»Guten Morgen, Adeline. Machen Sie sich keine Mühe, ich hole mir selbst etwas, essen Sie nur in Ruhe Ihr Frühstück«, sagte Emily. Sie schenkte sich eine Tasse Kaffee ein und steckte eine Scheibe kalorienreduziertes Brot in den Toaster. Adeline hatte vor fünf Jahren angefangen, bei ihnen zu arbeiten, und ganz allmählich hatte sie die Macht darüber übernommen, wer was tat. Sie hatte Emily so weit eingeschüchtert, dass sie sich wie eins der Kinder benahm. Adeline war halb Afroamerikanerin, halb amerikanische Ureinwohnerin, massig, starrsinnig und undurchschaubar, und sie wirkte alterslos und gab auch nichts preis, aber Emily musste ihr ihr Gehalt bar auf die Hand geben, damit sie bei ihnen blieb.

Inzwischen kümmerte Adeline sich um sämtliche Mahlzeiten, und Emily bekam eine Einkaufsliste für den Supermarkt in die Hand gedrückt – Emily, die mit Vorliebe gekocht und unzählige Kurse zu sämtlichen Küchen der Welt belegt hatte, wurde nun nur noch an Adelines freien Tagen Zutritt in ihre eigene Küche gewährt. Ken fand, Adeline sei ein Juwel, Kate und Peter ließen sich gern von ihr verwöhnen, Emily konnte sie nicht ausstehen, kam aber inzwischen auch nicht mehr ohne sie zurecht, und niemand konnte je auch nur erahnen, was Adeline dachte.

Die Kinder würden zum Abendessen kommen, und Emily sah schon die lange Einkaufsliste auf dem Küchentresen und dass die

Backbleche für die Kekse bereitlagen. Sie wünschte, sie könnte zumindest die Kekse backen. Kekse waren Liebe.

»Sie gehen besser früh los, bevor es bei Gelson's zu voll wird«, bemerkte Adeline.

Oh Gott, Donnerstag! Coupon-Tag. Der Tag, an dem es die ganzen Anzeigen für Sonderangebote in der Zeitung gab. Adeline hätte sie schon gestern hinschicken sollen ... oder sie hätte selbst daran denken und darauf bestehen sollen.

»Vielleicht gehe ich woanders hin«, sagte sie zaghaft.

»Ich mag Gelson's«, sagte Adeline in einem Ton, der eindeutig besagte, Emily begehe einen großen Fehler. Emily kannte diesen Ton noch aus ihrer Kindheit, wenn sie mit ihrer Mutter Kleidung einkaufen gegangen war. Hatte sie deswegen solche Angst davor, Adelines Wohlwollen zu verlieren, dass es ihr bisweilen vor Beklemmung die Kehle zuschnürte, wenn Adeline nicht einer Meinung mit ihr war? Würde man nicht nach all den Jahren Psychoanalyse annehmen, dass sie das zwanghafte Bedürfnis, es allen recht zu machen, abgelegt hätte? Sie war das brave Kind, die gute Ehefrau, die gute Mutter, und sie war unsichtbar.

»In Ordnung, ich fahre zu Gelson's.«

Als sie schließlich geduscht und sich die Haare gewaschen, sich angezogen und etwas Make-up aufgelegt hatte – man wusste schließlich nie, ob man jemandem über den Weg lief, der dann erzählte, wie fürchterlich man aussah –, wusste Emily, dass es schon zu spät war. Ewig kurvte sie in der Tiefgarage unter dem riesigen Supermarkt umher, verzweifelt auf der Suche nach einem Parkplatz, und als sie schließlich einen fand, lag er so weit weg, dass er schon zu einem anderen Geschäft gehörte. Dann der endlose Gang durch die Kohlenmonoxid-Abgase all der Autos; Emily versuchte, nicht zu atmen, und war sich nur zu bewusst, dass es ihr doppelt so lang vorkommen würde, wenn sie auf dem Rückweg einen beladenen Einkaufswagen vor sich her schob. Adeline erinnerte sich an alles, was Peter je gern gegessen oder getrunken hatte, und sie hatte alles auf die Liste gesetzt, weil sie ihm ein Carepaket mitgeben wollte. Kate aß nur wenig, weil sie nicht zunehmen wollte, und obwohl sie immer ganz höflich Kekse mit nach Hause nahm, war Emily doch sicher, dass sie sie weiter verschenkte.

Emily tat es beinahe leid, dass ihre beiden Kinder am selben Abend zum Essen kamen, denn wenn sie zusammen waren, schien es ihr, als hätten sie Geheimnisse, in die Ken und sie selbst nicht eingeweiht waren. Die schwer greifbare Kate mit der rauchigen Stimme, deren Blick einen auf Distanz hielt ... Emily hatte sich schon oft gefragt, wem, wenn überhaupt jemandem, je Zutritt zu Kates Welt gewährt wurde außer Peter, und sogar bei ihm war sie sich nicht sicher. Peter war ausnahmslos höflich und respektvoll gegenüber seinen Eltern, weil er fand, dass sich das so gehörte. Es hatte kaum etwas mit seinen Gefühlen zu tun. Manchmal fragte Emily sich, ob er überhaupt Gefühle hatte, so tief verborgen waren sie. Er weigerte sich, Angst oder Verletzlichkeit oder auch nur irgendwelche Zweifel zuzugeben. Wenn er etwas fragte, und er fragte viel, dann, weil er etwas lernen wollte. Immer wieder versicherte er einem, dass er so viel wie möglich lernen wolle, damit er Erfolg haben würde. Weder Kate noch Peter berührten ihre Mutter, wenn es sich vermeiden ließ; nie gaben sie ihr einen Kuss. Natürlich ließen sie es zu, dass Emily sie umarmte und küsste, so behandelte man schließlich seine Mutter. Im Umgang miteinander lachten sie und zwinkerten sich zu, klopften sich gegenseitig auf den Rücken und tauschten Blicke aus, die wie in Kurzschrift ein ganzes Leben abdeckten, aus dem andere ausgeschlossen waren. Sie waren wie zwei Kinder, die sich aneinander festklammerten, damit sie nicht untergingen ...

Zwei nassglänzende Köpfchen, die auf der Wasseroberfläche wippten. Ein türkisfarbener Pool ... nackte gebräunte Ärmchen, die grellorangen Schwimmwesten verstaut im Geräteschrank ...

Und eine Mutter, die nicht kam, als Kate schrie ...

Emily verbannte die Bilder aus ihren Gedanken und stapfte mit ihrem beladenen Einkaufswagen entschlossen durch die Tiefgarage. Später gäbe es ein köstliches Essen, und sie alle würden einen richtig schönen Abend zusammen verbringen. All das war lange her, damals war Emily selbst fast noch ein Kind. Vielleicht erinnerten sie sich nicht einmal daran.

Wie konnten sie sich nicht daran erinnern? Kate hatte es Ken selbst erzählt. Und dann hatte Ken ein Kindermädchen angestellt und Emily zur Nervenklinik gefahren und sie dazu gebracht, sich selbst einzuweisen. Sicherlich wussten die Kinder noch, dass sie sie allein gelassen hatte; sie war sechs Monate weg gewesen. Nach ihrer Rückkehr war Emily so beschäftigt mit ihren eigenen Problemen gewesen und damit, wieder gesund zu werden, dass es ihr nie in den Sinn gekommen war, sich zu erkundigen, ob das, was passiert war, den Kindern Schaden zugefügt hatte. Es nahm sie völlig in Beschlag, eine gute Mutter zu sein, Kate und Peter zu den Terminen eines voll ausgefüllten Tags in Südkalifornien zu fahren – Schule, Unterricht, Verabredungen, Sport –, und gleichzeitig mit ihrer Psychoanalytikerin herauszufinden, warum sie ihre Kinder noch immer nicht leiden konnte, bis sie es schließlich geschafft hatte; bis kein einziges Fünkchen Groll mehr in ihr zurückblieb.

Außer in den seltenen Augenblicken, in denen ihr klar wurde, dass ihre Kinder noch ihr ganzes Leben vor sich hatten und ihr eigenes vorbei war. Und dass sie so viel mutiger waren, als Emily es je gewesen war.

Wieder zu Hause half Adeline ihr beim Ausladen. »Gott, ist das heiß«, sagte Emily.

»Das ist es. Ich kann es nicht ertragen, wenn es so heiß ist.«

In der Küche trank Emily eine Dose künstlich gesüßten Eistee und warf einen Blick auf die Post, während Adeline die restlichen Einkäufe wegräumte. Emily wusste nicht, weshalb sie stets das Gefühl hatte, sie müsse in Adelines Gegenwart bleiben, anstatt dass sie den Eistee am Pool oder in ihrem Zimmer trank; irgendetwas, vielleicht die gleichen unbenannten Schuldgefühle, veranlassten sie dazu, Adeline überallhin zu folgen, um sich mit ihr gut zu stellen.

»Ich habe vergessen, Butter aufzuschreiben«, sagte Adeline.

Emily seufzte. »Muss ich wirklich nochmal losfahren?«

»Ohne Butter kann ich nicht kochen. Tut mir leid, meine Liebe.«

Widerwillig fuhr Emily die gewundene Straße zurück. *Das macht sie ständig. Ich weiß nicht, warum sie mir das antut. Dabei schmecken meine Kekse viel besser als ihre; ihre sind so fettig. Meine sind weich und klebrig und wunderbar …* Sie hielt an dem kleinen Lebensmittelladen an, der näher lag als der Supermarkt, und kaufte zwei Pfund Butter, natürlich von Adelines Lieblingsmarke, auch wenn es nicht ihre eigene Lieblingsmarke war. Sie wollte nicht riskieren, von Adeline mit bösen Blicken bombardiert zu werden und eine Stunde lang zuhören zu müssen, wie sie mit den Töpfen schepperte. Als Emily wieder nach Hause kam, war es schon Zeit, zu ihrer Stelle im Krankenhaus zu eilen.

Das Children's Hospital war neu und schön und in fröhlichen Primärfarben dekoriert, die die kleinen Kinder, deren Leben von

Krankheit und Schmerzen bestimmt waren, die sie nur zum Teil verstehen konnten, aufmuntern sollten. Die meisten Ehrenamtlichen waren in Emilys Alter, die Krankenschwestern waren jung, und die Spielelady, Suzanne, die auch Emilys Vorgesetzte war, war achtundzwanzig. Die Spielelady durfte Alltagskleidung tragen, doch Emily musste eine alberne pastellfarbene Schürze überziehen. Die Spielelady war beinahe zwanzig Jahre jünger als Emily. Sie hatte die Art leitende Position, die Emily vor Jahren selbst besetzt hatte, als sie Ken gerade erst geheiratet hatte und eine psychiatrische Sozialarbeiterin war, die man respektierte. Jetzt war sie einfach nur eine Gehilfin. Dennoch, wenn sie den Kindern half, ihre Ängste und Wut auszuleben, in der Hoffnung, dass Emily ihr Leben dadurch ein wenig erträglicher machte, erfüllte es sie für ein paar Stunden. Die Kinder mochten Emily, und sie verstand sich gut mit ihnen. Wenn eins der Kinder fehlte, bekam sie es jedes Mal mit der Angst – sie wusste, wenn sie nach Hause gehen durften, weil sie schon vorher davon erzählten, aber wenn sie einfach verschwanden, wusste sie, dass etwas Schreckliches passiert war. Erleichtert stellte sie heute fest, dass alle Kinder, die sie kannte, noch da waren. Ein neues verängstigtes Gesicht war unter ihnen, verborgen unter einer tief heruntergezogenen Baseballmütze. Keine Haare: Chemotherapie. Krebs. Mit einem flüchtigen Blick prüfte sie, ob der Junge noch beide Beine hatte.

»Hallo! Ich bin Emily. Wie heißt du?«

Ein trauriges, leises Murmeln. Emily nahm den Jungen in den Arm.

»Emily, holen Sie Papier und Farben«, sagte Suzanne. »Wir spielen heute Matisse. Oder *Star Wars*. Kommt ganz darauf an.« Emily ging zum Wandschrank und holte das Material. »Oh, wir brauchen noch viel mehr als das«, sagte Suzanne.

»Ich hole noch mehr.« Emily bemühte sich um einen freundlichen Ton. Warum kommandierten alle sie herum? Trotzdem, sie hatte solches Glück, dass sie gesund war und gesunde Kinder hatte, und dass sie von zu Hause weggekommen war; sie sollte sich über nichts beklagen.

Die Zeit verging wie im Flug. Der neue kleine Patient nannte ihr seinen Namen, und sie bemalte seine Baseballmütze mit goldenen Sternen. Dann ließ sie ihn ein Monster auf ihren Arm malen, Haare auf ihre Hand und Klauen auf ihre Finger. Schon bald lachte er. Nach der Spielstunde gingen Emily und Suzanne für einen Kaffee in den Aufenthaltsraum.

»Sagen Sie«, setzte Suzanne an, »eine der Frauen hat mir erzählt, dass Sie die Mutter von Kit Barnett sind.«

»Ja.« Es war das erste Mal, dass man sie im Krankenhaus mit Respekt ansprach.

»Das wusste ich gar nicht. Sie hat ja einen anderen Nachnamen.«

»Sie heißt immer noch Kate Buchman. Aber beruflich nennt sie sich Kit Barnett.«

»Ich finde sie großartig«, erklärte Suzanne. »Ich habe sie ein paarmal im Fernsehen gesehen. Wenn ich mitbekomme, dass sie irgendwo mitspielt, versuche ich, es mir anzuschauen.« Es war auch das erste Mal, dass die Spielelady so ausführlich mit Emily sprach. »Wie ist sie denn so?«

»Wie meinen Sie das?«

»Im echten Leben. Wie ist sie da so?«

Ich bin nicht sicher, ob ich das weiß. Sie ist zwar meine Tochter, aber ich kenne sie im Grunde auch nicht. »Eine ganz normale junge Frau«, antwortete Emily leichthin. »Fleißig, engagiert. Ich bin sehr stolz auf sie.«

»Na dann, wenn Sie sie sehen, sagen Sie ihr, sie hat einen Fan.«

»Ich sehe sie heute Abend«, sagte Emily.

»Ach. Schön.« Suzanne nickte und lächelte, und Emily nickte und lächelte ebenfalls, und dann gingen sie jede ihres Wegs. »Dann noch einen schönen Abend«, rief Suzanne ihr noch hinterher.

Im Wagen, der im Berufsverkehr nur im Schneckentempo vorankam, dachte Emily bei sich: *Ich bin berühmt. Ich bin die Frau von Ken Buchman und die Mutter von Kit Barnett. Da würde sich meine Studienberaterin in Radcliffe aber freuen.*

In der Küche roch es himmlisch. »Doktor Buchman hat angerufen«, begrüßte Adeline Emily. »Er hat noch ein Meeting und lässt ausrichten, dass Sie ohne ihn anfangen und ihm etwas aufheben sollen.«

Emily wurde es schwer ums Herz. »Haben Sie ihn daran erinnert, dass die Kinder kommen?«

»Das weiß er.«

Als Ken die letzten Male »Meetings« gehabt hatte, hatte es bis zehn oder elf Uhr gedauert, und als er dann nach Hause kam, war er missmutig gewesen und hatte nicht reden wollen. Emily war überzeugt gewesen, dass seine Frauengeschichten vorbei waren, aber jetzt war sie sich da nicht mehr so sicher. Was mochte es sonst sein? Dermatologen hatten keine Meetings, und sie arbeiteten auch nicht bis elf Uhr abends. Vielleicht war er nur mit einem Freund auf einen Drink in die Polo Lounge gegangen, so wie er es manchmal tat; aber es war rücksichtslos, wenn er das machte, da die Kinder ihn doch auch sehen wollten. Sie aßen immer um sieben, so dass Adeline nach Hause fahren konnte. Bis sieben konnte man doch sicherlich schon genug Drinks gehabt haben. Nun ja, sie würde sich nicht mit ihm streiten. Sie würde ihr Bestes geben, damit es zu einem schönen Abend für sie alle wurde.

»Hallo, Mom! Hallo, Adeline!« Peter, ihr großer, sonnengebräunter, gutaussehender Sohn, mit einem Lächeln.

Adeline legte die Handflächen aneinander und verbeugte sich wie Ed MacMahon in der Johnny Carson Show. »Der kleine Prinz!«, sagte sie und verbeugte sich nochmals. Peter lachte und umarmte sie. Auch von Emily ließ er sich umarmen.

»Du siehst schön aus, Mom«, sagte er. »Was gibt's zu essen?«

»Dein Leibgericht und eine Überraschung«, entgegnete Adeline, bevor Emily antworten konnte.

»Ich habe alle Ausgaben vom *Wall Street Journal* für dich aufgehoben«, sagte Emily.

»Ich habe jetzt selbst ein Abo«, sagte Peter fröhlich. »Der kleine Prinz wird bald der kleine Tycoon. Oder hoffentlich eines Tages der große Tycoon. Wo ist Dad?«

»Er verspätet sich«, sagte Emily.

»Hab ich was Falsches gesagt?«, fragte Kate, die wie ein Geist ins Zimmer geschlüpft war, mit einem Lächeln. Sie war einen Kopf größer als Emily, wirkte aber trotzdem zart, und mit ihrem dunklen Haarschopf und den großen grauen Augen sah sie aus wie Emily in dem Alter, nur ohne die Angst. Die schrille Stimme, die sie als Kleinkind gehabt hatte – die durchdringende, fordernde kleine Stimme, die Emily vor so vielen Jahren in den Wahnsinn getrieben hatte –, gab es nicht mehr, sie war einem interessanten rauchigen Klang gewichen. Das war eine der Eigenschaften, die Kate von anderen jungen Schauspielerinnen abhob, doch vor allem waren da ihre Augen: Darin lag, auch wenn Kate ein freundliches Auftreten hatte, etwas Geheimnisvolles, Zurückgehaltenes, eine Herausforderung. Genau wie jeder andere war sich Emily dessen auf dem Bildschirm bewusst, doch sie sah es auch bei sich zu Hause, und sie wusste, dass das eben Kates Blick war; es gab einen Punkt, an dem es hieß, bis hierher und nicht weiter.

Kate umarmte Adeline flüchtig, erduldete die Umarmung ihrer Mutter und legte dann ihrem Bruder einen Arm um die Schultern.

»Lasst uns einen Wein am Pool trinken«, schlug Emily vor. »Es ist so schön abends um diese Zeit.«

Mit einer Karaffe Weißwein, Gläsern und einem Kühler spazierten sie hinaus und setzten sich vor den Sonnenuntergang. Erst jetzt bemerkte Emily den Bluterguss auf Kates Wange, als hätte jemand sie geschlagen. »Was hast du da?«, fragte sie beunruhigt nach.

»Was habe ich wo?«

»Auf deiner Wange. Es sieht aus, als hättest du dich verletzt.«

»Ach, keine Ahnung«, entgegnete Kate ruhig. Ihr Tonfall ließ keinen Zweifel daran, dass sie nicht darüber sprechen wollte.

»Wie läuft es bei der Arbeit?«, fragte Emily rasch.

»Ich habe ein Angebot, aber wenn ich darüber spreche, dann beschreie ich es nur«, sagte Kate.

»Ich drücke auf jeden Fall die Daumen. Erzähl es mir einfach, sobald du es weißt.«

»Das mache ich.«

»Ich hätte die Möglichkeit, mein Auto an ein Mädchen von der Uni zu verkaufen«, sagte Peter. Er trank einen Schluck. »Was ist das für ein Wein?«

»Ach, einfach ein Tafelwein«, sagte Emily.

»Oh. Jedenfalls dachte ich, dann könnte ich mir einen

gebrauchten BMW kaufen und lernen, wie man ihn wieder flott macht.«

»Du bist noch zu jung für so ein teures Auto«, erwiderte Emily. »Darüber haben wir doch schon gesprochen.«

»Aber es wäre gut für mich, wenn ich lerne, wie man ein Auto repariert. Wenn es mein eigenes wäre, dann hätte ich auch den Antrieb dazu.«

»Ich will, dass du deine Zeit mit studieren verbringst, nicht damit, Autos zu reparieren«, wandte Emily ein.

Peter klang gequält. »Ich habe nur Bestnoten. Ihr habt gesagt, wenn ich mein Auto verkaufe, kann ich ein neues bekommen.«

Wo ist Ken?, dachte Emily. *Ich bekomme ihn kaum noch zu Gesicht. Er fehlt mir, und ich will mit ihm zusammen sein, das ist einfach nicht fair.* »Ich dachte, wir hätten entschieden, dass du einen Toyota bekommst«, sagte sie.

Es herrschte Stille, während Peter über sein Schicksal nachgrübelte. »Findet ihr, ein weißes Auto ist zu feminin?«, wollte er wissen.

»Zu feminin?«

»Ja. Junge Frauen fahren weiße Autos, und Schwuchteln.«

»Ich gehe gerade mit einem Mann aus, der ein weißes Auto fährt«, sagte Kate lässig. »Der ist keine Schwuchtel.«

»Vielleicht besorge ich mir ein weißes Auto und lasse die Scheiben dunkel tönen«, sagte Peter. »Das sähe sicher super aus.«

»Wie sollst du dann was sehen?«, fragte Emily.

»Man sieht was«, entgegnete Peter.

»Ach, massier mir mal den Rücken«, sagte Kate. »Der bringt mich noch um.«

Sie beugte sich vor, und Peter begann, ihr die Schultern zu kneten. »Mhm ... herrlich«, sagte sie.

»Ich wünschte, ich würde mein eigenes Geld verdienen«, sagte Peter. »Ich wünschte, ich wäre stinkreich.«

»Das wirst du noch«, sagte Emily aufmunternd.

Er lächelte.

»Dann hätte ich ein luxuriöses Haus am Strand, eine umwerfende Freundin, die bei mir wohnt, einen teuren Sportwagen und einen Wahnsinnshund, der alles bewacht.«

»Bekommst du alles«, sagte Kate.

»Na ja«, sagte er. »Ich geb mir Mühe.«

»Es ist angerichtet«, rief Adeline vergnügt.

Mit dem restlichen Wein in der Hand gingen sie ins Esszimmer. Emily hatte eine ihrer weißen Orchideen mittig auf dem Tisch platziert und kleine dicke Kerzen darum herum aufgestellt. Die zündete sie jetzt an, und sie dimmte das Licht vom Kronleuchter, so dass es sanft golden schimmerte. Das Zimmer sah wunderschön aus, und Emily wünschte, Ken wäre hier, um den Abend zu vervollständigen.

»Ich habe einen Bärenhunger«, verkündete Peter glücklich.

Adeline kam mit einem riesigen Tablett herein, auf dem sie ihr berühmtes Hühnchen aus dem Ofen umgeben von Bergen von Maisbratlingen angerichtet hatte. *Ich wusste nicht, dass sie alles in Fett braten würde*, dachte Emily entsetzt. Erleichtert bemerkte sie, dass eine große Glasschüssel mit Salat auf der Anrichte stand.

Plötzlich aufblitzendes grelles Licht traf Emily wie ein Schlag. Adeline stand am Lichtschalter an der Wand und hatte die Deckenleuchte so hoch gedreht, wie es ging. »Wenn ich koche, dann sollt ihr auch *sehen*, was ich gekocht habe«, fuhr sie sie an. Mit verschränkten Armen und den Lippen zu einem schmalen Strich zusammengepresst stand sie da und wartete, ob jemand Widerworte gäbe. Das tat natürlich niemand. Alle drei lächelten

Adeline an und griffen im gleißenden Licht beherzt zu, bis Adeline zufrieden war und zurück in die Küche ging.

In Emily kochte zwar Wut, aber sie wusste, dass sie nichts tun konnte. Ken hätte Adeline so etwas niemals durchgehen lassen, doch natürlich versuchte Adeline so etwas auch nie, wenn Ken da war. Wenn Emily sich bei Ken darüber beklagte, sagte er lediglich, sie solle doch wohl in der Lage sein, ihre eigene Hausangestellte unter Kontrolle zu haben und führe sich lächerlich auf. Kate kicherte. Sie fand Adeline urkomisch; je unerhörter sie sich aufführte, umso mehr genoss es Kate.

»Adeline, es schmeckt köstlich«, rief Peter.

»Wenn du reich bist und dein Haus am Strand hast, gebe ich sie dir mit«, flüsterte Emily. Kate unterdrückte ein weiteres Kichern, und Peter schlug sich einfach weiter den Bauch voll.

Sie waren mit dem Essen fertig und tranken Kaffee, als Emily Kens Schlüssel in der Tür hörte. »Ich bin da!«, rief er. Er stellte ein paar Tüten im Flur ab und kam ins Esszimmer. Wie müde er aussah! Mit seinen strohblonden Haaren hatte er noch immer das jungenhafte Aussehen, das über sein Alter hinwegtäuschte, doch anstatt dass er kompakt und sportlich wirkte, schien er mittlerweile zu dünn. Auf einmal fragte sich Emily leicht verängstigt, ob ihm schon die ganze Zeit körperlich etwas fehlte, er irgendeine kaum erkennbare Erkrankung vor ihr geheim hielt und deswegen so gereizt gewesen war.

Doch jetzt war er nicht gereizt; er war charmant zu ihnen allen. Er stocherte zwar im Essen auf seinem Teller herum und aß keinen Bissen, doch Emily tat so, als würde sie es nicht bemerken, damit er so liebenswürdig blieb.

Bald nach dem Essen verabschiedeten sich Kate und Peter, sie hatten am nächsten Tag zu tun; beide trugen die Schachteln voll

Essen im Arm, die Adeline ihnen noch bereitgestellt hatte, bevor sie nach Hause gefahren war. Als Emily schließlich das Licht gelöscht und die Alarmanlage eingeschaltet hatte, war Ken bereits oben.

»Was hast du eingekauft?«, fragte sie ihn beiläufig, als sie sich bettfertig machten.

»Was?«, fragte er zurück – wieder dieser seltsame, gereizte Tonfall, wie ein Fremder.

»Deine Tüten«, sagte Emily.

»Ach, nur ein paar Socken.«

»Die hätte ich dir doch kaufen können, Ken. Du hättest es mir sagen sollen.«

Blitzschnell drehte er sich zu ihr um und funkelte sie an, als würde er sie am liebsten ohrfeigen. »Darf ich nicht mal mehr meine Socken selbst kaufen? Kannst du mich mal Luft holen lassen?«

Sie war den Tränen nahe. »Was habe ich denn getan?«

»Hör auf zu jammern.«

»Ich jammere nicht. Wenn ich jammere, dann tut es mir leid. Ich bin nur traurig, weil du dich in letzter Zeit so merkwürdig verhältst. Du bist so unberechenbar, dass ich nicht mal mehr weiß, wie ich mit dir reden soll. Alles, was ich sage oder tue, scheint dich gegen mich aufzubringen.«

»Geh ins Bett«, sagte er. Das Gespräch war für ihn beendet. Er zog sich seine Badehose an.

»Was machst du da?«, fragte sie unverständig.

»Wonach sieht es denn aus? Ich gehe schwimmen.«

»Ken, bitte, sprich mit mir. Wenn dir etwas Sorgen macht, dann will ich dir helfen. Fühlst du dich gut? Du siehst krank aus ... ich meine, nicht richtig krank, eher ... nicht ganz gesund.«

»Mir geht es bestens.«

»Würdest du mir sagen, wenn du dich nicht gut fühlst?«

Sein Gesicht lief rot an vor Wut, tatsächlicher Wut. Was hatte sie jetzt schon wieder getan? »Sei still«, sagte er. Dann verließ er das Zimmer.

Zitternd, die Arme um sich geschlungen, stand Emily da. Ihr klapperten beinahe die Zähne. Warum verhielt Ken sich so, als würde er sie plötzlich hassen? Vielleicht gab es doch wieder eine andere Frau, nur dass er sich diesmal vielleicht verliebt hatte. Es war möglich.

Er war siebenundvierzig, das war ein verwundbares Alter, in dem Männer ihre eigene Sterblichkeit zu spüren begannen. Überall, wo er hinkam, begegnete er hübschen jüngeren Frauen, und wer würde Ken nicht wollen? Diesmal betrog er sie womöglich nicht nur, war es nicht nur ein Seitensprung, sondern möglicherweise war es etwas Ernstes, so dass er Emily loswerden wollte, die alte, langweilige Ehefrau ...

Vielleicht war er auch todkrank und wollte nicht, dass sie es erfuhr. Aber das hätte ihr Hausarzt ihr mitgeteilt; die Ehefrau musste unterrichtet werden, selbst die alte, langweilige Ehefrau, die Ken loswerden wollte ... Nein, sie kannte Ken gut genug, um zu wissen, sollte er sie aus Liebe zu ihr beschützen wollen, würde er sie nicht so behandeln, wie er es gerade tat.

Der Balkon vor ihrem Schlafzimmer zeigte auf den Pool. Ken hatte sämtliche Beleuchtung am und im Becken eingeschaltet. Emily trat auf den Balkon und sah auf Ken hinab, eine kleine dunkle Gestalt im Wasser, die glitzernde Spritzer aufwarf, während sie eine Bahn nach der anderen zog und durch die dabei entstehenden schaukelnden Wellen pflügte. Hin und her, hin und her, scheinbar unermüdlich, als müsste Ken einen Dämonen exorzieren. Nachts war es kalt hier draußen; Südkalifornien war ein Wüstenstaat. Emily begann nun ernsthaft zu zittern.

Kates Bluterguss hatte Ken anscheinend gar nicht bemerkt, und Emily und er waren einander so fremd geworden, dass sie ihn auch nicht darauf angesprochen hatte, nachdem Kate gegangen war. Was war nur los mit ihnen?

Ihr Mann exorzierte einen unbekannten Dämon, und sie stand in der Wüste. Sie war vollkommen allein.

Kapitel zwei

Annabel war schon immer mit Schönheit, Intelligenz, Gesundheit und einer regelrechten Euphorie in Erwartung aller Möglichkeiten des Lebens gesegnet gewesen. Sie liebte Menschen, Partys, Abenteuer, Champagner, kitschige kleine Gegenstände, Sex und Romanzen. Ihr ganzes Leben lang hatten sich Fremde nach ihr umgedreht, vor allem Männer – teils aufgrund ihrer auffälligen kupferfarbenen Haare, teils, weil es so ungewöhnlich und schön war, jemanden zu sehen, der so glücklich aussah.

Als sie also ihr eigenes Geschäft eröffnete, beschloss sie, nur dabeizubleiben, wenn es ihr auch Spaß machte, weil sie wusste, dass es eine Menge Arbeit bedeutete und nahezu ihre gesamte Zeit einnehmen würde. Als Einkäuferin bei Bloomingdale's hatte sie zwar für ihre Bedürfnisse ausreichend verdient, aber irgendwann hatte sie sich gelangweilt. Auf dem Weg zur Arbeit und wieder nach Hause hatte sie sich die kleinen Boutiquen angesehen, vor allem die auf der Madison Avenue, und müßig darüber nachgedacht, was sie an der Schaufensterdekoration anders gestaltet oder welche anderen Artikel sie ausgestellt hätte; und schließlich hatte sich die Idee festgesetzt, dass sie am liebsten ihre eigene Boutique führen würde.

Insbesondere auf eine der Boutiquen auf Höhe der Upper East

Side, in der es sündhaft teure und protzige Abendkleider zu kaufen gab, wie alte Damen sie unter ihren hennafarbenen Nerzmänteln trugen, hatte sie ein Auge geworfen. Als sie im Schaufenster den Aushang sah, dass der Laden schloss, war sie alles andere als überrascht; wahrscheinlich waren die Kundinnen inzwischen alle verstorben. Sie meldete sich umgehend beim Makler und machte das erste Geschäft ihres Lebens.

Ihr Vater hatte ihr eine nicht unerhebliche Summe hinterlassen, die sie als Sicherheit für einen Kredit angab. Sie benannte die Boutique nach sich selbst und begann mit den Renovierungsarbeiten. In der Boutique sollte es anheimelnd sein – sie sollte ein Ort werden, an dem die Kundinnen stundenlang verweilten. Es gab hübsche Umkleidekabinen mit anständigen Stühlen, auf denen man Platz nehmen konnte, sowie eine Menge Kleiderbügel und, das war das Beste, viel Platz, um sich zu bewegen. Alles war in Weiß und hellem Beige gehalten, und die Spiegel waren leicht geneigt, so dass man groß und schlank darin aussah, jedoch nicht so verzerrt, dass die Kundinnen zu Hause befänden, das Kleid, das im Laden noch so elegant ausgesehen hatte, sei im Grunde doch ein Fehlkauf gewesen.

Annabel wusste noch, wie ihre Mutter sie als kleines Mädchen mit in Geschäfte genommen hatte, in denen einem echte Models die Kleider vorführten. Damals hatte das unglaublich glamourös auf sie gewirkt. Heute war es ein Überbleibsel aus der Vergangenheit, doch Annabel hatte vor, es wieder aufleben zu lassen. Nachmittags würde sie Tee mit kleinen Häppchen und Gebäck servieren, und morgens würde sie natürlich Kaffee und Croissants bereitstellen. Was spielte es da für eine Rolle, dass die Angestellte, die diese Erfrischungen in die Umkleide brachte, die gleiche war, die auch die Lieferungen auspackte und aufhängte, oder dass das Model gleichzeitig Verkäuferin war, oder dass Annabel persönlich umherschwebte und den Kundinnen all ihre Aufmerksamkeit schenkte, weil sie sich eben keine zweite Verkäuferin leisten konnte ... Wenn ihre Boutique schließlich eröffnen würde, wäre sie ein voller Erfolg.

Nichts davon hätte geklappt, wären da nicht die Kleider gewesen. Oder Annabels Gespür für Stil. Ihr Talent, ein wunderbares Outfit aus einem bisschen hiervon und einem bisschen davon zu kreieren, dem sie den Beginn ihrer Karriere vor so langer Zeit verdankte, war noch immer ihre größte Stärke. Sie verstand es, ein Tuch genau richtig zu drapieren, noch einen Gürtel umzubinden, etwas wieder wegzunehmen, eine Jacke von Anne Klein mit einem Rock von Perry Ellis zu kombinieren und zu zeigen, dass die Farben und Muster perfekt harmonierten. Die Bandbreite ihrer Artikel war nicht umfangreich, aber eklektisch, und reichte von Chloé bis zu unbekannten Designern aus SoHo. Es kam vor, dass sie in einem Kostüm von Adolfo mit einem T-Shirt darunter zur Arbeit kam. »Warum nicht?«, sagte sie dann. »Mode ist dazu da, dass man Freude an ihr hat.« Und weil Annabel genau das tat und ihre Kleidung mit einer solchen Eleganz trug, verließen die Kundinnen mit wesentlich mehr Tüten ihre Boutique, als sie geplant hatten, und waren glücklich darüber.

Annabel hatte richtig gelegen, was die harte Arbeit betraf. Annabel's hatte sechs Tage die Woche geöffnet, von zehn bis achtzehn Uhr, so dass sie morgens um neun vor Ort sein musste, um aufzumachen, und oft erst um neun Uhr abends wieder gehen konnte. Zu Anfang machte sie noch alles selbst, von den Bestellungen und Nachbestellungen über die Buchhaltung bis hin zum Putzen. Sie dekorierte die Schaufenster, und zwar jeden zweiten Tag aufs Neue. Sie entwarf ihr Logo selbst, das Papier, die Tüten, die Schachteln; eine schlichte Prägung, Weiß auf Weiß. Sie hatte bemerkt, dass die Kundinnen – wenn sie die Wahl hatten – nicht besonders gern Einkaufstüten mit sich herumtrugen, die mit Werbung bedruckt waren, doch wenn es eine neutrale, hübsche Einkaufstüte war, gebrauchten sie sie so lange, bis sie auseinanderfiel. Deshalb war Annabels schmucklose Verpackung letztendlich ihre eigene Werbung.

Mittlerweile erledigte ein Unternehmen ihre Buchhaltung für sie, und ihre beiden Aushilfen schienen eine Weile bei ihr bleiben zu wollen. Maria sprach sechs Sprachen, was ein Vorteil war, da sie oft Kundinnen aus dem Ausland hatten. Pamela machte es nichts aus, sich als Dienstmädchen zu verkleiden, weil sie vorhatte, selbst irgendwann eine Boutique zu eröffnen, und hier sammelte sie wertvolle Erfahrungen. Und da Pamela erst zweiundzwanzig war und nicht viel Geld hatte, machte Annabel sich keine allzu großen Sorgen, dass sie schon bald einen Ersatz für sie auftreiben müsste. Die drei verbrachten so viel Zeit miteinander, dass sie zu einer Art Familie zusammengewachsen waren. Währenddessen hockte Sweet Pea brav in ihrem Körbchen oder machte ein Nickerchen im Schaufenster, wenn die Sonne so dort hineinschien, wie es ihr gefiel, und verlieh dem Ganzen damit eine nette häusliche Note.

Hin und wieder kam Chris auf einen Besuch vorbei, auch wenn sie und Annabel fast täglich telefonierten. Annabels Tochter Emma schaute ebenfalls herein, wenn sie denn in New York war und gerade keine Anstellung hatte, und blieb dann eine Weile. Chris kaufte auch bei ihr ein (Annabel gewährte ihr Rabatt), und bisweilen gelang es Annabel, Emma ein gratis Outfit aufzuzwingen, doch Emmas Vorstellung von Stil hielt sich hartnäckig im Bereich von Hosen aus Lagerverkäufen.

Als Annabel ihren Koffer für ihre Reise nach Europa packte, wo sie die Prêt-à-porter-Kollektionen anschauen wollte, kam ihr in den Sinn, dass in ihrem Leben momentan lediglich ein netter junger Mann fehlte. Es war schon über zwei Monate her, und erstaunlicherweise war es ihr gar nicht aufgefallen! Sie fragte sich, ob es wohl ein Zeichen dafür war, dass ihr Geschmack sich besserte. Hoffentlich besserte er sich nicht allzu sehr. Vielleicht lernte sie in Europa jemanden kennen, oder, noch besser, im Flieger nach Hause. Nach all der harten Arbeit könnte das ihr kleines Geschenk an sich selbst sein ...

Als Annabel nach zwei Tagen auf den Modenschauen in Mailand in Paris ankam, hatte sie ihren Jetlag schon hinter sich. Sie checkte in ihr Hotel ein, wo die Eintrittskarten für die nächsten Schauen bereits auf sie warteten. Reiche Einkäufer und Einkäuferinnen übernachteten im Plaza Athénée, und viele andere im Meurice; Annabel übernachtete ein paar Häuser vom Meurice entfernt, im St. James et Albany, wo sie im Jahr zuvor das ideale Zimmer zu einem Preis gefunden hatte, den sie sich leisten konnte. Es war im Grunde eine Doppelsuite mit einer zwei Stockwerke hohen Decke, großen Fenstertüren, die auf einen ruhigen Garten im Hinterhof zeigten, einer kleinen Küche und einem Esstisch, an dem sie ihren Papierkram erledigen konnte. Schnell packte sie aus und ging nach draußen auf die Straße.

Es war später Nachmittag, ein wenig frisch, aber wunderschön. Annabel liebte Paris, selbst jetzt, da es im Chaos versank mit all den Besuchern der Modenschauen. Sie war zu aufgeregt, um müde zu sein, und so lief sie freudig erregt durch die Stadt. Vor zwei Jahren noch war all das hier nur ein Traum gewesen. Jetzt war es ihr Beruf.

Sie überlegte, ob sie zum Tee ins Ritz gehen und die eleganten Leute dort betrachten sollte, oder direkt die Straße runter zu Angelina's, eine bei Modeeinkäufern äußerst beliebte Teestube, wo vielleicht jemand, den sie kannte, sie zu einer Party einladen würde. Oder vielleicht sollte sie einfach ein ruhiges Abendessen zu sich nehmen und zu Bett gehen. Morgen würde sie von morgens früh bis spät in den Abend hinein auf den Beinen sein, von einer Modenschau zur nächsten eilen und sich Notizen machen, um sich daran zu erinnern, was sie einkaufen wollte. Ihr Budget war noch immer begrenzt, und sie musste darauf achten, wie viel sie für die Boutique ausgab, sie konnte sich nicht auch nur den kleinsten Fehler erlauben.

Wer hätte sich je träumen lassen, dass sie sich zu einer so seriösen Person entwickeln würde! Die Annabel, die sich keine Party entgehen ließ, für die man sich herausputzen konnte, um zu flirten, war zu einer Frau geworden, die sich den Kopf um Listen und Zahlen zerbrach – und die andere Leute für deren eigene Partys einkleidete. Wenn sie ehrlich war, war ihr auch noch niemand aufgefallen, mit dem sie hätte flirten wollen. Es gab eine Menge attraktive junge Männer, aber die waren auf der Suche nach anderen Männern, nicht nach ihr.

Schließlich entschied sie sich für einen Schaufensterbummel, ein wenig Flanieren und ein Sandwich mit einem Glas Wein dazu in einem kleinen Café. Sie fühlte sich rundum zufrieden. Nicht, dass sie den Gedanken an ein Techtelmechtel in Paris verworfen hätte, doch zuerst hatte sie Arbeit zu erledigen.

Die nächsten vier Tage waren genauso verrückt, wie sie es erwartet hatte. Als Neuling hatte sie stets die schlechtesten Plätze in der hintersten Reihe. Fünftausend Menschen, wie die Sardinen in Zelte gequetscht, die über die Köpfe der anderen einen Blick zu erhaschen versuchten. Sie bemerkte, dass zwei der Models auf Kokain waren – immer wieder holten sie sich Nachschub, wenn sie sich hinter den Kulissen umzogen, bis sie gegen Ende des Tages schließlich einen so glasigen Blick hatten, dass eine von ihnen beinahe vom Laufsteg fiel. Annabel besuchte beinahe jede Modenschau; manche, um dort einzukaufen, andere, wie die von Yves Saint Laurent, nur um anzuschmachten. Manche auch nur, um eine Vorstellung davon zu bekommen, was bald angesagt wäre. Zwischen den Schauen und Terminen kämpfte sie sich durch die Menschenmenge an die Stehbar, um dort eine Kleinigkeit zu essen, und dachte daran, dass Paris zumindest für sie alle hier alles andere als ein gastronomisches Abenteuer war.

An ihrem letzten Nachmittag lud eine Frau, die Annabel flüchtig aus New York kannte, sie dazu ein, mit ihr und ein paar anderen am Abend in die Disco zu gehen, doch Annabel lehnte ab. Am nächsten Tag würde sie früh aufstehen müssen, um nach London zu fliegen, wo sie sich anschauen wollte, was die jungen Leute auf der Straße trugen. Ihr schwirrte der Kopf, und sie war müde. Sie wollte sich einfach nur berieseln lassen und entspannen, vielleicht ins Kino gehen, also nahm sie nach der letzten Veranstaltung ein Taxi auf die Champs-Élysées, wo es viele Kinos gab, und entdeckte zu ihrer Freude, dass *Vom Winde verweht* gezeigt wurde, auf Englisch mit französischen Untertiteln. Es war ihr Lieblingsfilm, denn sie hatte sich schon immer als Scarlett O'Hara gesehen.

Während sie in der Schlange vor der Kasse wartete, lächelte ein attraktiver junger Mann mit zerzausten Haaren und interessanten goldbraun schimmernden Augen sie an. Sie lächelte zurück. Er trug Jeans und eine Lederjacke und sah aus, als könnte er Student sein.

»Das soll ein sehr guter Film sein«, sagte er auf Französisch. Ihr gefiel seine fröhliche Stimme.

»*Oui*«, sagte sie.

»Sie sind Amerikanerin«, sagte er auf Englisch. Er hatte einen Akzent.

»Oh Gott«, sagte Annabel. »Nur ein Wort, und Sie wissen schon Bescheid.«

»Das ist in Ordnung«, entgegnete er. »Ich habe ein gutes Ohr dafür. Ich schaue mir oft Filme an. Das studiere ich auch. Es ist mein großer Traum.«

»Also, das hier ist ein wirklich außergewöhnlicher Film«, sagte Annabel.

»Sie haben ihn schon gesehen.«

Sie dachte nach. »Acht mal.«

»Dann muss er großartig sein. Sie kommen also nach Paris, um *Vom Winde verweht* zu sehen.«

»Nicht ganz. Ich war für die Modenschauen hier. Das hier ist meine Entspannung.«

Im Saal setzte er sich neben sie. Während der Film lief, richtete er kein einziges Mal das Wort an sie, was sie zu schätzen wusste, und als der Film zu Ende war, drehte er sich mit einem Lächeln zu ihr um. »Darf ich Sie auf einen Kaffee einladen?«, fragte er.

Annabel lächelte zurück. »Nur, wenn Ihnen der Film gefallen hat.«

»Ich fand ihn großartig.«

»Ich hoffe, Sie lügen nicht, um sich bei mir einzuschmeicheln.«

»Falls doch, dann wäre das aber ein Kompliment, oder nicht?«

»Das wäre es«, sagte Annabel und hakte sich bei ihm ein.

Sie gingen zu einem Café an der Ecke und setzten sich nach drinnen, denn der Abend war kühl. Sein Name war Mathieu, und er war dreiundzwanzig. Annabel fragte sich, ob er wohl ihr Pariser Flirt sein würde. Franzosen fühlten sich ja angeblich von der Erfahrenheit älterer Frauen angezogen.

Zwei Stunden lang unterhielten sie sich über ihr Leben und ihre Arbeit, tranken dabei drei Tassen Kaffee, und Annabel entschied, dass Mathieu definitiv sexy war. Es fiel einem erst mit der Zeit richtig auf. Seine Wangen waren oben, wo er sie nicht rasiert hatte, von feinen Härchen bedeckt, beinahe wie Flaum bei einem Baby, und das berührte sie. Er wirkte zart, hatte aber nichts Kindliches an sich; er war ein reizender, charmanter junger Mann, und er schien darauf erpicht, sie zu beeindrucken.

Sie dachte daran, wie nichtig der Verlauf einer Unterhaltung mit einem Fremden eigentlich war; man offenbarte Interessantes, aber nichts zu Persönliches von sich, gerade so viel, dass der andere das Gefühl hatte, er würde einen kennenlernen, und er tat das Gleiche. Man durfte nicht zu viel verraten, oder man würde den anderen verschrecken. Und das nannte sich Verabredung.

Annabel erzählte Mathieu, wo sie aufs College gegangen war, und gestand ihm, dass sie es furchtbar gefunden hatte, weil das amüsant war. Warum sie es so furchtbar gefunden hatte, nämlich weil sie eine Außenseiterin gewesen war, erzählte sie ihm nicht. Es war ohnehin so lange her. Als er nachfragte, erzählte sie ihm, dass sie geschieden war, dass sie den Falschen geheiratet hatte. Die Einzelheiten, wie schrecklich es tatsächlich gewesen war, mit einem Dummkopf verheiratet zu sein, ließ sie aus, denn nach all den Jahren schien ihr das auf der Hand zu liegen, und außerdem war es langweilig. Sie erzählte nicht, dass sie den Falschen geheiratet hatte, weil sie zuvor mit dem Richtigen verlobt gewesen war, er sie aber sitzengelassen hatte. Das konnte man dramatisch darstellen, aber wozu? Hätte sie Bill geheiratet, hätte er sich womöglich als noch schlimmer als Rusty entpuppt ... Man konnte nie wissen!

Sie erwähnte ihre Tochter Emma, die eine so wichtige Rolle in ihrem Leben spielte, und erzählte, dass Emma als besseres Mädchen für alles beim Film arbeitete und davon träumte, Produzentin und Regisseurin zu werden, genau wie Mathieu. Sie beklagten gemeinsam, wie schwer das war.

Max erwähnte sie nicht. Man erzählte nicht, dass es nur einen einzigen Mann gegeben hatte, der immer für einen da gewesen war, nur dass er leider von einem Psychopathen ermordet worden war, den er in einer Schwulenkneipe kennengelernt hatte. Nein, das war definitiv zu seltsam. Mit einem potenziellen One-Night-Stand sprach man nicht über eine Tragödie.

Annabel war in Paris, es war Nacht, und bei ihr saß ein wunderschöner, liebevoll aussehender junger Mann – wer konnte in diesem Augenblick mehr verlangen? Sie mochte seine Stimme, seine Katzenaugen, seinen Mund. Sie sah seine Lippen an und stellte sich vor, wie sie ihn küsste. Ja, sie wollte ihn. Sie sah auf ihre Uhr.

»Es ist schon spät«, sagte er entschuldigend. »Ich rufe ein Taxi.«

»Würden Sie gern noch auf einen Drink mit zu mir kommen?«, fragte sie ihn.

»Oh, ja«, sagte er begeistert.

Mit ihm zu schlafen war noch besser, als sie es sich vorgestellt hatte, und einen Augenblick lang fragte sie sich, warum es so lange her war; diese Wonne, die so enorm war, dass es sie jedes Mal überraschte. Er gehörte ihr: sein schlanker junger Körper mit den festen, geschmeidigen Muskeln unter der seidigen Haut, all seine Kraft und Zärtlichkeit, all das durfte sie berühren, mit ihm teilen, genießen. Sie erforschte ihn mit ihren Fingerspitzen. Die flaumige Wange, die ihr am Tischchen im Café noch verwehrt gewesen war, gehörte ihr, genau wie alles andere an ihm: Hier im Bett war nichts mehr verboten, alles erregte sie noch mehr und bereitete ihnen noch mehr Lust. Sie verschlangen einander mit all dem Verlangen, das sie während ihres zivilisierten Balztanzes noch versteckt gehalten hatten.

Danach lag er neben ihr, sein Kopf auf ihrer Schulter, und sie streichelte sein dichtes Haar. Der Sex war phantastisch gewesen, und normalerweise fühlte sie sich danach wunderbar entspannt und glücklich. Dieses Mal jedoch nicht. Durch die sich über zwei Etagen erstreckenden Fenster sah sie zu, wie der Himmel im Morgengrauen blasser wurde, und fragte sich, woher das kam. Nur wenige Augenblicke lang, und aus keinem Grund, der mit Mathieu zu tun hatte, war sie ein klein wenig traurig.

Am Morgen war Mathieu quietschfidel, und Annabel verspürte Schuldgefühle und beinahe so etwas wie Melancholie. So wie er hatte sie sich früher auch gefühlt, vollkommen unbekümmert, rundum zufrieden mit sich selbst. Sie tranken gemeinsam Kaffee und aßen Brötchen, und dann sah er ihr dabei zu, wie sie packte.

»Ich hoffe, dass ich dich wiedersehe, wenn du das nächste Mal in Paris bist«, sagte er.

»Natürlich«, sagte Annabel.

»Wenn ich jemals nach New York komme, rufe ich dich an.« Er lächelte. »Vielleicht bin ich bis dahin berühmt.«

Sie lächelte zurück; Annabel, die Südstaatenschönheit, die Kokette, der Sonnenschein. »Darauf wette ich«, sagte sie.

Sie war froh, wieder in London zu sein. Etwas an der Stadt gab ihr stets das Gefühl, zu Hause zu sein, als wäre sie in einem vorherigen Leben schon mal hier gewesen. Sie übernachtete in einer hübschen kleinen Pension, die viel erschwinglicher war als die großen Hotels, und den ganzen Tag lief sie Ausschau haltend durch die Straßen. Einige der jungen Leute sahen aus, als hätten sie nichts anderes zu tun, als sich zu bemühen, wie Mitglieder einer Punkband auszusehen und mit ihren arbeitslosen Freunden herumzulungern. Das war das Zeichen einer flauen Wirtschaftslage und orientierungsloser junger Menschen, und es beunruhigte sie. Doch die wunderbaren alten Gebäude, die engen kleinen Straßen und die selbst im Winter grünen Parkanlagen munterten sie wieder auf. Sie aß äußerst gediegen und allein im Connaught Hotel Grill, wo sie umsichtigerweise schon von New York aus einen Tisch reserviert hatte, und der schottische Lachs, die Seezunge und die solide, friedliche Atmosphäre stimmten sie froh, dass sie diesen besonderen Abend nur für sich allein geplant hatte.

Sie blieb nur zwei Tage in London und flog anschließend zurück nach New York. Neben ihr im Flugzeug saß ein unangenehm lauter Mann in ihrem Alter, der einen Ehering trug und sie fragte, ob sie in New York mit ihm Essen gehen würde, und als sie ablehnte, verbrachte er den restlichen Flug damit, die Stewardess zu einer Verabredung zu überreden. Es tat Annabel leid, wie die Flugbegleiterin ihn ertragen und dabei auch noch höflich bleiben musste. Annabel vertiefte sich in ihren Papierkram und freute sich auf zu Hause.

Als sie in ihre Wohnung trat, saß Emma in einem von Annabels Morgenmänteln auf dem Sofa im Wohnzimmer, die frisch gewaschenen Haare in ein Handtuch gewickelt und Sweet Pea auf dem

Schoß, und sah sich gebannt einen alten Schwarzweißfilm im Fernsehen an. »Emma!«, rief Annabel erfreut. »Ich habe erst in einer Woche mit dir gerechnet.«

Sie umarmten sich. »Wir sind schneller als geplant«, erklärte Emma. »Das ist das einzig Gute, was ich über Wesley Knoll, den alten Troll, sagen kann: Er dreht zügig. Ich wollte dich eigentlich anrufen, aber dann dachte ich mir, dass ich dich überrasche. Wie war Europa?«

»Herrlich«, sagte Annabel. »Ich erzähle dir alles, und ich will alles von deiner Arbeit hören.«

»Ich habe etwas zu essen eingekauft«, sagte Emma, »und eine Flasche Champagner kaltgestellt. Wir sind eine Woche hier, und am Wochenende habe ich frei, was ich auch dringend nötig habe, wir haben also jede Menge Zeit zusammen.«

»Oh, gut. Morgen Abend muss ich mit den Frauen aus der Boutique essen gehen, um ihnen von meiner Reise zu berichten – ich hoffe, du kannst mitkommen.«

»Ich stehe dir voll und ganz zur Verfügung«, erklärte Emma.

»Kein Freund?«

»Aber sicher habe ich einen Freund«, sagte Emma fröhlich. »Aber seine Eltern leben in Connecticut, und er muss sie besuchen. Er wollte, dass ich mitkomme, aber ich habe gesagt, dass ich dich treffen will. Ist es in Ordnung, wenn er nächste Woche herkommt? Dann kann er seine Tagespauschale sparen, er ist nämlich genauso von Armut geplagt wie ich.«

»Das ist völlig in Ordnung«, sagte Annabel.

Sie trug bereits Jeans und Pulli von ihrer Reise und machte sich nicht die Mühe auszupacken, bis auf den Flakon Parfum, den sie im Flieger für Emma gekauft hatte. Sie öffneten den gekühlten Champagner und setzten sich in die Küche, wo sie ihn zu ein paar

Sandwiches tranken, glücklich und gemütlich beisammen, genau wie in alten Zeiten. Seitdem Emma nach nur einem Jahr vom Radcliffe College abgegangen war, weil sie auf die NYU-Filmschule gehen und sich aufs Filmemachen konzentrieren wollte, war sie immer wieder unerwartet in Annabels Leben auf- und wieder daraus abgetaucht. Sie hatte erst eine Weile bei Annabel gewohnt, dann ein paar Mädchen kennengelernt und beschlossen, in eine WG mit ihnen zu ziehen, weil sie nie zuvor eigenständig gelebt hatte. Als sie dessen überdrüssig wurde, zog sie mit einem Jungen zusammen, von dem sie dachte, sie sei in ihn verliebt, aber sie bekam es mit der Angst, als er ihr einen Antrag machte, und bis zu ihrem Abschluss zog sie wieder bei Annabel ein. Dann hieß es ab nach Kalifornien, denn dort gab es die Stellen. Nur für den Fall hielt Annabel Emmas Zimmer stets für sie bereit, und jedes Mal, wenn sie sie sah, war sie überglücklich.

»Dann berichte ich dir mal von meinem glamourösen Leben«, sagte Emma. »Morgens um fünf muss ich am Set sein, damit ich die Lieferwagen einweisen und den Statisten den Weg zeigen kann. Die ganze letzte Woche war es eiskalt und hat geschneit, und davor war es matschig. Der Troll hatte beschlossen, echte Häftlinge als Statisten einzusetzen, weil sie eben so authentisch aussehen. Ex-Häftlinge, meine ich. Mir taten sie leid, sie dachten, sie kämen ins Kino, und dann mussten sie für fünfunddreißig Dollar acht Stunden lang rumstehen, und das war's.«

»Häftlinge?«, fragte Annabel beunruhigt nach.

»Die waren in Ordnung«, sagte Emma gelassen. »Zumindest haben sie mich nicht um zwei Uhr nachts aus dem Bett geholt, damit ich eine Flasche Gin für den Star besorge, der es sich im Motel vor Ort mit seiner Freundin gemütlich gemacht hat. Also wirklich, eine ganz Flasche! Das nenn ich ekelhaft ...«

»Das musstest du machen?«, fragte Annabel noch beunruhigter.

»Ich muss eben Lehrgeld zahlen. Das ist mir bewusst. Aber ich bin schon zweiundzwanzig, und langsam frage ich mich, wie lange noch.« Emma grinste, und mit einem Anflug von Stolz wurde Annabel bewusst, wie unverfälscht schön ihre Tochter war: die belustigten, unschuldigen grünen Augen, die makellose, zart von winzigen Sommersprossen vergoldete Haut, die wallenden rostroten Haare, in denen goldene Strähnen glitzerten. Sie war wahrhaftig Annabels Tochter, mit Annabels Wesen noch dazu. »Ich habe von allen, für die ich bisher gearbeitet habe, ein Empfehlungsschreiben eingefordert«, sagte Emma. »Und ich freunde mich jedes Mal mit dem Kameramann an und mit allen am Set, mit denen es sonst noch geht, damit ich von ihnen lernen kann. Meine Zeit kommt noch.«

»Hoffentlich bald«, bemerkte Annabel.

»Aber erst, wenn es mir passt«, sagte Emma. Sweet Pea sprang ihr wieder auf den Schoß, und Emma fütterte sie mit Truthahnstückchen. »Wie war es denn nun in Europa?«

»Hektisch. Amüsant. Manche Stücke aus den Kollektionen waren richtig hässlich. Aber wenn sie dann in ein oder zwei Jahren in Mode kommen, können sich die Leute nicht mehr vorstellen, wie sie jemals ohne sie ausgekommen sind.«

»Hast du irgendwen kennengelernt?«

»Irgendwelche Männer?«

»Ja ... irgendwelche Männer?«

»Na ja ...«, setzte Annabel an, und sie mussten beide lachen.

»War er süß?«

»Ich würde sagen, das war er, ja.«

»Und ...?«

»Es war nur eine kleine Affäre«, sagte Annabel.

»Wie bei mir, wenn ich bei einem Dreh arbeite«, sagte Emma. »Ich verliebe mich ganz heftig, aber wenn die Dreharbeiten vorbei sind, ist es mit uns auch vorbei. Wir sind noch befreundet und laufen uns hin und wieder über den Weg, aber wir sind beide schon anderweitig beschäftigt.«

»Ich war nicht mal verliebt. Ich fand ihn einfach nur anziehend.« Einen Augenblick lang verspürte Annabel erneut diese kleine Spur von Traurigkeit, die sie nach dem Sex mit Mathieu verspürt hatte.

»Das ist doch nicht so schlimm«, tröstete sie Emma.

»Nein ... aber es graut mir davor, daran zu denken, wie viele Affären ich schon hatte. Ich glaube, im natürlichen Verlauf der Dinge ist man irgendwann davon gesättigt.«

»Und dann?«

»Und dann wird man zu einem ernsthaften Menschen«, sagte Annabel. »Und man schaut sich ernsthaft nach einem anderen ernsthaften Menschen um.«

»Du meinst also, du würdest dich dann nach einem Mann umschauen, der hetero, Single, ungebunden, phantastisch und gut genug für dich ist? Oh mein Gott! So einen gibt es doch gar nicht.«

Annabel lachte. »Oh, Emma – ist dir klar, dass so eine Wesensveränderung mein ganzes Leben ruinieren könnte?«

Kapitel drei

Chris' Büro war ein hermetisch abgeschlossener Raum des Friedens und Luxus mitten in Manhattan und lag so hoch oben, dass sie meilenweit blicken konnte. Als sie ihre Stelle hier begonnen hatte, hatte sie zunächst empfindlich auf die riesigen Fenster mit ihren niedrigen Simsen reagiert, an denen keine Vorhänge hingen und von denen aus man – wenn man denn wollte – auf Autos hinabblicken konnte, die so groß waren wie Mücken. Vor allem hatte ihr nicht gefallen, dass ihre hohe Position als leitende Redakteurin, die die Zeitschrift zusammenstellte, mit einem Eckbüro kam, so dass sie beinahe komplett von Luft umgeben war. Einmal sah sie ein Flugzeug, das ihr auf gleicher Höhe wie ihre Fenster erschien, und das gefiel ihr ganz und gar nicht. Doch sie gewöhnte sich schnell daran, und nach einer Weile wusste sie sogar zu schätzen, wie schön es war: die anderen Bürogebäude allesamt in verschiedenen Farben, die glitzernden Fenster, wenn sich das Licht in ihnen spiegelte.

Diese gute Stelle war ein Zufall gewesen. Als sie noch als Korrektorin tätig war, hatte sie auf einer Verlagsparty Bill Cameron kennengelernt, der Geldgeber, dem zahlreiche Zeitschriften gehörten, eine darunter die *Fashion and Entertainment*, die er gerade neu herausbringen wollte. Chris und Bill waren beide schlagfertig und einander sofort sympathisch. Chris wusste, dass er um die Fünfzig war und zum zweiten Mal verheiratet mit einer wesentlich jüngeren Frau, mit der er zwei kleine Kinder hatte. Sie fand ihn äußerst attraktiv: muskulös und dynamisch, mit hellblauen Augen, denen nichts entging, dichtem grauen Haar und trotz seines teuren, maßgeschneiderten Anzugs dem Auftreten eines ehemaligen Straßenkämpfers. Sie wusste auch auf der Stelle, dass er sehr intelligent war, sogar ein Intellektueller, und das gefiel ihr. Er brachte ihr noch ein Glas Wein, obwohl auch andere Gäste seine Aufmerksamkeit zu erhaschen versuchten, weil sie mit ihm sprechen wollten, und dann fragte er sie, weshalb sie ihre Zeit vergeude, wenn sie doch für ihn arbeiten könne.

Das zweite Glas Wein hatte sie mutig gemacht, und so lachte sie fröhlich und sagte, sie wisse es nicht. Ehe sie es sich versah, arbeitete sie tatsächlich für ihn, und die Arbeit war herausfordernd und gefiel ihr sehr, und ihr wurde klar, dass er recht gehabt hatte: Sie hatte bisher wirklich ihre Zeit vergeudet.

Cameron war nicht nur Inhaber von Zeitschriften und auch nicht ausschließlich in New York, so dass Chris ihm nicht oft begegnete, aber wenn sie es tat, dann bestand er darauf, dass sie gemeinsam zu Mittag aßen oder einen Drink nahmen, und jedes Mal gab er ihr das Gefühl, er wisse sie zu schätzen und sie sei etwas Besonderes. Er erkundigte sich nach ihrem Leben, und obwohl sie ihm nie etwas erzählte, was er nicht wissen sollte, hatte sie das Gefühl, er sei ihr wohlgesonnen und interessiere sich wahrhaftig für sie, selbst wenn es nur für die ein oder zwei Stunden war, die sie zusammen verbrachten. Er war mit ihrer Arbeit zufrieden und auch mit seiner schnellen Entscheidung, sie einzustellen. Er erzählte ihr, dass er stets seinem Instinkt folgte, er in der Regel damit richtig lag, und dass sie mehr Durchsetzungsvermögen an den Tag legen sollte. Die meisten Männer, vor allem jene in seinem Alter, machte es nervös, wenn eine Frau zu dynamisch daherkam. Cameron jedoch (sie dachte nie als Mr Cameron an ihn, und sie brachte es nicht über sich, als Bill an ihn zu denken) schien über ein so starkes Selbstbewusstsein zu verfügen, dass niemand ihn nervös machen konnte.

Wäre Chris jemand anders und nicht so durch und durch in Alexander verliebt gewesen, oder hätte es Alexander gar nicht gegeben, dann hätte sie sich womöglich zu diesem Mann hingezogen gefühlt, dessen war sie sich bewusst. Doch die Gefahr bestand nicht, und so konnten sie Freunde sein. Und wann immer sie diesen Gedanken hatte, musste sie darüber lächeln, wie anmaßend sie war. Ein fünfzig Jahre alter Mann, der mit einer wunderschönen (sie hatte das Foto auf seinem Schreibtisch gesehen) und wesentlich jüngeren Frau verheiratet war, und zwar in zweiter Ehe (die angeblich die glücklichere war), nachdem die erste allem Anschein nach unerfreulich verlaufen war, würde schließlich ganz bestimmt nicht *ihr* nachstellen.

Sie sammelte die Unterlagen ein, die sie mit nach Hause nehmen musste, verabschiedete sich von den wenigen anderen, die auch gerade erst Feierabend machten, und trat unten in das Chaos auf den Straßen von Midtown. Sie war dankbar, dass es weder regnete noch schneite, denn um diese Zeit war es schier unmöglich, ein Taxi zu erwischen.

Halbherzig nach einem Ausschau haltend begann sie, Richtung Uptown zu gehen, denn sie wusste, dass die Bewegung ihr guttäte. Als sie ihre Stelle im Büro angetreten hatte, hatte sie noch die tugendhafte Absicht gehabt, zu Fuß und vor Gesundheit strahlend ins Büro zu kommen, aber irgendwie war sie jedes Mal spät dran und in Eile, so dass sie ein Taxi nahm oder den Bus, wenn es kein Taxi gab; und dann musste sie am Abend, wenn sie müde war, zu Fuß gehen.

Sie wusste noch, dass die Straßen in New York, als sie wieder hergezogen war, auf sie gewirkt hatten, als böten sie hinreichend Platz für jedermann. Inzwischen waren sie zu einem Hindernislauf voller wütender, feindseliger, ja wahnsinniger Menschen geworden. Chris konnte es kaum erwarten, zu Hause zu sein. Als sie nur noch ein paar Straßen von ihrer Wohnung entfernt war, stieg das wärmende, sichere, glückliche Gefühl in ihr auf, das sie immer hatte, wenn sie wusste, dass sie Alexander gleich sah. Selbst wenn sie vor ihm nach Hause kam, fühlte es sich an wie ein goldener Schimmer, der sie durchflutete und alles um sie herum erfüllte. Zurück aus der Schlacht. Geborgen mit ihrem Liebsten. Alexander ... Selbst noch die gewöhnlichsten Tätigkeiten – wie er einfach dasaß und Zeitung las, die Nachrichten im Fernsehen sah, einen Drink mixte – waren in ihren Augen romantisch. Es wäre ihr peinlich, wüssten die Leute, wie vollkommen vernarrt sie in ihn war.

Auch ihr Sohn war zu Hause, Nicholas, inzwischen vierzehn: ein begabter, reizender, hübscher Bursche, noch kein Mann, sondern ein schüchterner Junge, der mit einer Horde anderer Jungen aus der Schule herumhing und zwei Tage brauchte, um den Mut zusammenzunehmen, ein Mädchen um eine Verabredung zu bitten, und zwar nur dann, wenn es zwingend notwendig war, eine Verabredung mitzubringen. Das bereitete Chris ein wenig Sorgen, bis sie bemerkte, dass die meisten Jungen in seinem Alter so waren. Die Mädchen, mit denen sie sich so wohl gefühlt hatten, als sie alle noch klein gewesen waren, jagten ihnen auf einmal Angst ein.

Die Mütter der anderen Jungen waren rein gar nicht besorgt,

dass ihre Söhne Angst vor Mädchen hatten. Das war angeblich eine ganz natürliche Phase.

Aber die anderen Jungen hatten auch keinen schwulen Vater.

Im Grunde musste Chris sich darüber keine Sorgen machen – Alexander war ein wunderbarer Vater –, aber hin und wieder dachte sie doch darüber nach. Sie war sich sicher, dass Nicholas nichts vom geheimen Leben seines Vaters wusste. Die Jugendlichen heutzutage waren zwar ungemein weltklug, aber Alexander war äußerst vorsichtig – sogar so sehr, dass selbst Chris nicht wusste, ob er noch in irgendeiner Form aktiv war.

Sie betrat die Wohnung und hängte ihren Mantel auf. Erfreut sah sie, dass Alexanders Mantel schon an der Garderobe hing. »Hallo!«, rief sie.

»Hallo!«, rief Alexander aus dem Wohnzimmer zurück »Wo bist du?«

»Wo bist du?«

Er kam in den Flur, um sie zu begrüßen, und lächelte glücklich. Sie umarmten sich, und er nahm ihr die Tasche mit den Unterlagen aus dem Büro ab, um sie für sie ins Wohnzimmer zu bringen. »Die wird ja jeden Abend schwerer«, sagte er. »Ich wette, ein Taxi hast du auch nicht genommen.«

»Das ist gut für die Durchblutung«, sagte Chris. Durch Nicholas' geschlossene Zimmertür konnte sie seine fürchterliche neue Lieblingsplatte hören. »Glaubst du, er macht dabei seine Hausaufgaben?«

»Ich glaube, er kann sie gar nicht ohne machen«, sagte Alexander. Er stellte ihre Tasche neben seinen Aktenkoffer auf den Boden und schenkte ihr ein Glas Wein ein. Friedlich saßen sie zusammen auf dem Sofa, sprachen über ihren Tag, nippten am Wein, knabberten ein paar Gemüsesticks und beschlossen irgendwann, den Fernseher einzuschalten und sich die Nachrichten anzuschauen, auch wenn sie nie gut waren. Chris war dankbar, dass sie das Glück hatte, eine gute Haushaltshilfe zu haben, so dass sie diese Zeit mit Alexander nicht opfern musste, um sich in der Küche für das Abendessen zu schaffen zu machen. Am Wochenende kochte sie immer noch gern etwas Besonderes, aber dann war es eher eine Freizeitaktivität. Sie mochten beide einfaches Essen und achteten darauf, was sie aßen; Alexander, weil der Fitnesswahn sogar ihn erwischt hatte, und sie, weil sie dünn bleiben wollte. Alexander spielte mittlerweile zweimal die Woche Squash im New York Athletic Club und drohte damit, im Sommer mit Tennis anzufangen.

Nach den Nachrichten rief Mrs Gormley, ihre Haushälterin, sie zum Essen, und Nicholas kam aus seinem Zimmer. In diesem Jahr würde Nicholas den Sommer zum ersten Mal nicht mit ihnen verbringen, und Chris wusste, dass sie ihn vermissen würde. Er hatte sich entschieden, mit einem Schulfreund an etwas teilzunehmen, das sich Wildnisabenteuer nannte, was, soweit Chris es beurteilen konnte, ein Abenteuer darin darstellte, sein Leben mit Wildwasser-Rafting und Bergsteigen zu riskieren, aber Nicholas freute sich schon unheimlich darauf.

»Ich dachte mir«, setzte Chris an, »dass wir diesen Sommer vielleicht zwei Wochen freinehmen und nach Europa fahren sollten, auch wenn wir das Landhaus haben. Irgendwohin, wo es nicht zu heiß und nicht von Touristen überlaufen ist.«

»Wie wäre es mit Australien?«, fragte Alexander. »Dort ist dann Winter.«

»Ist es da kalt? Ich will nicht, dass es kalt ist.«

»Japan«, sagte er. »Wie wäre es mit Japan?«

»Oh, fahrt nicht ohne mich nach Japan!«, warf Nicholas ein.

»Aber du wirst eine wunderbare Zeit haben«, sagte Chris aufmunternd.

»Japan wäre gut für mich«, erwiderte Nicholas. »Das wäre ein Bildungserlebnis.«

»Das stimmt«, sagte Alexander amüsiert. »Wo willst du denn nicht hin, damit wir dort hinreisen können?«

»Ich will überallhin«, sagte Nicholas niedergeschlagen. »Nur nicht aufs Land.«

Chris und Alexander lachten. »Uns gefällt es auf dem Land«, sagte Alexander. »Wir arbeiten die ganze Woche lang hart, da ist das Landhaus genau das Richtige für uns. Du hast den ganzen Sommer frei, da solltest du natürlich etwas Konstruktiveres vorhaben, als nur dort herumzuhängen.«

»Ich weiß«, sagte Nicholas.

»Würdest du lieber keine Reise unternehmen?«, wollte Chris von Alexander wissen.

»Ich will das, was du willst, das weißt du doch. Ich nehme mir ohnehin zwei Wochen frei. Warum fahren wir nicht irgendwohin, wo unser Weltenbummler schon war, damit er sich nicht ausgeschlossen fühlt? Wie wäre es mit dem Weinanbaugebiet in Frankreich? Da ist es heiß, aber wunderschön, und Nicholas trinkt doch so ungern.«

Sie lachten. »Du bist so weise wie Salomon«, sagte Chris.

Pläne ... Sie machten immer noch Pläne. Auf ihrem Leben lag ein Glanzschleier der Freude.

Nach dem Essen ging Nicholas auf sein Zimmer, um seine Hausaufgaben zu Ende zu machen, und Chris und Alexander gingen ins Wohnzimmer, um das zu erledigen, was sie mittlerweile *ihre* Hausaufgaben nannten. Hin und wieder sah Chris zu Alexander hinüber, und einmal ertappte er sie dabei und lächelte sie liebevoll an. *Ich bringe ihn dazu, früh ins Bett zu gehen*, dachte sie. *Dann wird er nicht wieder vorschützen können, er sei zu müde. Heute Abend vielleicht …*

Es war genau wie damals am College: die offenen Fragen.

Sie erinnerte sich noch an die Abende, an denen sie gemeinsam in der Bibliothek lernten, während sie einen Plan ausheckte, weil sie sich danach sehnte, dass er mit ihr schlief – in den prüden Fünfzigern vermutlich das einzige Mädchen weit und breit, das seine Unschuld tatsächlich verlieren wollte, ohne einen Gedanken an die Folgen. Und jetzt wiederholte es sich. Chris vermutete, dass auch andere verheiratete Frauen das hin und wieder durchmachen mussten; vielleicht wenn ihre Ehemänner überarbeitet waren, Sorgen hatten oder eine Freundin. Aber was, wenn der Ehemann freundlich, liebevoll und zugewandt war, aber rein gar kein körperliches Verlangen nach einem verspürte? *Es ist erst zwei Monate her.* Vielleicht sollten sie darüber reden. *Zwei Monate sind eine lange Zeit …*

Sie warf einen Blick auf ihre Uhr und sammelte ihre Unterlagen ein. »Lass uns ins Bett gehen«, sagte sie.

Im Bett legte sie den Kopf an Alexanders Schulter und er einen Arm um sie. Mit den Fingern fuhr sie sachte über seine Brust und dann weiter nach unten, scheinbar beiläufig, in der Hoffnung, es würde ihn erregen. Es bereitete ihr solch eine Freude, ihn einfach zu berühren, wie war es möglich, dass er es nicht mochte, wenn sie ihn streichelte?

»Ich liebe dich, das weißt du doch«, sagte sie.

»Ich liebe dich auch«, sagte er. Er küsste sie auf den Scheitel, zwei flüchtige Küsse, wie man ein niedliches Kind küssen würde. Dann streckte er den Arm nach oben aus und löschte das Licht auf seiner Seite. »Gute Nacht, meine Liebe. Schlaf gut.«

»Ich bin nicht müde«, sagte sie. Sie klang bockig, und das machte ihr Angst.

»Mach die Augen zu, dann kommt die Müdigkeit schon«, sagte er. Er hatte sich bereits gemütlich auf der Seite zusammengerollt und ihr den Rücken zugewandt für den Fall, dass sie auf die Idee kam, sich ihm weiter annähern zu wollen.

Sie musste etwas sagen, und zwar schnell, bevor er eingeschlafen war. »Wir haben schon lange nicht mehr miteinander geschlafen«, brachte sie hervor.

»So lange ist es noch nicht her«, sagte er, und Chris wurde klar, dass er ganz genau wusste, wie lange es her war, genau wie sie.

»Können wir darüber reden?« Sie bemühte sich um einen gefassten und versöhnlichen Ton, der verbergen sollte, wie ängstlich sie war. Zumindest klang sie nicht mehr bockig. »Wir konnten doch immer über alles reden.«

»Ich bin einfach müde«, sagte er.

Sie setzte sich aufrecht hin und berührte ihn sanft an der Schulter. »Bitte, Alexander. Ich weiß nicht, was du denkst, und das macht mir Angst.«

Er drehte sich zu ihr um, und sein Blick zerriss ihr das Herz. »Ich verstehe es selbst nicht«, sagte er. »Ich habe viel darüber nachgedacht. Ich weiß, dass du dich von mir abgewiesen fühlst, und ich habe auch versucht ...« Er seufzte, ein tiefer, schmerzerfüllter Seufzer. Sie wusste, dass er sie nicht anlügen würde, und aus Angst vor dem, was nun folgte, bekam sie kaum noch Luft. »Ich kann mit niemandem mehr schlafen«, erklärte er. »Nicht mit einem Unbekannten, nicht mit dir – mit überhaupt niemandem. Es ist, als hätte ich meine Sexualität abgeschaltet.«

»Wann ist das passiert?«

»Hör zu«, sagte er, »zuallererst sollst du wissen, dass ich dich mehr denn je liebe und dass du und Nicholas mir das Wichtigste in meinem Leben seid. Ich glaube, das hier hat womöglich etwas mit dieser Liebe zu tun. Ich weiß, dass du immer wusstest, wenn ich etwas vor dir verheimlicht habe – nicht im Einzelnen, aber du hast es gespürt. So will ich nicht sein. Ich will keinen bedeutungslosen Sex mit Fremden haben, wenn dich das verletzt, und deswegen habe ich immer Schuldgefühle und hasse mich danach. Und irgendwann ging es einfach nicht mehr. Ich war mit jemandem zusammen, aber ich fühlte mich überhaupt nicht zu ihm hingezogen. Ich konnte es gar nicht abwarten, wieder fort zu sein. Und seitdem …«

Sie wartete ab, wie betäubt. »Was seitdem?«

»Ich weiß nicht mehr, was ich bin«, sagte Alexander. »Ich bin nicht schwul, ich bin nicht hetero. Anscheinend habe ich überhaupt kein körperliches Verlangen mehr.«

»Kann ich dir denn nicht helfen?«

»Nein.« Rasch streckt er die Arme nach ihr aus und zog sie fest an sich. »Chris, das sollte nicht so herzlos klingen. Es tut mir leid. Natürlich habe ich gehofft, dass du mir helfen könntest, aber es ist allein meine Schuld. Nichts davon hat etwas mit dir zu tun.«

»Vielleicht geht es vorüber«, sagte sie.

Er lächelte, doch sein Blick war traurig. »Das hoffe ich. Wenn nicht, dann bringe ich mich um.«

»Wag es ja nicht!«, sagte sie entsetzt. »Ich will dich lieber so, als dass ich dich gar nicht habe.«

»Bist du sicher?«

»Natürlich bin ich sicher. Vielleicht können wir ja zur Paarberatung gehen, oder zu einem Sextherapeuten – natürlich ganz privat. Ich bin sicher, dass ihnen dort nichts fremd ist. So etwas dauert anscheinend auch gar nicht lange. Ein paar Sitzungen. Du redest darüber ...«

»Das könnte ich nicht«, wandte er ein. Sein Kiefer zuckte.

»Es würde niemand davon erfahren«, flehte Chris.

»Ich würde es wissen.«

»Vielleicht geht es ja vorüber«, sagte sie schließlich erneut.

Nachdem sie das Licht gelöscht hatte, lagen sie noch lange wach da. Als Chris' Augen sich an die Dunkelheit gewöhnt hatten, sah sie, dass Alexander an die Decke starrte. Er sah so traurig aus, und sie verspürte ein derartiges Mitgefühl für ihn, dass sie darüber vergaß, sich selbst leidzutun. Sie griff nach seiner Hand, und Seite an Seite lagen sie da, bis er seine Hand aus ihrer löste, sich von ihr wegdrehte und in den Schlaf glitt. Endlich hatte er es ausgesprochen, von nun an würde es für ihn besser werden. Zumindest verstand Chris es jetzt.

Sie hatten schon Schlimmeres durchgemacht. Nun ja, vielleicht nicht schlimmer, aber anders. Sie liebten sich. Chris hatte immer abgewartet, und irgendwie hatte sich jedes Mal alles geklärt. Daran musste sie auch diesmal glauben.

Doch drei Monate vergingen, und nichts änderte sich. Es war Juni, und die Abende waren mild. Die Wochenenden verbrachten sie in ihrem Landhaus in Connecticut, in das sie ihre Freunde einluden und wo sie die langen Tage mit schönen Aktivitäten füllten. Nachts leuchteten die Sterne, die Luft roch frisch und grün, und nach den in der Sonne verbrachten Tagen fühlte Chris sich sinnlich und pulsierte geradezu vor Verlangen, was fast wie ein Affront gegen Alexanders trockenes Zölibat wirkte. Er ließ sich nicht von ihr bezaubern, fühlte sich nicht von ihr angezogen, und sie fragte sich, ob man ihr wohl ansah, wie sie sich fühlte. Sie schämte sich, und manchmal wurde sie wütend, auf sich selbst und sogar auf ihn. Dann wieder hatte sie ein schlechtes Gewissen, dass sie ihm etwas übelnahm, für das er keine Lösung hatte, und ein Gefühl von Zärtlichkeit überkam sie, so dass ihr die Tränen in die Augen stiegen. Er war so liebenswürdig und aufmerksam – und so verletzlich. Doch seine Zuneigung zu ihr war spielerisch, nie sexuell, und sie wollte mehr.

Sie hatte mit Annabel darüber gesprochen, doch Annabels Vorstellung davon, wie es zu lösen wäre, entsprach nicht ihrer eigenen. »Ich finde, du brauchst einen Geliebten«, hatte sie gesagt. »Einen charmanten, wundervollen Mann, der dich glücklich macht. Nichts Ernstes. Nur einen Flirt.«

Chris war verärgert. »Du tust so, als würde es nichts bedeuten. Nur ein Flirt, als ginge es darum, ob ich noch ein Dessert nehme.«

»Mehr sollte es auch nicht sein«, sagte Annabel fröhlich. »Wie wäre es denn mit Cameron?«

»Mein *Chef*?«

»Warum nicht? Du redest doch oft genug von ihm. Er ist verheiratet, du hast also nichts zu befürchten.«

»In der Tat nicht«, sagte Chris. »Seine Frau ist noch jung.«

»Na und? Ich habe gehört, sie sei völlig geistlos. Nur ein bisschen davon kann schon viel bewirken.«

»Niemals«, sagte Chris.

Ein Geliebter: was für ein Witz. Sie würde es sich nicht erlauben, überhaupt daran zu denken.

Die Verkaufstagung für sämtliche Zeitschriften von Cameron, die eingeschlossen, für die Chris arbeitete, wurde in Scottsdale, Arizona abgehalten. Chris flog zusammen mit mehreren Kollegen hin, und alle freuten sich auf einen Tapetenwechsel, auch wenn es trotzdem Arbeit bedeutete. Es würde Meetings und Präsentationen geben, aber auch Zeit, um am Pool zu sitzen, Cocktailpartys, ein Barbecue und am letzten Abend ein Festessen. Ehepartner, Mitbewohner und Freunde waren nicht erlaubt. Da ein Teil der Tagung aufs Wochenende fiel, fuhr Alexander wie üblich aufs Land, wohin er ein paar Freunde eingeladen hatte. Auf gewisse Weise war Chris erleichtert, der Anspannung zu entkommen, die ihr Leben in den letzten Monaten durchzogen hatte.

Als sie in ihrem Motelzimmer auspackte, fiel ihr auf, dass sie zu viel eingepackt hatte. Das sah ihr so gar nicht ähnlich, aber sie war in letzter Zeit zerstreut gewesen. Das Motel war eine weitläufige Anlage, mitten in der Wüste gelegen, umgeben von Bergen und gesäumt von hohen Palmen. Es war so gebaut worden, dass es den Eindruck erweckte, es bestünde aus vielen kleinen Bungalows, auch wenn es im Grunde einfach Zimmer waren. Jeder hatte nach hinten raus eine eigene Terrasse, die mit Kunstrasen ausgelegt war, der wiederum auf echten Rasen führte. Es gab Tennisplätze, einen Pool, einen Whirlpool, eine Poolbar und ein großes Hauptgebäude, in dem die Tagungsräume sowie zwei Speisesäle untergebracht waren. Chris warf einen erneuten Blick auf das Programm und ging dann nach draußen, um sich auf die Suche nach dem Pool zu machen.

Sie gesellte sich zu einer Gruppe von Leuten, die sie kannte, und streckte sich auf einem Liegestuhl aus. Es war Spätnachmittag, aber die Sonne schien ihr warm ins Gesicht. Alle sprachen darüber, dass der Berg in der Ferne aussah wie ein Kamel. Chris sah sich um, ob sie Cameron irgendwo entdeckte. Eigentlich rechnete sie nicht damit, und sie sah ihn auch nicht. Am anderen Beckenrand erkannte sie seine Sekretärin.

Als es kühler wurde, ging Chris in ihr Zimmer, um sich für das Abendessen umziehen, und das Telefon klingelte.

»Chris? Bill Cameron.«

Sie war überrascht, und gleichzeitig war sie es nicht. »Hallo«, sagte sie.

»Ich gehe heute Abend um acht mit ein paar Leuten in ein Restaurant in der Nähe«, erklärte er. »Würden Sie vielleicht gern mitkommen?«

Sie hatte vorgehabt, mit den Leuten vom Pool im Hotel zu Abend zu essen, aber sie wusste, dass es ihnen egal wäre, wenn sie ihre Meinung änderte. Sie hoffte, sie wären nicht neidisch, wenn sie herausfanden, dass sie zum Essen mit den hohen Tieren eingeladen war. Nein, sie würden annehmen, es wäre reine Pflichterfüllung. Außerdem war es ihr gleich, was sie dachten, was überhaupt irgendjemand dachte, das war schon immer so gewesen. »Sehr gern«, sagte sie.

Cameron hatte vier weitere Personen eingeladen. Sie fuhren zu einem mexikanischen Restaurant, das einem alten Herrenhaus glich, und als er allen ihre Plätze zuwies, bedeutete er Chris, neben ihm Platz zu nehmen, was sie freute, denn sie war gern in seiner Nähe. Sie bemerkte, wie interessiert und amüsiert er schaute, wenn er seine Gäste ansah, in etwa so, wie er auch sie ansah, wenn sie zu zweit zu Mittag aßen oder einen Drink nahmen: der gute Gastgeber, der gute Freund, jemand, der sich Gedanken um die Zukunft der anderen machte. Sie waren alle Führungskräfte wie Chris; zwei Männer und zwei Frauen. Es war ein entspannter, überaus angenehmer Abend, der später endete, als Chris erwartet hatte. Als sie zurück im Motel waren, war es bereits Mitternacht.

Chris saß auf der Bettkante vor dem Telefon und fragte sich, ob es zu spät war, um Alexander anzurufen. Sie wollte ihn nicht aufwecken. Außerdem fühlte sie sich so ruhig und heiter, so ganz allein und weit weg von ihrem Objekt der Begierde und Frustration, dass sie nur noch unter die Decke kriechen und friedlich einschlafen wollte. Es war ein Moment wie in einer Kapsel, losgelöst von der Zeit, und sie wollte, dass er anhielt. Sie rief nicht an.

Der nächste Tag bestand aus Sitzungen. Cameron hielt eine Rede. In der Mittagspause gab es ein Buffet im großen Speisesaal, was ärgerlich war, denn alle blickten sehnsüchtig zum Pool hinüber, auf den hell die Wüstensonne schien. Nach dem Essen fanden noch mehr Sitzungen statt, und als sie um vier Uhr entlassen wurden wie Kinder nach dem Unterricht, beeilten sich alle, die Badesachen anzuziehen und die Sonnencreme zu holen. Als Chris in ihr Zimmer kam, klingelte das Telefon.

Oh, das wird Alexander sein, dachte sie.

»Chris? Bill Cameron.«

»Ich kenne Ihre Stimme«, sagte sie.

»Nur eine Gewohnheit«, sagte er. »Heute Abend ist die große Grillparty.«

»Ich weiß.«

»Bunte Lichter, Kellner in Verkleidungen, eine Mariachi-Band, ein echter Esel mit Hut auf dem Kopf, große fettige Steaks ... Schleichen wir uns davon.«

Sie lachte. »Es klingt wirklich furchtbar.«

»Um sieben«, sagte er. »Da trinken alle schon Margaritas. Ich fahre bei Ihnen vor, und Sie hüpfen ins Auto.«

»Soll ich mich dunkel verhüllen?«

Er lachte. »Jeans sollten in Ordnung sein. Bis nachher.«

Als sie aufgelegt hatte, merkte sie, wie aufgeregt sie war. Sie würde ein Abenteuer erleben. Ihr blieb gerade noch genug Zeit, um sich die Haare zu waschen. Sie fragte sich, wohin sie wohl fahren würden. Vermutlich in irgendeine Absteige, wo niemand sie finden würde. Sie war froh, dass sie in Jeans gut aussah, und zweimal zog sie einen anderen Pulli an, bevor sie sich schließlich für eine Seidenbluse entschied. Während sie sich schminkte, hörte sie Radio und summte zur Musik. Dann rief sie bei Alexander im Landhaus an, um zu hören, ob alles in Ordnung war. Das war es, und er erzählte, dass er gerade mit seinen Gästen für Drinks auf der Terrasse saß.

Vor ihrer Tür hörte Chris das Knirschen von Autoreifen auf Schotter. »Oh, dann will ich dich nicht länger aufhalten«, sagte sie leichthin. »Gute Nacht ... Wir hören uns morgen.« Ihr wurde ganz anders, weil sie ihn anschwindelte. Aber was war denn geschwindelt? Dass sie ihm verschwiegen hatte, dass sie auf dem Sprung war, um mit jemandem essen zu gehen? Alexander wusste, dass sie hier ständig mit anderen Leuten frühstückte, zu Mittag aß, sich auf Drinks traf und abends essen ging. Was in aller Welt bereitete ihr dann ein schlechtes Gewissen?

Als sie zu Camerons Wagen eilte, hörte sie vom Pool, wo die Party in vollem Gange war, Musik herüberwehen. Cameron war allein, und er lächelte sie an, als sie sich neben ihn auf den Beifahrersitz gleiten ließ. »Sie sehen sehr hübsch aus«, sagte er.

»Danke.«

Der Wagen brauste die Straße hinunter in den Wüstenabend. Auch im Autoradio lief leise Musik, aber etwas Altes, etwas aus ihrer Vergangenheit, von einem der vielen Tanzabende am College, auf die sie nie gegangen war. Chris warf einen verstohlenen Blick auf Cameron und bemerkte, dass sie unerklärlicherweise nervös war. Er hatte sich frisch rasiert, und sein Rasierwasser roch leicht nach Limette. Sein Hemd war weiß und makellos, und er trug sogar ein Seidentuch, das er sich um den Hals gebunden hatte. Aus irgendeinem Grund berührte es sie, dass er sich für sie zurechtgemacht hatte.

»Wohin fahren wir?«, fragte sie.

»Zu einer Oase.«

Das war es. Es lag nicht am Highway, sondern mitten in der Wüste, kein Einkaufszentrum weit und breit; am Himmel standen lauter große Sterne wie glitzernde Blumen, um sie herum stieg Salbeiduft auf, die Berge in der Ferne waren dunkelviolette Umrisse, und das Restaurant selbst war klein und überaus sauber und umgeben von Palmen. Drinnen war es kühl und schummerig, und es gab hübsche lederbezogene Sitzecken. Cameron bestellte eine Flasche Wein.

»Wie haben Sie das hier gefunden?«

»Es ist berühmt«, sagte er.

»Oh.« Chris, die diesem Mann und auch sonst jedem stets eine Million Dinge zu erzählen hatte, fiel rein gar nichts ein, was sie sagen konnte. Sie, die in ihrem ganzen Leben nur eine einzige Verabredung gehabt hatte, von Alexander abgesehen, kam sich vor wie ein junges Ding auf einem Date. Sie vertiefte sich in die Karte, damit Cameron nicht bemerkte, wie hilflos sie sich fühlte.

»Was denken Sie, werden Sie bestellen?«, fragte er unbeschwert.

»Das Grillhühnchen«, antwortete sie, denn das war das Erste, was ihr auf der Karte ins Auge fiel. Wahrscheinlich würde sie sich ohnehin verschlucken, wenn sie überhaupt etwas aß.

»Zum Wohl«, sagt er, nahm sein Glas und trank einen Schluck.

»Zum Wohl.« Sie nippte an ihrem Wein. *Fühlte Annabel sich auch so, wenn sie sich auf ein Abenteuer einließ?* Natürlich nicht, Annabel war niemals nervös. Außerdem war Cameron alles andere als an Chris interessiert; sie war lediglich jemand, mit dem man nett zu Abend essen konnte. Nun ja, wenn auch wohl kaum heute Abend, wo sie einfach nur dasaß und versuchte, ihn nicht anzusehen.

Und dann bemerkte sie, dass seine Hände zitterten, nur ein klein wenig.

Die junge Chris, die bekannt dafür gewesen war, dass sie mit scharfer Zunge die Wahrheit aussprach, hätte gesagt: So etwas mache ich nicht. Sind Sie etwa ein Aufreißer? Aber warum sind Sie dann so nervös? Oder zittern denjenigen, die nie Frauen aufreißen, die Hände, sobald sie nur darüber nachdenken? Die erwachsene Chris, die sich geschmeidig durch das Leben von ihr und Alexander bewegte, sagte so etwas nicht.

Cameron musste sie heute Abend für langweilig halten. Wahrscheinlich tat es ihm leid, dass er sich diese Eskapade ausgedacht hatte, und er wäre am liebsten zurück im Motel auf der Party. Chris war unfähig, sich zu bewegen; sie hatte das Gefühl, sie würde zerfließen.

»Guten Appetit«, sagte die Bedienung, als sie riesige dampfende Teller vor ihnen hinstellte.

»Danke«, sagten sie beide gleichzeitig.

Und dann fing Cameron an zu reden. Chris war so erleichtert und dankbar, dass sie sich allmählich entspannte. Die Gefahr schien gebannt. Nach einem zweiten Glas Wein gestand sie sich ein, wie attraktiv sie Cameron fand, jetzt, da sie wusste, dass er nie erfahren würde, was sie fühlte. Seine Hände zitterten nicht mehr. Friedlich lehnte Chris sich zurück ans Leder. Was für ein Jammer, dass sie sich nicht zu einem anderen Zeitpunkt in ihrem Leben begegnet waren. Doch zu welchem Zeitpunkt wäre ihr Herz jemals zugänglich gewesen, selbst als sie allein gewesen war? Wie schade, dass sie so kläglich unfähig war, mit einer Situation wie dieser umzugehen. Eine andere Frau an ihrer Stelle hätte sich glücklich geschätzt, diese Gelegenheit zu bekommen.

Nach dem Essen fuhr Cameron sie unter dem sternenbedeckten Himmel durch die Wüste zurück. Ihre Hand lag auf dem Sitz zwischen ihnen. Er legte seine daneben, ganz unschuldig, doch es brachte die Luft zwischen ihnen zum Vibrieren. Wenn einer von ihnen sich nur ein kleines bisschen bewegte ... Chris umfasste ihre Hände auf ihrem Schoß und richtete den Blick stur geradeaus durch die Windschutzscheibe. Nein, es war noch nicht vorbei.

Als sie am Motel ankamen, konnte Chris noch die Musik und das Gelächter von der Party hören. Cameron hielt vor ihrer Tür. »Danke«, sagte sie. »Das war ein wunderbarer Abend.«

»Ja, es war schön.« Er sah sie an, abwartend, ob sie ihn auf einen Drink einladen würde, zu ängstlich, um selbst zu fragen, sie überhaupt zu berühren, denn dann würde sie es wissen. Doch sie wusste es ohnehin schon.

»Gute Nacht«, sagte sie rasch, und schon war sie aus dem Wagen gestiegen und fort.

Am nächsten Tag saß Chris mit klopfendem Herzen in den Besprechungen und konnte an nichts anderes denken als an ihn. Als sie auf dem Weg zum Mittagessen aneinander vorbeiliefen, lächelte er, und sie wusste, auch wenn am Abend das abschließende Festessen bevorstand, bei dem sie beide anwesend sein müssten, gab es immer noch das Danach, und ihr Zimmer, und die letzte Chance für sie beide. Am Nachmittag ertappte sie ihn dabei, wie er sie betrachtete, wenn niemand hinsah. »Bis nachher auf der Cocktailparty«, sagte er betont beiläufig, als sie einander abermals begegneten.

»Ja, bis dann.« Sie ging in ihr Zimmer und legte ihr Kleid für die Feier bereit. Ihr Blick fiel auf das breite Doppelbett, auf die

Vorhänge vor den Fenstern, mit denen man die Welt aussperren konnte, auf ihren Ehering. Dann rief sie Cameron auf seinem Zimmer an.

»Hier ist Chris. Ich muss heute Abend noch nach New York zurück, meinem Sohn geht es nicht gut.« Sie hoffte, Cameron würde die Anspannung in ihrer Stimme für Besorgnis halten. Dann floh sie.

Sie war allein in der Wohnung. Alexander war noch auf dem Land, genau wie Mrs Gormley, und Nicholas war schon seit einer Ewigkeit weg. Es war schon spät. *O Gott, ich bin in Sicherheit*, dachte Chris. Doch sie wusste, dass Cameron am nächsten Tag zurück in New York wäre, genau wie Alexander, und bei beiden hätte sich nichts verändert; sie war alles andere als in Sicherheit. Sie duschte und betrachtete sich in der Spiegelwand im Badezimmer. Das war der Körper, den einer so begehrte, und ein anderer – auch wenn er sie liebte – nicht. Es war so ungerecht. Sie seufzte, zog sich einen Bademantel über und ging in die Küche. Sie hatte nicht einmal gemerkt, dass sie nicht zu Abend gegessen hatte.

Sie machte sich ein Sandwich aus Vollkorn-Pittabrot mit geschmolzenem Käse und Alfalfasprossen und trank ein Glas Wein dazu. Sie fand ein wenig kaltes Hühnchen und aß auch das. Es gab noch einen halben Behälter voll Butter-Pecannuss-Eis, das schon eine Weile übrig war, weil keiner es mochte, also aß sie ihn leer. Dann entdeckte sie eine ganze Packung Schoko-Chip-Eis, das sie gern mochte, also ließ sie es auf dem Tresen ein wenig antauen, während sie ein paar Cracker und cremigen Camembert mit einem zweiten Glas Wein dazu aß. Danach war das Eis schön weich, also nahm sie es mit ins Bett, wo sie es langsam und genüsslich vor dem Fernseher verspeiste. Allmählich wurde ihr übel. Als sie mit der leeren Packung zurück in die Küche ging, um sie wegzuwerfen, nahm sie sich die Kekse vor. Noch bevor sie die Keksdose leergegessen hatte, riss sie bereits eine neue Packung Kekse mit den Zähnen auf, gab ein paar davon in die Keksdose und aß die übrigen mit einem Glas Milch, dippte sie hinein, damit sie weich wurden, und lutschte dann daran, so dass sie ihr auf der Zunge zergingen. Inzwischen war sie jenseits von Übelkeit; sie konnte nicht aufhören. Tief in ihrem Bauch gab es eine hungernde Leere, und ganz egal, wie viel sie aß, sie ließ sich nicht füllen.

Als es nichts anderes mehr gab, machte sie sich Toast mit Butter, Erdnussbutter und Marmelade. Selbst Mrs Gormleys fürchterlichen Fertigkuchen aus dem Supermarkt nahm sie sich vor, und als sie ihn aufgegessen hatte, fuhr sie mit dem Finger innen an der Verpackung entlang, damit sie auch noch den letzten fettigen Krümel erwischte.

Als sie fertig war mit Essen, ging sie zurück ins Bad, putzte sich gründlich die Zähne und bearbeitete sie mit Zahnseide, damit sie auch ja keine Löcher bekam. Sie entfernte das restliche Make-up, was nach der Dusche noch übrig geblieben sein mochte, cremte sich das Gesicht ein und kämmte sich die Haare. Dann zog sie ein schönes frischgewaschenes Nachthemd über, legte sich ins Bett und schlief auf der Stelle ein, als stünde sie unter Drogen.

Zum ersten Mal hatte sie nicht daran gedacht, Alexander anzurufen. Zum ersten Mal in all ihren Ehejahren war sie nicht dort, wo er sie wähnte.

Kapitel vier

Alle fanden, die Caldwells seien die perfekte Familie: gutaussehend, klug, reich, charmant, gesellig, sportlich, und Daphne dazu noch künstlerisch begabt. Ihre vier wohlerzogenen Söhne hätten jeden mit Stolz erfüllt. Sie lebten nun schon eine ganze Weile in Greenwich, Connecticut, und die wenigen Menschen, die sich noch an Einzelheiten aus ihrem Leben erinnerten, die einst nicht perfekt gewesen waren, kämen sicher nicht auf die Idee, sie anzusprechen. Da gab es beispielsweise Richards erste unglückselige Ehe, als er gerade mal ein Teenager war. Daran war nichts sonderlich Ungewöhnliches, bis auf dass seine Exfrau Kellnerin gewesen war und er zur feinen Gesellschaft gehörte, und dass Richard mit seinem Sohn (ebenfalls Richard Caldwell, so dass unweigerlich von einem Zufall ausgegangen wurde), ein aufsteigender Stern der Liberalen, über den im *People* Magazin berichtet wurde, nichts mehr zu tun hatte, seitdem er ein Säugling gewesen war. Und es gab Daphnes und Richards jüngstes Kind, die Tochter, die »andersartige«, die nicht zu Hause lebte. Auch sie wurde nie erwähnt, und inzwischen hatten die Leute sie entweder vergessen, oder sie hatten nie von ihr gewusst.

Die perfekten Caldwells hatten etwas Farbloses an sich, weil sie gewissermaßen alles verleugneten, was störte oder schwach war. Sie zeigten einem gerade so viel von sich selbst, dass man annahm, man würde sie kennen, und für ihren Freundeskreis genügte das völlig. Es kam niemandem in den Sinn, dass sie ebenso viel voreinander geheim hielten wie vor dem Rest der Welt.

Daphne war sich dessen nur in Bezug auf sich selbst bewusst. Sie wusste, dass sie immer das *Golden Girl* bleiben würde, das sie am College gewesen war, bloß älter. Sie wusste, dass Richard alles weggab, was nicht vollkommen war. Sie hatte es erlebt und es geleugnet und Entschuldigungen dafür gefunden, genau wie er. Sein gesamtes Leben entsprach dem Rashomon-Effekt. Stets hatte er einen überzeugenden Grund für alles, was er tat, und er wirkte verblüfft, sogar verärgert, wenn es Belege dafür gab, dass er jemandem Schmerzen zugefügt hatte. Ein Gentleman war jemand, der nie aus Versehen jemanden verletzte, und ein Caldwell würde es auch niemals vorsätzlich tun. Rücksichtsvoll und wie auf Zehenspitzen bewegte er sich durch die Menschenleben, die er zerstört hatte, und zeigte dabei sein funkelndes, einnehmendes Lächeln. Daphne liebte ihn. Ansonsten brauchte man nichts zu wissen.

Es war wieder ein herrlicher Sommer. Die Jungen waren in den Ferien zu Hause: Matthew, sechzehn, Sam, fünfzehn, Jonathan, vierzehn, und Teddy, zwölf. Die gewaltigen alten Bäume auf ihrem Grundstück standen voll kühler Blätter, in Daphnes Steingarten blühten bunte Blümchen, die sie mit Freude in kleinen Vasen arrangierte, die Tage waren erfüllt von Wasserski und Baden und Gelächter, Picknick am Wochenende, Freunden, Einladungen, Filmen, Ausflügen in die Stadt ins Theater oder in ein besonderes Restaurant nur für Daphne und Richard. Der Spiegel im Esszimmer zeigte sechs goldene Köpfe, Richards inzwischen mit ein wenig Grau an den Schläfen, was ihn nur noch attraktiver machte. An sich selbst fand Daphne es nicht so ansprechend, deswegen färbte sie sich schon seit Jahren die Haare. Die Jungen hatten allesamt Daphnes aristokratisches, zart modelliertes Gesicht. Bisweilen sah sie sie ehrfürchtig an; dass sie imstande gewesen war, solche wundervollen Wesen zu erschaffen. In ihnen lebten Daphne und Richard weiter. Dieses Leben – ein schönes Zuhause, glückliche Kinder und Richard – war alles, was Daphne sich je gewünscht hatte. Auch wenn sie ehrenamtlich für die Juniorenliga arbeitete, denn so etwas tat man eben, wäre sie ebenso zufrieden damit, zu Hause zu bleiben und zu lesen, mit den Hunden laufen zu gehen und zu zeichnen, ihr neues Hobby.

Heute war Sonntag. Zwei Paare kamen für ein frühes Abendessen zu Besuch. Die Steaks waren bereits mariniert; Richard würde sie später draußen auf dem Grill braten. Er kochte noch immer so gern wie früher, kam mittlerweile jedoch nur noch am Wochenende dazu, unter der Woche hatten sie eine Köchin. Daphne hatte ihm eine Eismaschine geschenkt, und er hatte große Freude daran, neue und exotische Eissorten und Sorbets zu erfinden, von denen es heute Abend eine Auswahl zum Nachtisch geben würde. Sam und Matthew waren joggen gegangen, Jonathan war auf dem Dachboden im Fotoatelier, das sie extra für ihn eingerichtet hatten, weil er sich so dafür interessierte, und Teddy war in seinem Zimmer, wo er wer weiß was tat. Die beiden älteren Jungen und die beiden jüngeren hatten sich schon vor Jahren in Pärchen zusammengetan. Die älteren waren extrovertierter, die jüngeren mehr an ruhigen, einzelgängerischen Aktivitäten interessiert, auch wenn alle vier in der Lage waren, eine Unterhaltung zu führen und ganz reizend im Umgang mit Erwachsenen waren.

Der Abend verlief so schön, wie Daphne erwartet hatte. Nur ein Detail versetzte ihr einen winzigen, unerwarteten Stich. Nach dem Essen, als die Jungs in den letzten Strahlen der untergehenden Sonne auf dem Rasen Touch Football spielten, unterhielten sich die Erwachsenen über ihre diversen Kinder, und Dan und Janet Mason, die neu in der Gegend waren und eine fünfzehnjährige Tochter hatten, die frühreif und schön war, beklagten sich über die älteren Jungen, die sich mit ihr verabredeten. Sie gaben ihr Drogen, Janet war sich dessen sicher. Es sei so schwierig, ein Mädchen unter Kontrolle zu haben, das aussah wie eine Frau, sich aber benahm wie ein Kind. Sie dächten darüber nach, sie auf ein strenges Mädcheninternat zu schicken, nur was sollten sie dann in den Ferien machen?

»Egal, was die Leute sagen«, sagte Richard mitfühlend, »die Doppelmoral ist immer noch da.«

Alle nickten. »Die Vorstellung, dass ein Mädchen vom College versucht, Sam oder Jonathan zu etwas Schlechtem zu verleiten ...«, sagte Dan und lachte.

»Matthew würde sich liebend gern von einem Mädchen zu etwas Schlechtem verleiten lassen«, bemerkte Richard, und Daphne lächelte.

»Ihr habt so ein Glück, dass ihr nur Jungs habt«, sagte Janet Mason.

»Ja«, stimmte Richard ihr heiter zu, und Daphne fühlte den Stich.

Wir haben auch eine Tochter, wollte sie sagen. Aber natürlich tat sie es nicht.

Und später im Bett, als sie und Richard schließlich unter sich waren, erwähnte sie es ebenfalls nicht. Es gab Dinge, über die sie seit Jahren nicht gesprochen hatten, und Elizabeths Dasein war eines davon.

»Und wieder ein wunderbares Wochenende vorbei«, sagte

Richard. »Ach, morgen Abend habe ich einen Termin zum Abendessen in der Stadt. Wollte dich nur dran erinnern.«

»Ich erinnere mich noch.«

»Ich komme nicht allzu spät nach Hause.«

»In Ordnung.«

Er hatte recht viel getrunken, aber er schlief trotzdem noch mit ihr. Oder vielleicht auch deswegen. Doch Daphne, die immer noch nicht genug von Richard und sich im Bett hatte, fand, sie konnten sich glücklich schätzen, dass ihre Leidenschaft füreinander nach all den Jahren noch so stark war. Sie hatte so wenig, worüber sie sich in ihrer Ehe beklagen konnte. Andere waren viel weniger vom Glück gesegnet. Daphne konnte es in ihren Gesichtern sehen, und sie erzählten ihr Dinge, die ihr zu peinlich gewesen wären, um sie überhaupt irgendjemandem zu erzählen. Jetzt, da sie darüber nachdachte, war sie doch etwas überrascht, dass die Masons so über ihre Tochter gesprochen hatten, auch wenn es ohnehin jeder wusste.

Am nächsten Tag, als Richard bei der Arbeit in New York war und die Jungs sich anderweitig amüsierten, stieg Daphne in ihren Wagen und machte sich auf ihre halbmonatliche Pilgerreise zu ihrer eigenen Tochter.

Die Strecke war ihr inzwischen so vertraut, dass sie sie im Schlaf hätte fahren können. So viele Jahre waren vergangen, und noch immer hatte sie das gleiche Bild vor Augen: ihr Baby, das von einer Fremden weggetragen wird, und sie selbst, die sich umdreht und allein nach Hause fährt. Elizabeth, eigentlich neun Jahre alt, aber gerade mal drei. Ihr Baby, das kleine Mädchen, das eine zweite Daphne werden sollte, zu dem Richard sie überredet hatte, obwohl sie befürchtete, sie sei zu alt, zu erschöpft, sie hätten ihr Glück schon überstrapaziert. Aber Elizabeth war keine Epileptikerin wie ihre Mutter. Elizabeth hatte das Down Syndrom. Und Richard, der so um sie gebettelt und darauf gedrängt hatte, hatte Daphne mit der gleichen freundlichen Plausibilität dazu gebracht, Elizabeth in ein richtig schönes Heim für »besondere« Kinder zu geben.

Richard gab immer alles weg, was nicht vollkommen war.

Deswegen hatte ich auch immer Angst, dass er mich weggeben würde.

Wie viele Umarmungen und Küsse hatte sie für ihre Tochter angehäuft, das einzige ihrer Kinder, das sie noch knuddeln durfte ... Daphne zündete sich noch eine ihrer zu häufigen Zigaretten an. Ihre Jungen waren mittlerweile »kleine Männer«, und Umarmungen und Küsse waren Verabschiedungen und Wiedersehen vorbehalten. Manchmal ließ sie ihre Hand einen Moment länger auf Teddys seidigem Haar liegen oder berührte Matthew flüchtig an der breiten Schulter, wenn sie ihm Geld gab, damit er mit Freunden ausgehen konnte, und ihn anwies, im von ihr geliehenen Wagen vorsichtig zu fahren. Elizabeth aber würde immer ein Baby bleiben: offen mit ihren Gefühlen, direkt in ihren Bedürfnissen, und ihr Verstand auf die Welt begrenzt, die sie kannte und die nicht die große, freundliche Frau mit einschloss, die sich Mutter nannte, wenn sie mit Geschenken zu Besuch kam. Für Elizabeth war Jane die Mutter, ihre Heimmutter, die Frau, die sich im Heim um sie kümmerte und ihr die meiste Liebenswürdigkeit zuteil werden ließ. Andere Kinder aus dem Heim wurden manchmal adoptiert oder kamen in Pflegefamilien, aber das würde Daphne niemals zulassen. Elizabeth würde in dieser kostspieligen Unterbringung bleiben, und wenn sie achtzehn war, würde sie mit ihren Freunden in eine betreute Wohngruppe ziehen. Das lag noch so weit in der Zukunft, dass Daphne es sich nicht einmal vorstellen mochte.

Das Heim sah aus wie ein weitläufiges Landgut, ein Hauptgebäude und mehrere kleine, gestrichen in blassen, heiteren Pastellfarben. Sie erwarteten Daphne; Elizabeth trug eins der festlichen Kleider, die Daphne ihr immer wieder mitbrachte. Jane hatte Elizabeth die Haare mit einem Pony geschnitten. Daphne verspürte einen Anflug von Verstimmung. *Ich habe ihr nicht gesagt, dass sie meinem Kind die Haare schneiden darf.* Doch Elizabeth sah unglaublich niedlich aus. Sie war klein für ihr Alter, und die Kleider, die Daphne für sie aussuchte, bedruckt mit Blumen oder Enten oder Kaninchen, waren immer für viel jüngere Mädchen gedacht. Seitdem die Physiotherapeuten mit Elizabeth geübt hatten, nicht mehr die Zunge herauszustrecken, kam Daphne in einem Anfall von optimistischem Wahnsinn manchmal der Gedanke, dass Richard sie annehmen würde. Man konnte sehen, dass sie Daphnes und Richards Tochter war. Sie hatte den gleichen Farbton. Da waren auch Daphnes schräg gestellte kornblumenblaue Augen, aber die verräterische Hautfalte am Augenlid machte sie zu etwas ganz anderem, einer Art trauriger Parodie. Damals im Krankenhaus, als sie geboren worden war, hatte Richard wütend gefragt, ob Daphne finde, normal bedeute, dass man erst mit acht keine Windel mehr brauchte. Nun ja, Elizabeth brauchte mit neun keine Windel mehr und konnte selbständig mit einem Löffel essen, aus einem Becher trinken und in kurzen Sätzen sprechen. Für Daphne, die erlebt hatte, wie Elizabeth zu Anfang gewesen war, bedeutete das ein Wunder an Fortschritt. Richard aber würde nichts entdecken, worauf er stolz sein konnte.

»Sieh mal, deine Mutter ist da!«, sagte Jane Baldwin fröhlich.

»Echt jetzt?«, sagte Elizabeth und lachte.

»Das ist aus ihrer Lieblingsserie«, erklärte Jane. »Finden Sie nicht auch, sie klingt wie George Jefferson?«

»Ich weiß nicht«, sagte Daphne verlegen. »Ich sehe nicht viel fern.«

»Elizabeth ist ganz versessen auf die Wiederholungen. Mach doch mal Mork nach. Elizabeth, was sagt Mork?«

»Na-nu, Na-nu!«, sagte Elizabeth.

»Du meine Güte«, sagte Daphne und schloss Elizabeth in ihre Arme.

Ihr kleiner Körper war weich und warm. Nach einem Moment wand sich Elizabeth aus der Umarmung und zog Daphne hinter sich her, um ihr ihre Puppen zu zeigen, die auf dem Kissen auf ihrem ordentlich gemachten Bett und in einer Reihe auf dem Bücherregal hockten, das voller Bilderbücher stand. »Puppe«, sagte sie, als würde sie es geduldig erklären, während sie langsam nacheinander auf jede einzelne zeigte. »Puppe.« Es war immer noch schwer, sie zu verstehen.

»Ich weiß. Sie sind wirklich hübsch. Ich habe sie dir geschenkt, weißt du noch?« Elizabeth lächelte, antwortete aber nicht. »Und rate mal, was ich dir heute mitgebracht habe«, fuhr Daphne munter fort. Sie hielt Elizabeth ein farbenfroh verpacktes Geschenk hin und half ihr, es zu öffnen. »Noch eine Puppe für deine Sammlung.«

»Sag danke«, wies Jane sie an.

»Danke.«

»Wie viel sie gelernt hat«, sagte Daphne wehmütig. »Es schien mir immer so unmöglich. Manchmal wünschte ich ...«

»Dass Sie sie mit nach Hause nehmen könnten?«

»Oder dass wir sie bei uns behalten hätten. Aber es ging einfach nicht.«

»Sie müssen daran denken«, sagte Jane freundlich, »dass Elizabeth ein eigenwilliges kleines Mädchen mit einer ausgeprägten

Persönlichkeit ist. Sie braucht viel Zeit, und manchmal ist es schwierig mit ihr. Aber in erster Linie ist sie glücklich. Sie hat Freunde. Wir sind ihre Familie.«

»Aber ich bin auch ihre Familie«, sagte Daphne. »Ich war auch ein eigenwilliges kleines Mädchen, und ich bin sicher, dass meine Mutter es schwierig mit mir fand, wenn ich darauf bestand, etwas zu machen, obwohl sie Todesängste wegen meiner Epilepsie ausstand.« Wie leicht ihr das Wort hier über die Lippen kam ... Epilepsie. Hier war nichts peinlich oder verboten.

»Warum gehen wir nicht Mittagessen?«, schlug Jane vor.

Im Speisesaal lief Elizabeth mit ihren unbeholfenen Trippelschritten zu ihrer besten Freundin und setzte sich. Daphne folgte ihr und nahm neben ihr Platz. Jedes Mal, wenn sie herkam, ging sie in Gedanken die gleiche Liste durch: was dafür sprach und was dagegen, warum Elizabeth hier war und nicht bei ihnen, und jedes Mal, wenn sie wieder fuhr, hatte sie das deutliche Gefühl, dass sie diejenige war, die trauerte, nicht das Kind. Und natürlich war es einfach, zu Besuch zu kommen, nicht verantwortlich zu sein. Sie konnte wieder gehen, und das tat sie jedes Mal. Das Leben ging weiter. Man gab sein Bestes. Man tat, was man für das Richtige hielt. Die Mehrheit hatte das Sagen. Sie hatte noch mehr Kinder, um die sie sich kümmern musste.

Nur dass ihre anderen Kinder sie kaum noch zu brauchen schienen. Richard würde vermutlich sagen, das liege daran, dass sie eben alles richtig gemacht hatte.

Nach dem Mittagessen musste sie sich verabschieden. Es war eine lange Fahrt. Sie gab Elizabeth einen Kuss und sah ihr nach, wie sie vergnügt mit Jane verschwand. Genau wie beim ersten Mal. Es würde immer genauso schmerzhaft sein wie beim ersten Mal ... Ihr lächelndes Baby in den Armen einer Fremden. Dann aber auf dem Rückweg, während sich die Landschaft verwandelte, schien sich auch das Leben wieder zu verwandeln, und Daphne kehrte in ihre andere Welt zurück. Alle waren so glücklich in dieser anderen Welt, und das war Daphnes Verdienst.

Richard kam sehr spät nach Hause. »Wie war dein Tag?«, fragte er sie.

»Gut«, sagte sie. »Keine besonderen Vorkommnisse. Und dein Geschäftsessen?«

»Das einzige, was noch langweiliger sein könnte, als es durchzustehen, wäre, es beschreiben zu müssen.«

Keiner von beiden wusste, dass der andere gelogen hatte.

Die Tage verliefen friedlich in ihrem sicheren Hafen. Es war wieder Freitag, ein außergewöhnlich schöner Sommernachmittag. Der Himmel war strahlend blau und wolkenlos, und die Sonne fiel auf die polierten Holzböden in Daphnes Haus und tauchte die blasse, mit Teppich ausgelegte Treppe in einen goldenen Schimmer. Aus der Küche wehte der Duft von Kuchen im Ofen herüber, und durch die geöffneten Fenster trug eine leichte Brise den Geruch frischgemähten Grases herein. Alles war sauber: die silbergerahmten Familienfotos hinter staublosem Glas auf dem Stutzflügel aus dunklem Mahagoni, die breiten Bücherregale mit den unzähligen Büchern mit farbenfrohen Rücken darin, das polierte Kaffeeservice aus Silber, das Daphne oft benutzte. Vor ihrem geistigen Auge blitzten die Abende am Radcliffe College vor all den Jahren auf – die Mokkatasse, die nach dem Abendessen im Gemeinschaftsraum ihres Wohnheims von der Hausmutter und dem zitternden Mädchen, das an dem Abend ausgewählt worden war, serviert wurde –, und Daphne dachte daran, dass ihr Leben, ohne dass sie sich dessen bewusst gewesen war, zu genau dem »kultivierten Leben« geworden war, das man ihnen beigebracht hatte. Damals hatte sie bei der Vorstellung gelacht, aber dazu hatte es sich für sie entwickelt, und es gefiel ihr.

Es war sehr still. Die Jungs waren irgendwo beschäftigt, die Hunde schliefen. Daphne ging zum Lesen nach oben in ihr Schlafzimmer, und das Haus gab ihr ein Gefühl von Sicherheit und Frieden.

Als Richard nach Hause kam und sich umgezogen hatte, versammelte sich die Familie zum Essen. Alle bis auf Jonathan, der noch auf dem Dachboden in seinem Fotoatelier beschäftigt war. Die Hunde bellten vor seiner Tür.

»Gebt Ruhe da oben«, rief Richard, gerade so als wüssten die Hunde, dass er sie meinte.

»Teddy, hol deinen Bruder«, bat Daphne. »Und bring die Hunde nach draußen, wenn sie sich nicht benehmen können.«

»Ja, Mom.« Schon war Teddy aus der Tür und lief zwei Stufen auf einmal nehmend die Treppe hoch, zwölf Jahre alt und vor Energie nur so sprühend. Die anderen gingen ins Esszimmer und machten Anstalten, sich hinzusetzen, da hörten sie Teddy schreien.

»Mommy! Daddy!« Er hatte sie nicht mehr Mommy und Daddy genannt, seitdem er vier war.

»Was zum Teufel?«, sagte Richard erschrocken. Sie rannten die Treppe hoch.

Die Hunde hatten zu bellen aufgehört. Die Tür zum Dachboden stand offen. Da stand Teddy, sein junges Gesicht aschfahl. Und im Zimmer … Als Erstes sah Daphne Jonathans blaue Turnschuhe, die einen Meter über dem Boden baumelten, dann seine sauberen weißen Socken und die ausgeblichene Jeans, und dann seinen ganzen Körper, bis hin zu seinem zerbrechlichen abgeknickten Hals und dem verzerrten Gesicht. Ihr Sohn, der tot in der Schlinge hing, aus einem Strick geknotet und an einen der Deckenbalken gebunden.

Jetzt starrten sie nicht mehr Jonathan an, sondern Daphne. Sie lag auf dem Boden in einer Pfütze ihrer Körperflüssigkeiten, und sie wusste, was passiert war: Sie hatte einen heftigen Anfall erlitten. Diesen Ausdruck in jungen Gesichtern, halb Entsetzen, halb Ekel, kannte sie aus ihrer Kindheit, als die Gesichter zu ihren Klassenkameraden gehörten, nicht zu ihren eigenen Kindern. Sie hatte sich gewunden und gestöhnt, mit blicklosen Augen, der Verstand ausgeschaltet. Ihre Kinder hatten es noch nie miterlebt, und auch Richard nicht, denn es war schon so lange her ... Einen Augenblick lang hatte sie vergessen, was der Auslöser gewesen war, und als es ihr wieder einfiel, wünschte sie, sie könnte für immer bewusstlos bleiben.

Niemand berührte sie. Richard ging zu Jonathan und nahm ihn ganz sanft herunter, hielt ihn im Arm, als wäre er gar nicht schwer. Dann legte er seinen Sohn auf das Sofa im Atelier und schob ihm vorsichtig ein Kissen unter den Kopf, als wäre er auch nicht tot. Aber das war er: tot.

»Ruft den Arzt«, sagte Richard. Matthew und Sam rannten die Treppe hinunter.

»Mom ...?«, sagte Teddy, und seine Stimme klang leise und verängstigt.

»Mir geht es gut«, sagte Daphne. Woher hatte sie den Mut genommen, etwas zu sagen, wenn es sich doch anfühlte, als würden ihr Hände am Hals die Luft abschnüren, sie erwürgen? Dieser unschuldige weiße Hals, abgeknickt und gebrochen ... Jonathan ... »Es war der Schock. Jetzt geht es mir wieder gut.« Teddy hatte Angst davor, sie zu berühren, und Richard anscheinend auch. Dann kam Teddy langsam auf sie zu und streckte die Hände nach ihr aus, um ihr aufzuhelfen.

»Für wen brauchen wir den Arzt?«, fragte er.

Ja, für wen eigentlich? »Jonathan«, sagte sie.

Richard drehte sich um und verließ das Zimmer.

Sie konnte nicht glauben, dass er tatsächlich einfach gegangen war; es fühlte sich an, als hätte er ihr einen Stoß ins Herz versetzt. Sie ging hinüber, wo Jonathan lag, und nahm ihn in die Arme. Dann drehte sie sich zu Teddy um. Sie wusste, dass sie noch unter Schock stand, denn sie hatte keine einzige Träne vergossen; sie ließ noch nicht los, obwohl sie wusste, dass es passiert war, sie leugnete es, weil sie Teddy davor bewahren wollte zusammenzubrechen. Die Tränen würden später kommen. Womöglich würden sie niemals aufhören.

»Ich warte mit dir«, sagte Teddy.

»Das musst du nicht«, sagte Daphne sanft.

»Ich habe keine Angst«, sagte er.

»Danke.«

Während sie ihren toten vierzehnjährigen Sohn in ihren Armen wiegte, als wäre er ein schläfriger Säugling, dachte Daphne darüber nach, wie lange es her war, dass sie einem ihrer Söhne ein solches Maß an körperlicher Zuneigung gezeigt hatte, und wie lange, dass die Jungen es zugelassen hatten, ohne sich zu schämen. Ihre vielbeschäftigten, ungestümen, gesunden Söhne. Wer hatte sie so formell gemacht, so verdammt anständig? Richard? War sie schuld? *Jonathan*, dachte sie, *warum hast du uns verlassen? Was habe ich getan, dass ich dich vertrieben habe? Ich wusste nicht mal, dass du unglücklich warst.*

Richard hatte sie nicht einmal angesehen, er war einfach weggelaufen. Hatten ihn die Gefühle wegen seines Sohnes überwältigt, oder stieß seine Frau ihn so ab? In diesem Augenblick, in dem sie ihr totes Kind im Arm hielt, war es Daphne vollkommen egal. Teddy kam zu ihr, langsam, lautlos, und legte ihr die Hand auf die Schulter.

Und so verwandelte sich ihr Haus, ihr sicheres hübsches Haus, auf ewig in ein Haus des Grauens, und von nun an und für immer würden die in Sonnenlicht getauchten Treppenstufen nicht in ruhige Schlafzimmer führen, sondern zur Erinnerung an düstere, furchtbare Überraschungen.

Kapitel fünf

August 1982

Ich heiße Teddy Caldwell, und das hier ist mein geheimes Tagebuch. Niemand in dieser Familie spricht je über das, was ihn wirklich beschäftigt oder was wirklich wichtig ist. Bisher konnte ich immer mit meinem Bruder Jonathan darüber reden, aber letzte Woche hat er sich umgebracht, und jetzt habe ich niemanden mehr, mit dem ich reden kann, also habe ich beschlossen, mit diesem Tagebuch anzufangen und hier drin zu reden. Die Beerdigung war gestern. Es war meine erste Beerdigung, denn als ein paar Verwandte gestorben sind, die ich nicht besonders gut kannte, war ich noch zu klein, um hinzugehen. Ich finde, man sollte die Möglichkeit haben, zu unwichtigeren Beerdigungen zu gehen, bevor man auf eine wichtige gehen muss, damit man vorbereitet ist. Die Beerdigung meines großen Bruders war ungeheuer schrecklich für mich. Die ganze Zeit über dachte ich, es würde gar nicht wirklich passieren, und das hoffte ich auch, aber gleichzeitig wusste ich, dass es passierte. Ich fühlte mich auch tot. Natürlich weiß ich nicht, wie es sich anfühlt, tot zu sein, aber Jonathan schon. Ich frage mich, was er wohl dachte, wie es wäre, tot zu sein, bevor er sich umgebracht hat. Ich bin sicher, dass er viel darüber nachgedacht hat. Er war nicht die Sorte Mensch, die sich mal eben so umbringt. Wir haben über eine Menge Privates gesprochen, aber nie darüber, wie es wäre, wenn einer von uns tot wäre. Wir sprachen nicht gern darüber, dass irgendjemand, der uns wichtig war, tot wäre. Zu sterben bedeutete die Eltern. Zumindest dachte ich das bisher immer.

Auf der Beerdigung haben wir alle versucht, uns ruhig zu verhalten und nicht zu weinen. Danach sagte mein Vater zu uns, wir hätten es »gut gemacht«. Ich weiß nicht, was daran so gut sein soll, aber er und meine Mutter hatten es sich so gewünscht. Alle in dieser Familie tun die ganze Zeit so, als wären sie ständig total glücklich, selbst wenn sie es nicht sind, und wenn man nicht glücklich sein kann, dann muss man zumindest tapfer sein. Obwohl er es nicht zugeben würde, weiß ich, dass mein Vater es hasst, dass meine Mutter Epilepsie hat. Sie hat mir erzählt, dass sie es hat, nachdem ich mitbekommen habe, wie sie einen Anfall hatte, und sie hat mir gesagt, dass ich es nicht habe und auch nicht bekommen werde. Ich habe sie gefragt, ob mein Vater wusste, dass sie es hat, bevor er sie geheiratet hat, und sie meinte, das sei eine komische Frage. Ich sagte, ich wisse nicht, was daran so komisch sei, und dann sagte sie, er habe es jahrelang nicht gewusst. Da konnte ich es alles deutlich sehen. Genauso ist er auch zu uns. Wir müssen die Besten sein. Die Besten in der Schule, die Besten beim Sport, und dazu auch noch beliebt und glücklich und gesund. Es ist, als wäre es ihm egal, ob wir unseretwegen so sind oder seinetwegen. Es wäre ihm peinlich, wenn wir keine »Sieger« wären, so nennt er es. Einmal waren wir Schwimmen, und er rief »Der Letzte im Wasser hat verloren!« Ich dachte nur, dass es doch immer einen Letzten geben muss, wenn es keinen Gleichstand gibt, also muss es immer einen Verlierer geben, und das ist ungerecht. Ob Jonathan wohl dachte, er sei ein Verlierer?

Jonathan war ein Genie. Das sage ich nicht, weil er mein Bruder war. Seine Fotos waren großartig. Er hat Landschaftsaufnahmen gemacht und leere Räume fotografiert, aber Menschen nicht so gern. Er meinte, sie sähen vor der Kamera immer anders aus als er sie wahrnahm, und er könne sich nicht darüber klar werden, ob wie er sie sah nun dem entsprach, wie sie tatsächlich aussahen, oder ob die Kamera recht hatte, oder ob er womöglich einfach nur kein besonders guter Fotograf war. Über derlei Dinge hat Jonathan sich Gedanken gemacht, aber er war wirklich ein glücklicher Mensch, und ich verstehe nicht, wie er sich umbringen konnte. Ich meine, er hatte alles. Alle mochten ihn. Und wenn etwas so furchtbar war, dass er sterben wollte, warum konnte er dann nicht erst mit mir darüber reden?

Ich muss jetzt Schluss machen, es gibt Essen. Wenn es heute Abend so wird wie beim Frühstück und beim Mittagessen, dann sprechen alle wieder über unwichtiges Zeug und tun so, als hätte es Jonathan nie gegeben. Aber das macht es nur noch schlimmer. Er sitzt direkt dort am Tisch, wo er immer saß, und er wird auch nie verschwinden. Das ist das schlimmste daran, dass er nie verschwinden wird, obwohl er nicht mehr da ist, und dabei brauche ich ihn doch.

Kapitel sechs

In diesem Herbst erschienen die Ergebnisse des Fragebogens, der den Absolventinnen ihres Jahrgangs zugeschickt worden war, im *Ladies' Home Journal*. Emily war ein wenig enttäuscht, dass sie nicht einmal namentlich erwähnt wurde, nachdem sie eine ganze Woche lang an ihren Antworten gefeilt hatte. Ein paar Zitate gab es, aber sie wurden einer »Hausfrau aus Seattle« oder einer »Professorin in Vermont« zugeschrieben, und der restliche Artikel wurde in eine Zusammenstellung der gesammelten Informationen und sechs tiefergehende Interviews mit den Frauen aufgeteilt, die die Verfasserin interessant oder möglicherweise repräsentativ gefunden hatte. Emily kam der Gedanke, wie ironisch es doch war, dass sie wahrscheinlich unter den sechs auserwählten Frauen gewesen wäre, hätte sie die Wahrheit über sich und ihr Leben in den vergangenen Jahren geschrieben. Direkt nach dem Abschluss die Heirat mit dem perfekten Fang, gefolgt von einem perfekten Zuhause und Familienleben, und dann der Nervenzusammenbruch! Eine Frau, die sich zwei perfekte Kinder gewünscht hatte und sie dann umbringen wollte! Was für eine Geschichte das für all ihre Kommilitoninnen abgegeben hätte.

Sie war wieder bei ihrer Analytikerin, diesmal allerdings nicht so sehr ihretwegen sondern wegen Ken. Die gute alte Dr. Page, die schon mittleren Alters gewesen war, als sie Emilys Analyse begonnen hatten. Emily hatte das Gefühl, als wären sie zwei alte Kriegerinnen, so viel hatten sie schon gemeinsam durchgemacht. Sie setzte sich in den abgewetzten braunen Ledersessel, der vor Dr. Pages enormem zerkratztem Schreibtisch stand. Vor Jahren hatte sie sich noch gefragt, ob Patienten wohl Messer dort hineingerammt hatten, so dass die Kratzer und Narben entstanden waren, doch inzwischen wirkte es wie ein Symbol des Trostes auf sie. Auf gewisse Weise waren sie alle gezeichnet und wieder verheilt.

»Wissen Sie, es ist so ungerecht« sagte Emily. »Ich finde Ken immer noch sexy und attraktiv. Ich erinnere mich noch an seine Handgelenke, als ich das erste Mal mit ihm verabredet war. Er trug seine Armbanduhr an der Innenseite, und er hatte diese blonden Härchen auf den Armen ... Ich fand es so sexy, dass mir ganz anders wurde. Damals fand ich Hände und Mund an einem Mann am anziehendsten, und vermutlich ist das noch immer so. Es spielt für mich keine Rolle, dass sein Körper altert. Wir sind alle Menschen. Aber für eine Frau scheint nicht das Gleiche zu gelten. Wir müssen jung und straff bleiben und dürfen uns nicht verändern, ansonsten beschweren sich die Männer.«

»Nicht alle Männer teilen diese Ansicht«, sagte Dr. Page.

»Ken schon. Es ist schon komisch ... Wissen Sie noch, dass ich mir selbst immer die schlimmste Feindin war, dass ich mich immer so hässlich gefunden habe? Das gehörte zu meiner Verrücktheit dazu, ständig habe ich mich selbst überprüft, ich war so kritisch mir gegenüber, und nie wusste ich, wie ich eigentlich aussehe. Und dann war ich endlich darüber hinweg, und Ken war so glücklich, wir haben etwas zusammen unternommen, er hat mich unterstützt ...« Sie schluckte schwer und bemühte sich, nicht zu weinen. Dr. Page schob ihr schweigend die Schachtel Taschentücher hin. »Nein, ich kann nicht«, sagte Emily. »Dann sehe ich furchtbar aus und er wird eine Bemerkung machen.« Und dann fing sie doch an zu weinen.

»Es hört sich an, als bräuchte Ken die Therapie«, sagte Dr. Page. »Er hat sich ganz allmählich von Dr. Jekyll in Mr Hyde verwandelt.«

Emily kicherte durch ihre Tränen. »Dr. Buchman.« Eine Pause entstand, während sie sich sammelte und die Augen trocknete. Zu ihren Sitzungen trug sie immer wasserfeste Wimperntusche auf. »In letzter Zeit macht er mich andauernd schlecht. Und ich fühle mich nicht so stabil, als dass ich damit umgehen könnte. Ich glaube nicht, dass ich jemals vollkommen stabil sein werde, genau wie manche Menschen auch nie zu schnellen Läufern werden. Dafür bin ich einfach nicht gemacht. Aber ich kann es auch nicht gebrauchen, dass der Mensch, der eigentlich mein Gehilfe und bester Freund sein sollte, mich die ganze Zeit schlechtmacht. Gestern Abend, als wir uns fürs Bett fertiggemacht haben, hat er mich angewidert angesehen und gesagt: ›Du hast einen dicken Hintern.‹ Dabei habe ich das gar nicht. Oder etwa doch?«

»Sie wissen, dass Sie das nicht haben«, sagte Dr. Page ernst.

»Ich schwimme, ich spiele Tennis, ich mache meine Übungen, ich achte darauf, was ich esse. Meine Freundinnen sagen, sie würden mich beneiden, weil ich so fit aussehe. Sie sind nett zu mir. Ken scheint es nicht ertragen zu können, dass ich nicht zwanzig bin. Ich weiß auch nicht, was er eigentlich will. Ich finde ihn großartig, das sage ich ihm ständig, aber er sieht mich nur an, als wünschte er, ich wäre gar nicht da.«

»Glauben Sie, es gibt da eine andere Frau?«, wollte Dr. Page wissen.

»Wer weiß?«, sagte Emily. »Damit konnte Ken noch nie gut umgehen. Aber diesmal ist es schlimmer.«

»Was ist mit Alkohol?«

»Na ja, in letzter Zeit bekommt er davon eher schlechte Laune, als dass es ihn aufheitern würde.«

»Und Drogen?«

Emily sah sie entgeistert an. »*Ken?*«

»Das kommt in den besten Familien vor.«

»Bei den Kindern habe ich mir deswegen Sorgen gemacht. Aber bei ihnen scheint alles in Ordnung zu sein. Ken ist ein erwachsener Mann. Er ist kein Rockstar oder einer vom Film. Ich weiß, dass von denen viele so etwas nehmen.«

»Ken ist in ständigem Kontakt mit dieser Welt«, sagte Dr. Page. »Und es wäre auch einfach für ihn, an Medikamente zu kommen, wenn er welche haben möchte.«

»Ken ist ein netter jüdischer Junge«, sagte Emily gekränkt.

»Und Sie sind ein kluges Radcliffe-Mädchen«, sagte die Ärztin.

»Wäre es ein Gehirntumor oder eine dieser Krankheiten, die Auswirkungen auf die Persönlichkeit haben können, würde sein Arzt es mir doch sagen, oder?«

»Nicht wenn Ken ihn zur Geheimhaltung verpflichtet hätte, weil es für Sie eine zu große Belastung wäre, wenn Sie es wüssten. Aber es hört sich nicht so an, als wären Ken Ihre Gefühle besonders wichtig.«

»Ach, wer weiß schon, was Ken wichtig ist«, sagte Emily mit einem Seufzer.

Auch wenn ihr Name nicht explizit im Artikel über ihren Jahrgang erwähnt wurde, ließ Emily die Zeitschrift auf der Seite mit dem

Artikel aufgeschlagen gut sichtbar auf dem Sofatisch im Wohnzimmer liegen, damit jeder ihn sehen konnte. Adeline freute sich sehr und bat Emily, ihr auch ein Exemplar zu besorgen. Emilys Tennisgruppe würde am Montag zu ihr nach Hause kommen, denn sie war an der Reihe, sie zu sich einzuladen, und Emily wusste, dass es ein gutes Gesprächsthema abgeben würde. Über die Jahre hatten sie sich zu recht passablen Tennisspielerinnen entwickelt, vor allem, weil sie alle Unterricht nahmen und manche von ihnen sogar zum Tennislager fuhren (um ihren Ehemännern zu entkommen, war Emilys Vermutung), doch der tatsächliche Grund für die wöchentlichen Treffen zum Tennis und Lunch war die Gesellschaft und die Gespräche. Es waren Emilys Freundinnen, und sie waren nett zu ihr, doch im Stillen hielt Emily sie noch immer für frivole Frauen. Ihre Ehemänner waren alle erfolgreich, und Neulinge in ihrer Gruppe wurden als die Frau von dem und dem vorgestellt, als hätte die Frau selbst keine Identität. Ihre Gespräche drehten sich vorrangig um Kleidung, neue Fitnessstudios, Reisen und Tratsch. Sie lasen die Bücher, die gerade angesagt waren, und niemals würden sie sich dabei ertappen lassen, wie sie in einer Zeitschrift für Hausfrauen blätterten, aber der Artikel würde sie vielleicht dazu veranlassen, über ihre eigenen Träume und Erwartungen zu reden, und es würde zu einer anderen Art von Treffen werden.

Am Freitag vor dem Lunch am Montag saß Emily am Küchentisch und plante mit Adeline das Menü. »*Bitte*, Adeline, nicht wieder Pastasalat. Es sind alle auf Diät. Wie wäre es mit chinesischem Hühnchensalat?«

»Nudelsalat mögen alle«, sagte Adeline. Sie weigerte sich partout, es Pasta zu nennen.

»Na ja, letztes Mal haben sie ihn übrig gelassen, und das war mir unangenehm«, wagte Emily sich tapfer vor. »In meinem Ordner gibt es ein schönes Rezept für chinesischen Hühnchensalat, und nicht zu viel Sojasauce.« Sie lächelte. »Vielleicht wäre es lustig, wenn ich einen Teller mit Wassertabletten neben den Salat auf den Tisch stelle. Da würden alle lachen. Wenn sie dann nach Hause gehen, nehmen sie sofort eine, das machen sie immer.«

»Ich mache Hühnchensalat mit Mayonnaise«, sagte Adeline grimmig. »Solche Tabletten sind ungesund.«

»Vinaigrette?«, sagte Emily. »Bitte?«

»Ich verstehe sowieso nicht, weshalb Sie alle so auf Ihr Gewicht achten«, sagte Adeline angewidert. »Sie sind alle zu dünn.«

»Obstsalat und Kekse zum Dessert«, sagte Emily energisch, ohne Adelines Bemerkung zu beachten. Sie arbeitete sich langsam zum Kompromiss vor. Jede Verhandlung mit Adeline erforderte gerissene Diplomatie, denn es war ein Willenskampf, und Adeline brachte es jedes Mal fertig zu gewinnen, oder zumindest, einem den Sieg zu verderben.

»Zu viel Aufwand, meine Liebe«, sagte Adeline. »Ich kann nicht das Haus putzen und auch noch Mittagessen und Abendessen vorbereiten. Wenn Sie auf Diät sind, dann gibt es keine Kekse.«

»In Ordnung«, sagte Emily freundlich. Sie notierte das Menü, während sie sprach. »Hühnchensalat mit Vinaigrette – ganz leicht – und Obstsalat zum Dessert. Machen Sie eine Menge, wir essen das auch zum Abendessen. Mir ist es egal, und Dr. Buchman mag es gern.«

Und Sonntagnachmittag backe ich die Kekse. Ich. Meine eigenen besonderen Kekse. Nicht deine. Meine. Und du wirst sie servieren.

Es spielte keine Rolle, dass Adeline Emily diesen Freitag zum

Abendessen ein Stück Fisch vorsetzte, das aus einer weißen, zähen und abstoßenden Masse bestand, die sie aus Beleidigung darüber, dass Emily es sich gekocht und ohne Butter gewünscht hatte, weil Ken ihren Hintern als zu dick bezeichnet hatte, auch nicht gewürzt hatte. Das war nur ein unbedeutendes Gefecht. Der wahre Sieg stand Emily am Sonntag bevor, wenn sie in Frieden und Glückseligkeit ihre Kekse mit Karamelltropfen backen konnte.

Am Sonntag ging Ken direkt nach dem Frühstück aus dem Haus mit der Behauptung, er gehe Tennis spielen. Er machte sich nicht die Mühe, Emily einzuladen, weder zum Mitspielen noch zum Zuschauen, doch inzwischen war sie daran gewöhnt. Es war wie in den schlechten alten Zeiten, als sie kurz vor ihrem Nervenzusammenbruch stand und er stundenlang untertauchte, weil er es nicht ertrug, in ihrer Nähe zu sein. Aber jetzt war sie geistig vollkommen gesund, und sie hatte etwas zu tun, wenn er sie zu Hause allein ließ. Allmählich betrachtete sie die glückliche Zeit, die sie gemeinsam hatten, als sie sich erholt hatte, als reines Intermezzo, nicht als ihr gemeinsames Leben. Selbst die Jahre am College, als sie schon fest zusammen waren, und die ersten Jahre ihrer Ehe, als Emily noch arbeiten ging, sahen mittlerweile wie eine kurze, glückliche Auszeit von der Wirklichkeit aus. Das waren zwei andere Menschen gewesen: junge, idealistische Menschen, die sich bemühten, hineinzupassen. Mit der Hingabe zweier Kinder, die für eine Klassenarbeit lernten, und bewaffnet mit den aus den Medien und der öffentlichen Meinung zusammengetragenen Informationen hatten sie das Glück verfolgt. Emily wusste nicht einmal mehr, was Glücklichsein eigentlich bedeutete. Sie wusste, was sie glücklich machte, aber sie wusste auch, dass das jemand anderem rein gar nichts bedeuten mochte. Aber vielleicht war Glücklichsein genau das: das, was Kate »ihr eigenes Ding machen« nannte. Himmel, Emily hatte ja keine Ahnung, was Ken glücklich machte, oder Kate. Peter, so vermutete sie, wollte nichts als Erfolg und Geld und Materielles, und möglicherweise noch seine eigene Vorstellung von Liebe, auch wenn es Emily ein Rätsel war, was Peter denn für die Liebe hielt. Er sprach über seine eingebildete zukünftige wunderschöne Freundin, die bei ihm einzöge, wie er darüber sprach, ein teures Auto zu besitzen. Doch Emily wollte jetzt nicht an irgendjemanden aus ihrer Familie denken. Das hier war ihr Tag.

Sie holte die Backbleche hervor, die Rührschüssel und die Zutaten, die sie am Tag zuvor eingekauft hatte. Für Emilys Empfinden waren die Bleche nie sauber genug, wenn Adeline sie benutzt hatte, also schrubbte sie sie, bis sie glänzten, und dann begann sie ihr Geheimrezept für die ihrer Meinung nach besten Karamellkekse der Welt. Sie waren schön klebrig und zergingen auf der Zunge. Sie waren nicht zu süß und nicht zu fettig. Nichts an ihnen schmeckte künstlich. Emily hatte Jahre gebraucht, um ihr Rezept genau richtig hinzubekommen, mit Kate und Peter als ihre bereitwilligen Testesser. Als der wankelmütige Peter sie schließlich als süchtig machend erklärte, wusste Emily, dass es ihr gelungen war.

Während sie ihre besonderen Kekse backte, war ihr Kopf wie leergefegt von allem, was sie belastete. Im Küchenradio lief Musik, aber sie hörte kaum hin. Es hatte etwas Behagliches und Kreatives, wie sie alles vermengte, auch wenn es nicht schwierig war, und als die Kekse dann im Ofen waren, setzte sie sich hin und wartete, denn sie liebte den Duft. Beinahe konnte sie anhand dessen erkennen, wann genau die Kekse fertig waren. Es gefiel ihr aber auch, zum Ofen hinüberzugehen und durch die Glasscheibe zu spähen und dabei zuzusehen, wie die kleinen blassen Teigkleckse aufgingen und sich bewegten und blubberten und allmählich ihre goldene Farbe annahmen. Wie hatte sie jemals zulassen können, dass Adeline ihr das hier wegnahm?

Als die Kekse fertig und ausreichend abgekühlt waren, nahm Emily einen, nur einen, und legte ihn auf ihren schönsten Teller. Dann schenkte sie sich ein Glas fettarmer Milch ein, nahm die Milch und den Keks mit nach draußen an den Pool und setzte sich im Schatten unter dem Sonnenschirm an einen Metalltisch. Erst dann probierte sie ganz vorsichtig von ihrem Werk. Es war perfekt, wie immer.

Die übrigen Kekse schichtete sie fein säuberlich durch Wachspapier getrennt in die Keksdose, und sie war sicher, dass der Tag mit ihrer Tennisgruppe mit dem Zeitschriftenartikel und dem schönen Mittagessen ein Erfolg werden würde.

Das war er auch. Abgesehen von der Bemerkung, Müßiggang sei wohl aller Arbeit Anfang, ein offensichtliches Verdrehen der Redewendung, servierte Adeline die Kekse ohne ein Murren, und Emilys Freundinnen verschlangen sie. Der Artikel ließ sie in Erinnerungen über die verlorenen Träume ihrer Jugend schwelgen, bis ihnen schnell klar wurde, dass sie genau das bekommen hatten, was sie wollten. Emily kam der Gedanke, dass die Frauen vielleicht wirklich keine Schuld daran trugen, dass sie so frivol waren; niemand hatte ihnen je gesagt, dass irgendetwas anderes für sie bereitstand.

Beim Abendessen versuchte sie, Ken von ihrem schönen Tag zu berichten. »Nutten«, sagte er verächtlich. »Deine Freundinnen sind nichts als Nutten und Schmarotzer, die ihren Männern auf der Tasche liegen.«

»Das sind sie nicht!«, widersprach Emily. Es schnürte ihr die

Kehle zu. Warum musste er wieder alles verderben? »Sie müssen nicht arbeiten; ihre Männer sind reich. Aber sie engagieren sich für wohltätige Zwecke. Sie helfen dabei, Gelder für ...«

»Nur weil sie auf die Partys gehen und Filmstars treffen wollen.«

Emily fühlte sich mutig, weil sie etwas zustande gebracht hatte, und ließ es zu, dass sie wütend wurde. Sie fragte sich, ob Dr. Page das wohl guthieße. »Du begegnest doch auch Filmstars. Du guckst dir ihre Pickel an und wer weiß was sonst noch.«

»Was soll das denn heißen?«

»Ich weiß nicht, was es heißen soll, aber das will ich auch gar nicht.«

Ken lief vor Wut so rot an, dass Emily befürchtete, er würde platzen. Er stand vom Tisch auf und warf seine Serviette hin. »Du bist genauso schlimm wie die«, sagte er in dem hasserfüllten Ton, den sie mittlerweile kannte und fürchtete, und verließ das Zimmer.

Wortlos kam Adeline herein und begann, den Tisch abzuräumen, weil sie wusste, dass die Mahlzeit vorbei war, bevor sie überhaupt begonnen hatte. Emily fragte sich, was Adeline wohl von ihren Streitereien hielt, entschied aber dann, dass es ihr gleich war. Sie hörte, wie Kens Auto dröhnend von der Einfahrt brauste, und ging nach oben ins Schlafzimmer, um zu weinen.

Später hörte sie, wie Adelines Wagen davontuckerte. Zu dieser Jahreszeit war es jetzt bereits dunkel, und bald wäre es wieder Winterzeit und noch früher dunkel. Dann würden sie die Poolheizung abschalten, weil Ken es zu teuer fand. Nur wie würde er sich abreagieren, wenn er keine Bahnen mehr ziehen konnte? Ihr wehtun? Die ganze Nacht wegbleiben? Es wäre ihr lieber, dass er die ganze Nacht wegblieb, als dass er ihr jemals etwas antat. Manchmal, wie heute Abend, sah er aus, als wäre er tatsächlich dazu bereit, handgreiflich zu werden.

Womöglich sollte sie ihn verlassen. Nur wohin sollte sie gehen? Was würde sie tun? Leute wie sie ließen sich nicht scheiden; sie rackerten sich immer weiter an ihrer Ehe ab in der Hoffnung, dass sich die Lage verbesserte. Emily wusste, dass sie zu einer langweiligen verheirateten Frau geworden war, und wenn sie Ken verließ, dann wäre sie nichts weiter als eine langweilige geschiedene Frau. Bis auf ihre Analytikerin schien niemand zu denken, Emily sei etwas wert. Vielleicht sollte sie sich einen Hund anschaffen. Ein Hund betete einen an, egal was passierte. Aber Hunde haarten und tobten herum, und zwar sprangen sie am liebsten aufs Bett oder versuchten, einen umzuwerfen. Nein, nicht einmal ein Haustier war für sie bestimmt. Sie wusch sich das verweinte Gesicht und fragte sich, was in aller Welt denn für sie bestimmt war.

Sie sollte sich darum kümmern, das Album mit den Zeitungsausschnitten über Kate auf den neusten Stand zu bringen. Seit Jahren schon legte sie Alben an, schon am College und auch nach ihrer Hochzeit, aber sie sah sie sich nicht mehr so besessen an, denn was vorbei war, war vorbei. Aber trotzdem, wenn die Tochter eine erfolgreiche Schauspielerin war, dann hatte man Grund, stolz zu sein und ihre Erfolge zu dokumentieren. Emily besaß einen ganzen Ordner voller Ausschnitte und Fotos, die sie sortieren und in das ledergebundene Album einkleben wollte, das sie dafür besorgt hatte. Beides lag auf dem Regal in ihrem begehbaren Kleiderschrank im Schlafzimmer.

Direkt vor ihrer Schranktür lag Kens Sporttasche, die er dort liegengelassen hatte, anstatt sie in seinen eigenen Kleiderschrank zu bringen, wo sie hingehörte. Er hatte sie einfach hingeworfen, als er zum Abendessen nach Hause gekommen war. Es erinnerte Emily an den Film *Das Haus der Lady Alquist*, in dem der Ehemann unablässig versuchte, seine Frau in den Wahnsinn zu treiben. Wollte Emily Kens Habseligkeiten wegräumen oder etwas anderes für ihn tun, herrschte er sie an, sie würde ihn einengen, und ließ sie seine Tasche, wo sie war, würde er sie erneut als Schmarotzer beschimpfen, wenn er nach Hause kam. Schnurstracks ging Emily auf die Tasche zu und hob sie hoch, und dann, aus keinem ihr ersichtlichen Grund, öffnete sie sie und sah hinein.

Darin lag Kens Tennisschläger, natürlich. Und ein Plastikbeutel mit feinem weißen Puder darin sowie eine nicht geringe Anzahl an Polaroidaufnahmen.

Emily ließ sich auf den Teppich sinken und starrte auf die entsetzlichen, grotesken Beweise in ihren Händen. Sie war derart erschrocken, dass sie nicht wusste, was sie als Erstes näher in Augenschein nehmen sollte. Die Aufnahmen waren allesamt von jungen Frauen, wie man sie auf schmutzigen Magazinen sah, mehr nackte Haut als bekleidet, in der gleichen vulgären Kleidung und den gleichen anzüglichen Posen. Sie waren allerdings nicht immer allein abgebildet. Auf manchen von ihnen posierte auch Ken.

Einige der Fotos zeigten eine junge Frau, die den Arm um Ken gelegt hatte, und er hatte ihr seinen Arm umgelegt, und beide lächelten in die Kamera. Auf einem der Bilder trugen sie beide Offiziersmützen, und einen furchtbaren, verzerrten Augenblick lang dachte Emily, es seien Nazimützen, doch das waren sie nicht, und die Prostituierte oder was immer sie war, trug nichts als schwarze Strapse und Strümpfe, und auch Ken trug nichts. Sein Penis, halb erigiert, ganz offen für alle Welt sichtbar. Emily verspürte den Drang, sich zu übergeben. Was hatten sie dafür verwendet, einen Selbstauslöser, oder war noch jemand dabei gewesen? Und das schlimmste Foto ... das allerschlimmste ... war das, auf dem Ken Geschlechtsverkehr mit der jungen Frau hatte, sie beide aber noch immer in die Kamera blickten und um die Wette grinsten.

Dann öffnete Emily den Plastikbeutel und betrachtete das weiße Pulver. Bisher hatte sie Kokain nur auf Bildern gesehen, aber sie war sich sicher, dass es sich genau darum handelte. Sie hatte Angst, es zu probieren, und sie hätte auch gar nicht gewusst, wonach es schmecken sollte. Ganz sicher würde sie nicht daran riechen; man schnupfte es schließlich, um davon high zu werden. Für eine einzelne Person war es eine enorme Menge, wenn diejenige nicht süchtig oder Dealer war. Womöglich verteilte Ken es an seine Freunde, um damit anzugeben, wie reich er war.

Jetzt wurde ihr alles klar: sein unberechenbares Verhalten, die Wut, die Gereiztheit, der Gewichtsverlust, die unendliche nervöse Energie, der Mangel an Appetit. Das war nicht Ken, das waren die Drogen. Dr. Page hatte recht gehabt, und Emily war blind und dumm gewesen. Aber warum der Sex mit diesen billigen Frauen? War das Kokain auch dafür verantwortlich, oder befreite es Ken lediglich, so dass er das tun konnte, was er sich im Geheimen schon sein ganzes Leben lang gewünscht hatte?

Wie eine Statue saß Emily da, erstarrt und kaum atmend, die Beweise in den Händen, und wartete ab, bis Ken nach Hause kam.

Um Mitternacht hörte sie sein Auto, und dann, wie er unten herumging. Dann hörte sie ihn auf der Treppe, und schließlich kam er ins Schlafzimmer, einen Drink in der Hand. Emily sah, dass er bereits getrunken hatte, und dass er – das wusste sie jetzt – vollkommen zugedröhnt war. Sie starrten sich an: der liebenswürdige, aufmerksame Mann, der sich in einen bösartigen

Fremden verwandelt hatte, und die flattrige, sich selbst verleugnende Frau, aus der eine kalte Statue geworden war. Dann sprach er. Und er klang sogar erleichtert.

»Du hast es also herausgefunden.«

Emily nickte.

»Das freut mich«, sagte Ken. »Ich wollte, dass du es erfährst.«

»Damit ich dir helfen kann?«, fragte Emily, als sie endlich ihre Stimme wiederfand.

»Mir helfen?« Er lachte, genauer gesagt kicherte er. »Ich will keine Hilfe. Mir gefällt mein Leben so.«

»Was dann?«, fragte Emily. »Wolltest du, dass ich dir verzeihe?«

»Verzeihen?«, sagte er. »*Verzeihen*? Was glaubst du, wer du bist, dass du mir irgendetwas verzeihen solltest?«

»Ich ... bin deine Frau.«

»Dessen bin ich mir nur allzu bewusst«, sagte er. Er leerte sein Glas. »Haben die Fotos dir gefallen? Hast du etwas dabei gelernt? Du bist so prüde und so langweilig im Bett, du könntest dir von ihnen tatsächlich etwas abgucken.«

»Bin ich nicht!«, schrie Emily, obwohl sie dachte, dass er vermutlich recht hatte. »Ich hätte alles gemacht, worum du mich gebeten hättest, aber das hast du ja nie. Wie hätte ich denn irgendetwas wissen können? Ich war Jungfrau, als wir geheiratet haben, ich habe alles von dir gelernt!«

Ken stürmte in ihren Kleiderschrank und fing an, ihre Kleider von den Bügeln zu zerren und zu zerreißen. »Sieh dir nur das Zeug hier an«, sagte er angewidert. »Wen würde eine Frau anmachen, die so angezogen ist? Du bist eine plumpe, alte Hausfrau, eine altbackene, alte Schrulle mit schrumpeligen Oberschenkeln und einem fetten Hintern und Hängebrüsten.«

Mechanisch sah Emily auf ihre Oberschenkel und fuhr mit den Händen darüber. »Bin ich nicht!«, rief sie. »Ich bin nicht mehr zwanzig, aber ich bin auch nicht abstoßend! Lass meine Kleider in Ruhe.« Am liebsten hätte sie ihn gewürgt, so wütend war sie, und gleichzeitig war sie so verängstigt, dass sie nur wegrennen wollte, also stand sie bloß erstarrt da wie ein Hase im Scheinwerferlicht. Ken riss ihre Sachen in Fetzen: ihr wunderschönes festliches Seidenkleid, das sie erst einmal getragen hatte, ihr weißes Leinenkostüm, das sie am liebsten trug, all ihre Kleider für zu Hause – alle zerriss er sie in seinem Drogenwahn.

Und dann eilte er an seinen Nachttisch und holte seine Pistole aus der Schublade hervor – die Pistole, die seine geliebte Familie vor Dieben und Einbrechern beschützen sollte – und zielte damit auf Emily.

Auf sie.

Ihr Herz klopfte so heftig, dass sie dachte, sie müsse ohnmächtig werden. Sie versuchte wegzulaufen, doch Ken stellte sich zwischen sie und die Schlafzimmertür, die Pistole noch immer direkt auf Emily gerichtet. Emilys Blick schnellte von der Pistole zu seinen Augen, doch statt Zurechnungsfähigkeit sah sie dort nur Hass.

»Das sind nicht deine Sachen«, sagte er. »Sie gehören mir, ich habe sie bezahlt. Ich gebe dir Geld, und du kaufst davon hässliche, frigide Hausfrauenkleider, um mich zu demütigen. Habe ich etwa dafür mein ganzes Leben lang so hart gearbeitet – damit ich zu jemandem wie dir nach Hause komme?«

Sie fühlte sich jetzt wieder ganz kühl, berechnend, und fragte sich, ob sie ihn ablenken und es aus der Tür schaffen konnte, ehe er auf sie schoss. Sie war nie hinterhältig oder gerissen gewesen. Nichts in ihrem Leben hatte sie in irgendeiner Form darauf vorbereitet, etwas anderes zu tun als zu gefallen. Aber offenbar war alles, was sie gelernt hatte, für einen anderen Ken gewesen, einen, der in einer Wolke weißen Pulvers verpufft war.

»Bitte lass mich gehen ...«, flüsterte sie.

»Dich gehen lassen?«

»Bitte ...«

»Nichts lieber als das«, sagte Ken. »Scher dich verdammt nochmal zur Hölle, und komm nicht zurück.«

Sie rannte die Treppe hinunter, versuchte, nicht zu stolpern und sich das Genick zu brechen, und betete, dass Ken nicht versuchte, ihr in den Rücken zu schießen. Ihr Autoschlüssel lag auf dem silbernen Tellerchen in der Küche, wo sie alle ihre Autoschlüssel ablegten, und sie schnappte ihn sich im Vorbeilaufen. Dann stürzte sie aus der Tür und zu ihrem Auto. Die vom Mondlicht erhellte Nacht war kühl, und Emily bebte und schluchzte vor Angst. Ihre Hand zitterte so stark, dass sie einige Augenblicke brauchte, bis sie das Schlüsselloch fand. Von innen verschloss sie die Türen wieder. Die Fenster waren geschlossen, aber eine Kugel konnte auch durch eine Scheibe jagen. *Oh, spring an ... spring an ...* Dann heulte der Motor mit einem willkommenen Brummen auf, und Emily schlingerte die schmale gewundene Straße hinunter, ohne sich anzuschnallen, etwas, das sie unter normalen Umständen niemals versäumt hätte. Als sie einen Blick in den Rückspiegel und auf ihr Haus warf, war Ken nirgends zu sehen.

Sie hatte keine Handtasche, kein Geld, keine Kreditkarte dabei, nicht einmal den Schlüssel zu ihrem eigenen Haus. Nein, nicht ihr Haus, Kens Haus. Kaliforniens Gesetze zur Güterteilung hin oder her, er war der Meinung, es sei sein Haus, genau wie er der Meinung war, die Kleider, die er in Fetzen gerissen hatte, seien seine. Emily jedenfalls wollte nie wieder dorthin zurückkehren. Die Tränen liefen ihr in Strömen die Wangen herab, sie konnte kaum etwas sehen. Dann wurde ihr bewusst, dass sie vergessen hatte, das Licht einzuschalten. Sie hätte ohne weiteres in einem Unfall umkommen können ... Ken wäre so froh ... Der Gedanke ließ sie nur noch heftiger weinen. Sie hatte nicht die leiseste Ahnung, wo sie in ihrem Zustand und mit einer so beschämenden Geschichte mitten in der Nacht hin sollte. Selbst jetzt noch, da sie unter Schock stand und verängstigt war und Ken nahezu hasste, konnte sie seiner Praxis nicht schaden. Der Skandal, der einem Vorfall wie diesem folgen würde, konnte irreparablen Schaden anrichten. Sollte er doch selbst sein Leben zerstören, sie würde es nicht tun.

Ohne dass sie sich dessen bewusst gewesen war, bemerkte sie, dass sie Richtung Westwood fuhr, wo Peter wohnte. Ihr ruhiger, berechnender, gefestigter Sohn. Selbst wenn er nicht zu Hause war, um sie hereinzulassen, gab es da noch all seine Mitbewohner. Sie konnte auf dem Sofa schlafen. Bei Peter könnte sie sich verstecken. Zu Kate wollte sie nicht. Sie wusste nicht, weshalb, aber sie hatte nicht das Gefühl, dass sie dort willkommen wäre. Nein, sie würde zu Peter fahren.

Und so fuhr Emily, einst noch Opfer und nunmehr auf der Flucht, einem Schicksal entgegen, das sie sich vor nur einer Stunde nicht hätte vorstellen können und das sich zu etwas entwickeln würde, das sie sich nie hätte träumen lassen.

Kapitel sieben

Kit Barnett, die für ihre Familie Kate Buchman war, und Emma Buchanan, das Erzeugnis aus Annabel Jones' kurzer Ehe mit Rusty Buchanan, saßen in Kits kleinem Wohnzimmer in Laurel Canyon und betranken sich mit billigem Wein. Sie hatten sich bei einem Dreh angefreundet, und anders als die meisten Freundschaften, die in der abgekapselten Welt am Set geschlossen wurden, blieb ihre bestehen. Zurzeit lebten beide allein, hatten keinen aktuellen Auftrag und hofften, dass sie beim neuen Film von Zack Shepard mitwirken konnten.

Die Straße, in der Kit wohnte, war von einer Reihe von Häusern gesäumt und schlängelte sich durch die Schlucht und dann den Berg hinauf, der ihre beiden Leben voneinander trennte: Beverly Hills, wo ihre Eltern wohnten, und das Valley, wo es die meiste Arbeit gab und wo sie zum Schauspielunterricht, Stimmtraining und Yoga ging. Ihr Mietshaus bestand aus dem kleinen Wohnzimmer, einem noch kleineren Schlafzimmer, einer Küche mit Essnische und einem Bad. Und es gab eine Menge Glasscheiben, durch die man die anderen Häuser und dahinter die Lichter der Welt sehen konnte, die Kit zu erobern beabsichtigte. Wie nahezu jeder hier hatte sie eine Alarmanlage, doch wegen der vielen Glasscheiben schlief sie mit einer Dose Pfefferspray unter dem

Kopfkissen, wenn sie nicht gerade einen Freund hatte, der bei ihr wohnte.

»Für die Rolle würde ich töten«, sagte Kit. »Sie ist perfekt für mich. Ich würde alles tun. Auch mit Zack Shepard schlafen.«

»Ha, ha«, machte Emma. Sie schenkte sich noch ein Glas Wein ein. »Erstens wäre das kein Opfer, schließlich ist er umwerfend und sexy und genial. Und zweitens hast du keine Chance, er steht nämlich auf ältere Frauen.«

»Wie viel älter?«, fragte Kit und schenkte sich ebenfalls nach.

»Die Frau, mit der er momentan zusammenlebt, ist angeblich fünfunddreißig.«

»Na und. Er ist fünfundvierzig.«

»Ich meine älter als wir, nicht älter als er.«

»Deine Grammatik ist miserabel für jemanden, der in Radcliffe war.«

»So lange war ich da nicht«, sagte Emma.

Emma hatte den Artikel aus der Zeitschrift mitgebracht, den ihre Mutter ihr geschickt hatte, aber wie sich herausstellte, kannte Kit ihn schon, da ihre Mütter zusammen zur Schule gegangen waren. »Ich hoffe, du nimmst mir das nicht übel«, hatte Kit gesagt, als sie es herausgefunden hatten, und Emma hatte gelacht, aber Kit hatte es ernst gemeint. Der Vergangenheit konnte man nicht trauen. »War deine Mutter wie die Frauen in dem Artikel?«, fragte Kit.

»Nein, ich glaube, sie war ihrer Zeit voraus«, sagte Emma. »Sie hat mit Männern geschlafen, und dafür haben die anderen Mädchen sie gehasst. Sie haben ihr das Leben zur Hölle gemacht. Dann hat sie sich in der Abschlussklasse verlobt, was jede sich gewünscht hatte, aber er hat sie kurz vor der Hochzeit sitzenlassen. Also hat sie meinen Vater geheiratet. Dann hat sie das Haus in Brand gesteckt, hat mich und unsere Katze geschnappt und ist nach New York abgehauen.«

»Das Haus in Brand gesteckt?«, fragte Kit nach. Es schien ein hochinteressanter Abend zu werden.

»Nicht absichtlich. Sie hat geraucht, und sie hatte zu viel Champagner getrunken, da haben die Gardinen Feuer gefangen.«

»Was geraucht?«

»Bloß Zigaretten. Niemand aus ihrem Bekanntenkreis hat damals Drogen genommen.«

»Gott, mein Vater mittlerweile allerdings schon«, sagte Kit. Es machte ihr nichts aus, Emma davon zu erzählen, sie war vertrauenswürdig.

»Dein Vater?«

»Ja. Vor etwa einem Jahr habe ich Koks in seiner Kommode gefunden. Meine Mutter weiß davon nichts.«

»Was hast du in seiner Kommode zu suchen gehabt?«, wollte Emma wissen.

»Spioniert.«

»Aha …« Eine Weile saßen sie in geselligem Schweigen beieinander und nippten an ihrem Wein.

»Und warum ist sie dann weggelaufen?«, fragte Kit. »Hatte sie Angst vor dem, was dein Vater tun würde?«

Emma grinste. »Nein … Sie ist mit dem Feuerwehrmann, der sie gerettet hat, ins Bett gegangen. Anscheinend war er schön und jung und sexy. Jedenfalls wollte sie keine Ehefrau sein, die ihren Mann betrügt, und sie wusste, dass die Ehe vorbei war, also ist sie weggelaufen und hat sich scheiden lassen. Auf ihre eigene Art hat meine Mutter einen ausgeprägten Sinn für Moral. Sie ist ein anständiger Mensch. Als ich jünger war, hat sie mich immer beschützt. Einmal, da war ich auf der Highschool, hatte sie einen

Freund, der eine Ecke jünger war als sie – meine Mutter steht auf jüngere Männer –, und den erwischte sie dabei, wie er mich an seinem Joint ziehen ließ. Da hat sie ihn für immer aus ihrem Leben verbannt. Ich glaube, das ist ihr auch schwer gefallen, sie mochte ihn nämlich.«

»Von dem Feuerwehrmann hat sie dir erzählt?«, fragte Kit.

»Klar. Wir sind richtig gute Freundinnen.«

»Interessant«, sagte Kit. »Meine Mutter und ich sind keine Freundinnen.«

Sie merkte, wie betrunken sie schon war, und überlegte, was sie als Nächstes sagen sollte. Dann dachte sie, was soll's. Emma konnte nichts schockieren. »Als mein Bruder und ich noch ganz klein waren, wären wir fast in unserem Pool ertrunken. Meine Mutter saß auf einem Stuhl direkt neben dem Becken, aber als wir um Hilfe riefen, hat sie keinen Finger gerührt.«

Emma sah bestürzt aus. »Wie meinst du das?«

»Ich meine, sie saß einfach nur da.«

»Sie hätte euch ertrinken lassen?« Offenbar konnte man Emma doch schockieren. Nicht mit Sex – da konnte Kit ihr alles erzählen –, aber mit einem Vertrauensbruch.

»Ganz genau.«

»Aber warum?«

»Anscheinend hatte sie einen Nervenzusammenbruch. Ich will nicht mehr darüber sprechen. Im Grunde ist es doch albern, noch so aufgewühlt wegen etwas zu sein, das einem als Kind passiert ist. Aber ich hatte immer das Gefühl, wenn sogar die eigene Mutter einen nicht retten würde, dann niemand. Ich meine, wem kann man vertrauen? Ich vertraue meinem Bruder, und das war's vermutlich schon.«

»Mir kannst du auch vertrauen«, sagte Emma. Sie hatte runde, unschuldige grüne Augen, und ihr Blick war weich vor Beschützerinstinkt und Verständnis.

Kit dachte darüber nach. »Ich weiß«, sagte sie schließlich. »Hast du Hunger? Möchtest du Käse oder Sellerie oder so?«

»Klar. Ich nehme alles, was du hast.«

Ziemlich wackelig auf den Beinen gingen sie in die Küche und verteilten die begrenzte Auswahl aus Kits Kühlschrank auf zwei Teller. Nur die kalorienarmen Softdrinks ließen sie übrig. Dann setzten sie sich im Wohnzimmer auf den Boden. Kit streckte den Arm aus, um die Musik lauter zu drehen. Sie hörte immer Rockmusik, auch leise, wenn sie ins Bett ging. Es gab ihr ein Gefühl von Sicherheit.

Sie aßen und tranken noch mehr Wein, und allmählich fühlte Kit sich besser. »Ich will diese Rolle«, sagte sie wieder. »Niemand könnte sie so spielen wie ich. Ich weiß, dass ich zu Anfang Rollen bekommen habe, weil ich mit achtzehn noch wie sechzehn aussah, aber inzwischen habe ich hart gearbeitet und wirklich viel gelernt, und ich weiß, dass ich gut bin. Mein Agent glaubt, ich hätte eine Chance.«

»Du bekommst sie«, sagte Emma ermutigend.

»Danke. Du liebe Freundin.«

»Und wenn ich seine Assistentin sein könnte ... Stell dir nur vor, Assistentin von Zack Shepard! Ich wäre auch sein Mädchen für alles, ganz egal. Solange sie genug hinblättern, dass ich die Miete zahlen kann.«

»Sie könnten sich glücklich schätzen, dich zu haben«, sagte Kit und meinte es auch so.

»Du liebe Freundin.«

Sie stießen auf die Freundschaft an. In der Flasche war schon erheblich weniger Wein als zu Anfang. »Ich liebe Sex«, sagte Kit.

»Wäre ich zur selben Zeit am College gewesen wie deine Mutter, hätte ich mich wahrscheinlich genau wie sie verhalten, und die anderen Mädchen hätten mich ebenfalls nicht ausstehen können. Ich finde es furchtbar, keinen Freund zu haben. Der Sex fehlt mir.«

»Aber richtig verliebt warst du nie, oder?«, fragte Emma.

»Nein, aber manchmal waren wir eine Zeit lang befreundet. Ich lasse einem Mann eine Menge anstrengender Eigenschaften durchgehen, solange er ein guter Liebhaber ist.«

»Was ist denn deine Vorstellung von einem guten Liebhaber?« wollte Emma wissen.

»Das erzähle ich dir, wenn du es mir auch erzählst.«

»Einverstanden.«

»Er ist aufmerksam«, sagte Kit, während sie darüber nachdachte, was ihr gefiel. »Fragt mich, was er tun soll. Erfinderisch. Bereit, Neues auszuprobieren. Und, auch wenn ich nicht derb herüberkommen will ... gut ausgestattet. Was gefällt dir?«

»Das gleiche.«

»Hattest du schon mal Sex im Whirlpool?«

»Nein«, sagte Emma. »Ist das gut?«

»Phantastisch! Du musst es mal im Whirlpool machen. Es muss am Wasser liegen ... das ist einfach großartig. Und hattest du schon mal Sex in der Badewanne?«

»Ja. Wir haben das ganze Badezimmer unter Wasser gesetzt.«

»Aber war es nicht herrlich? So warm ...«

»Hör auf«, sagte Emma mit einem Kichern. »Sonst bekomme ich nur Lust auf Sex, und dann rufe ich Bob an, obwohl ich ihm gesagt habe, dass es aus ist.«

»Wie sieht es mit im Flugzeug aus?«, fragte Kit.

»Das hast du nicht getan!«

Sie lächelte triumphierend. »Und ob!«

»Der Mile High Club?«

»Ganz genau.«

»Wann?«

»Als ich nach einer Lesung aus New York zurückgekommen bin. Ich hatte dort einen Schauspieler kennengelernt, und wir fühlten uns ziemlich zueinander hingezogen, und dann saßen wir im gleichen Flieger ...«

»Ihr hattet Sex auf dieser winzigen stinkenden Toilette?«

»So sehr stinkt es da gar nicht«, sagte Kit.

»Aber steht man dann dabei oder wie?«

»Du sitzt auf dem Waschbecken und er steht.«

»Aber das Waschbecken ist doch so hoch«, sagte Emma.

»Es geht nicht darum, wie hoch das Waschbecken ist, sondern wie groß *er* ist.«

»Wie kommt man da hinauf?«

Kit begann zu kichern. »Na ja, wenn er auch nur halbwegs ein Gentleman ist, dann hilft er dir.«

Jetzt kicherten sie beide und konnten nicht mehr aufhören. »Wenn er auch nur halbwegs ein Gentleman ist«, wiederholte Emma, und sie lachte, bis ihr die Tränen kamen. »Oh ... oh ...«

Der Gedanke, dass der Mann in einer so derben und abstoßenden und unerhörten Situation ein Gentleman sein müsse, ließ die beiden Frauen völlig ausrasten. Kit rang vor Lachen nach Luft. So wie sie sich an den Vorfall erinnerte, war es gar nicht so großartig gewesen, aber sie erzählte gern davon, und sie fand es gut, dass sie es getan hatte. »Es ist einfach phantastisch in einem Flugzeug«, sagte sie. »Es muss an der Luft liegen.«

»Du bist eine Exhibitionistin«, sagte Emma. »Was, wenn jemand versucht hätte, hereinzukommen?«

»Man muss es machen, wenn der Film gerade angefangen

hat«, sagte Kit. Sie wusste noch, was für Angst sie gehabt hatte, dass jemand sie erwischte, und sie fragte sich, ob sie tatsächlich Exhibitionistin war. Ein Teil von ihr war es, so wie sie sich als Schauspielerin zeigte, berühmt sein wollte, gern Sex an gefährlichen Orten hatte; doch ein anderer Teil von ihr – ihre Gefühle und Gedanken – war ausgesprochen privat. »Jedenfalls bin ich jetzt Mitglied im Mile High Club, und das wollte ich schon immer sein.«

»Ich finde dich total irre«, sagte Emma, die vor Lachen noch immer ganz schwach war. »Was für ein Film lief denn?«

»Was für ein *Film* lief denn?«, sagte Kit ungläubig. »So etwas kannst auch nur du fragen.«

»Es interessiert mich eben.«

»Emma, ich glaube, du magst Filme lieber als Sex.«

»Kommt drauf an«, sagte Emma. »Auf den Film und den Mann.«

»Nein, ich glaube, du magst Filme so oder so lieber.«

Emma dachte einen Augenblick darüber nach. »Man kann das nicht vergleichen. Es sind zwei verschiedene Sachen.«

»Stimmt …«

»Okay, zum jetzigen Zeitpunkt in meinem Leben, wenn ich mich für eins von beidem entscheiden müsste, dann Filme. Meine Karriere, meine ich. Aber ich muss mich nicht entscheiden, denn ich kann immer beides haben.«

»Ich habe dich nicht gefragt, wofür du dich entscheiden würdest«, sagte Kit und kicherte jetzt wieder. »Ich habe gefragt, wobei du den größten Orgasmus bekommst.«

»Ach, du Miststück«, sagte Emma lachend und versuchte, ihr einen Klaps zu geben. »Du bist ja total krank.«

Schwach vom Lachen und erschöpft vom Wein lümmelten sie

auf dem Boden. Schließlich sagte Emma: »Ich bin zu betrunken, um noch zu fahren. Ich rufe mir besser ein Taxi.«

»Ach, bleib doch«, sagte Kit. »Du kannst auf dem Sofa schlafen, das macht mir nichts aus. Wenn du ein Taxi nimmst, musst du dich morgen nur von jemandem herfahren lassen, um dein Auto zu holen, das ist doch viel zu viel Aufwand.«

»Ich habe nicht mal eine Zahnbürste.«

»Ich habe Hunderte. Außerdem ...« Kit kam wieder dieser unheimliche Typ in den Sinn, und das machte ihr Angst, und zwar nicht so, dass es sich nach einem Abenteuer anfühlte oder aufregend oder erotisch war. »In meiner Schauspielklasse ist so ein seltsamer Kerl, der auf mich steht. Andauernd ist er irgendwo in der Nähe. Er will sich mit mir verabreden, ich aber nicht. Ich finde, etwas stimmt mit ihm nicht.«

»Hast du irgendjemandem davon erzählt?«, fragte Emma besorgt.

»Was gibt es da zu erzählen? Er hat nichts verbrochen. Starrt mich nur an. Manchmal sitzt er in seinem Auto vor meinem Haus. Ich würde mich besser fühlen, wenn du bleibst.«

»Ich bleibe«, sagte Emma.

Eine Welle der Erleichterung durchflutete Kit, und sie holte eine zweite Decke. »Gut«, sagte sie.

»Dir ist schon klar, dass dir so was oft passieren wird, wenn du erstmal eine berühmte Schauspielerin bist«, sagte Emma.

»Wenn ich berühmt bin, dann kann ich es mir leisten, in einem Haus mit einem großen Tor davor zu wohnen.«

Emma versuchte, den restlichen Wein gerecht aufzuteilen, wobei sie ein wenig verschüttete. »Du bist ein interessanter, äh, wie heißt das nochmal? Widerspruch. Du hast dich schon so oft auf gefährliche Situationen mit Männern, die du gar nicht kanntest, eingelassen, und da hast du dir keinerlei Sorgen gemacht, aber so was wie das hier macht dir total Angst.«

Kit spürte das vertraute Gefühl zu ersticken. Sie schob es in ihrer Psyche umher, bis es sich in etwas verwandelte, womit sie viel besser umzugehen wusste: Wut. »Ich suche mir die Männer selbst aus, mit denen ich etwas habe«, sagte sie. Ihre Stimme war noch ruhig, aber angefüllt mit einem ganzen Leben voll unterdrückter Gefühle. »Sie suchen nicht mich aus – ich suche sie aus. Meine Wahl. Meine Entscheidung. Niemand wird je die Macht über mein Leben haben außer mir selbst.«

Nie wieder, dachte sie.

Kapitel acht

Annabel, die nie vorgehabt hatte, Geschäftsfrau zu werden, die es sich stets nur hatte gut gehen lassen wollen, entdeckte auf einmal, dass ihre Arbeit zu ihrem Leben geworden war. Es war ihre eigene Entscheidung gewesen, aber eine Entscheidung mangels Alternative; sie war nicht glücklich darüber, und es befriedigte sie auch nicht. Diesen Sommer in New York, nach ihrer Geschäftsreise nach Europa, hatte sie noch zwei One-Night-Stands gehabt, und nach beiden war ihr ungewohnt traurig zumute gewesen. Sie wusste, woran das lag: Sie war dieser Form von Vergnügen entwachsen. Sie wollte einen Mann, den sie lieben und mit dem sie zusammenleben konnte, mit dem sie erst die *Sunday Times* las und dann einen Spaziergang machte, einen Mann, der für sie da war, mit dem sie ihr Leben teilte. Keinen der vorübergehenden Geliebten, die nur Teilzeit bei ihr gewohnt hatten, während sie Emma großzog; egal wie sehr sie Annabel am Herzen gelegen hatten, hatte sie sich doch nie vorgemacht, dass sie bis über beide Ohren in sie verliebt gewesen war. Nein, jetzt also, mit sechsundvierzig, wollte Annabel das, was sie nicht mehr gewollt hatte, seitdem sie zwanzig war.

In letzter Zeit, wenn sie in der im Herbst früh einbrechenden Dunkelheit von der Arbeit nach Hause ging, ihr einsames Abendessen aus der koreanischen Salatbar um die Ecke in einer Tüte, dachte Annabel immer öfter an Max. Der liebe Max, ihr bester Freund, ihr Halt, der Mensch, dem sie stets in dem Wissen, dass er sie aufmuntern würde, ihre Sorgen anvertrauen konnte ... Mittlerweile war er seit fünf Jahren tot, und er kam nie mehr zurück. Ihr war immer bewusst gewesen, dass umso mehr Menschen starben, die einem wichtig waren, je älter man wurde, aber nichts hatte sie darauf vorbereitet, dass Max ermordet werden würde, und durch nichts würde sie je völlig darüber hinwegkommen. Max war für sie da gewesen, als sie auf dem College gedacht hatte, sie sei schwanger, er hatte sie aufgefangen, als sie aus ihrer unglücklichen Ehe geflohen war, und er war wie ein Vater für Emma gewesen, als unbedeutende Geliebte in Annabels Leben getreten und wieder daraus verschwunden waren. Max hatte sie wahrhaftig geliebt, genau wie sie ihn geliebt hatte. Wäre er doch nur nicht schwul gewesen, dann hätte sie ihn heiraten können, und sie alle wären glücklich bis an ihr Lebensende gewesen.

Es war unnütz, über das nachzugrübeln, was hätte sein können. Selbst wenn Max noch am Leben wäre, würde sie nicht die *Sunday Times* mit ihm lesen. Sie konnte ihn in ihrem Kopf hören, geradezu so, als lebte er noch. Annabel, sagte er zu ihr, jetzt, da du weißt, was du willst, weißt du auch, wonach du suchen musst.

Oder vielleicht würde es auch nach ihr suchen. Der Gedanke daran munterte sie auf. Sie besaß das Selbstbewusstsein und den Optimismus einer wunderschönen Frau, der romantische Abenteuer geradezu zuflogen. Sie musste lediglich einen Mann mit ein wenig Tiefgang daraus auswählen.

Als der junge Mann in ihre Boutique trat, um ein Geburtstagsgeschenk für seine Freundin zu kaufen, stockte Annabel der Atem, so umwerfend sah er aus. Natürlich war er viel zu jung,

Mitte zwanzig. Deswegen also genau richtig für sie. Über eins achtzig groß, ein wunderschöner Körper, dichte schwarze Haare, strahlend blaue Augen, ein Gesicht, das völlig falsch gewirkt hätte, wäre es auch nur einen Hauch markanter oder hübscher gewesen, so aber einfach perfekt war. Sogar Maria und Pamela blickten ihn nur wie erstarrt an. Er überging, was er für eine Wirkung auf sie hatte, offensichtlich war er daran gewöhnt. Doch als er Annabel entdeckte, sah er sie den Bruchteil einer Sekunde zu lang an, und ihr wurde bewusst, dass irgendeine Mischung aus Glück und Chemie die haargenau gleiche Reaktion bei ihm auslöste wie bei ihr.

Sie sagte ihm, dass es womöglich schwierig war, ein Kleid für jemand anderen auszusuchen, dass ein Pulli besser wäre. Oder eine Handtasche, damit gehe man immer auf Nummer sicher. Sie wollte herausfinden, wie persönlich genau das Geschenk für die Freundin sein sollte, die auf einmal zwischen ihnen stand. Sie einigten sich auf eine sehr hübsche Umhängetasche. Während ihres Verkaufsgesprächs fand Annabel geschickt Größe, Figur und Alter der Freundin heraus (sein Alter, sechsundzwanzig, sie hatte richtig gelegen; groß und schlank, also war auch Annabel sein Typ), und nachdem er gezahlt hatte, brachte Pamela den Nachmittagstee, und der junge Mann verweilte.

Er hieß Dean Henry und war ein äußerst erfolgreicher Grafiker und Künstler, der sowohl hin und wieder das Cover für *Time* als auch zahlreiche Werbungen gestaltet hatte, die Annabel sofort vor Augen hatte, als er von ihnen erzählte. Er war ein außergewöhnliches Talent, eine Kombination aus Begabung und der von Kindesbeinen an zielstrebigen Entschlossenheit, Künstler zu werden. Annabel gefielen Menschen, die im Kunstbereich tätig waren, und jemand, der dazu auch noch Geld verdiente, bedeutete eine

Verbesserung den jungen Männern gegenüber, die sie normalerweise auswählte. Inzwischen war es spät geworden und schließlich Zeit zu schließen. Dean schien bereit, für immer zu bleiben.

»Meine Karte«, sagte Annabel, als sie ihm eine reichte, obwohl eine ganze Glasschüssel voll davon auf dem Tresen stand.

Er nahm sie entgegen, und als er ihr in die Augen blickte, fühlte sie sich noch jünger als er es war. »Könnte ich Sie morgen zum Lunch ausführen?«, fragte er.

»Das wäre schön«, sagte Annabel. Sie erzählte ihm nicht, dass sie nie Mittagspause machte; für ihn würde sie eine einlegen.

»Ich hole Sie um eins ab, einverstanden?«

»Perfekt.«

Anschließend verließ er die Boutique, das verpackte Geburtstagsgeschenk unterm Arm, und Maria half Annabel dabei, das Metallgitter vor den Schaufenstern herunterzulassen und abzuschließen. »Noch nie in meinem ganzen Leben ist mir ein so gutaussehender Mann begegnet«, sagte Maria. »Du hast ihm richtig gut gefallen.«

»Das werden wir noch sehen«, sagte Annabel, die nicht zeigen wollte, wie aufgeregt sie war.

»Ich frage mich, was es wohl mit der Freundin auf sich hat.«

»Das werden wir auch noch sehen«, sagte Annabel liebenswürdig. »Gute Nacht.«

Am nächsten Morgen stand sie früh auf und wusch sich die Haare. Während sie sich schminkte und aus der Stereoanlage leise Musik ertönte, fühlte sie sich wie damals, wenn sie sich zum Tanzen gehen bereitmachte. Es war die Aussicht auf etwas Neues, Romantisches und Wunderbares. Und jetzt, da sie erwachsen war und tun und lassen konnte, was sie wollte, war es ebenso die Aussicht auf etwas ungemein Erotisches. Normalerweise hörte sie morgens, während sie sich fertigmachte, die Nachrichten, aber heute wollte sie rein gar nichts über irgendwelche Tragödien hören, woraus die Nachrichten ja in letzter Zeit zu bestehen schienen. Sie nahm sich sogar noch die Zeit, ihre Wohnung aufzuräumen, und machte das Bett, nur für den Fall ...

Dean holte sie um Punkt ein Uhr am Geschäft ab und führte sie ins Le Metropole, ein kleines französisches Restaurant, in dem er einen kleinen Tisch in der Ecke am Fenster reserviert hatte. Durch die Spitzengardinen fiel sanftes Licht herein, das sie beide in Gold tauchte, die Kristallvase mit roten und blauen Anemonen berührte und auf ihren vernünftigen Gläsern Perrier glitzerte.

Was war aus Annabels guten Vorsätzen geworden? Das hier konnte nur eine Sache für einen Tag werden, oder höchstens eine kurze Affäre, denn er war nicht nur vergeben, sondern ging auch noch fremd. Das war doch wahnsinnig. Aber er sah so außergewöhnlich gut aus und war dermaßen sexy, und als Dreingabe war er auch noch begabt und erfolgreich, und womöglich sogar intelligent und interessant ... Sie konnte sich nicht vorstellen, dass sie sich nach ihm niedergeschlagen fühlen würde.

»Trinken wir Champagner«, schlug er vor. »Mir ist einfach danach.«

»Mir ist immer danach«, sagte Annabel und lachte.

Sie blickten sich in die Augen, als sie mit dem Champagner anstießen, wandten aber sogleich verlegen den Blick ab. »Ich möchte dir meine Lage erklären«, sagte Dean.

»Falls ich mir darüber Gedanken gemacht haben sollte.«

»Ja ...«

Kurzschrift. Sie wussten beide, was hier mit ihnen geschah. Annabel fragte sich, weshalb sie immer so scharf erkennen konnte, wenn es um körperliche Anziehung ging, es ihr jedoch nie gelungen war, die Gedanken von Männern zu lesen. Möglicherweise hatten die Männer, die sie sich aussuchte, keine Gedanken, die es zu lesen gab. Nein, das war ungerecht. Die meisten waren aufgeweckt, die meisten waren liebenswert, beinahe alle wohlmeinend.

»Möchtest du wissen, wie sie heißt? Monica. Wir wohnen seit fünf Jahren zusammen. Seit wir beide einundzwanzig waren. Das ist ein Fünftel unseres Lebens. Sie will heiraten und Kinder bekommen. Ich möchte mich von ihr trennen, weil ich nicht mehr verliebt in sie bin. Ich habe sie wirklich sehr gern, aber ich liebe sie nicht, und ich will auch nicht heiraten und erst recht keine Kinder bekommen. Zumindest jetzt noch nicht, und nicht mit ihr. Es geht mir wirklich schlecht damit. Sie und ich bewegen uns schon seit einer Weile in unterschiedliche Richtungen. Ich weiß, dass das bestimmt grausam klingt. Aber ist es nicht besser, man trennt sich, bevor einer dem anderen noch mehr Schmerzen zufügen kann?«

»Schaden«, sagte Annabel. »Bevor einer dem anderen noch mehr Schaden zufügen kann – oder sich selbst. Das habe ich meinem Mann in der Nachricht geschrieben, die ich ihm hinterlassen habe. Mit ihm war ich auch ein Fünftel meines Lebens verheiratet. Damals fand ich die Nachricht noch etwas pompös, aber aus heutiger Sicht lag eine Menge Wahres darin.«

»Ich möchte noch ihren Geburtstag abwarten«, sagte er. »Danach sage ich es ihr. Es wird nie den richtigen Zeitpunkt geben, aber ich tue mein Bestes.«

Und wann wird dieser unvergessliche Geburtstag sein?, wollte Annabel fragen, aber sie hielt sich zurück. Das war die Art spitze Bemerkung, die Chris aussprechen würde, Annabel aber nur dachte. Annabel war immer reizend. Es stimmte ja auch: Es gibt nie den richtigen Zeitpunkt, um jemanden zu verlassen, der nicht verlassen werden will. Sie nickte.

»Ich erzähle dir das alles«, sagte er, »dabei weiß ich nicht einmal, ob du frei bist oder dich überhaupt für mich interessierst.«

»Doch, das weißt du«, sagte Annabel leichthin.

»Na ja, ich habe es gehofft«, sagte er, und sie lachten beide wie beschwipst von ihrer Begegnung.

Das Mittagessen verlief in einem Nebel. Sie bestellten wahllos und aßen dann etwa zwei Bissen davon. Unter dem Tisch hielten sie Händchen, was Annabel seit Jahren nicht getan hatte. Sobald sie anständig vorschützen konnten (für wen, den Kellner? die anderen Gäste?), dass sie eine ganz normale Verabredung zum Mittagessen gehabt hatten, eilten sie zu Annabel nach Hause. Annabel machte sich nicht einmal die Mühe, in der Boutique anzurufen. Ihre Mitarbeiterinnen würden es sich denken können, und sie würde sie sehen, wenn sie zum Ladenschluss Sweet Pea abholte.

Dean war nicht nur unersättlich, er war auch romantisch und liebevoll. Er benahm sich, als hätte er sein Leben lang auf Annabel gewartet, und obwohl sie es besser wusste, tat sie gern so, als entspräche das der Wahrheit.

Es war schon dunkel, als sie erschöpft nebeneinander lagen, und Annabel wartete auf den Anflug von Traurigkeit, doch sie fühlte nichts als Zufriedenheit.

Sie warf einen Blick auf den Wecker auf ihrem Nachttisch. »Ich muss meine Katze abholen gehen.«

Dean wickelte sich ihre kupferfarbenen Haare um die Finger und löste sie dann wieder, so dass sie in einem Schauer goldenen Lichts herabfielen, geradezu so, als wäre er ein Zauberer, der einen Trick vorführte, und dabei betrachtete er sie, als wäre er gleichzeitig das Kind, das dem Zauberer zusah. »Kann ich dich morgen wiedersehen?«

»Ich muss arbeiten«, sagte Annabel. »Wie wäre es mit Sonntag?«

»Mittagessen?«, fragte er.

»Perfekt«, antwortete sie. »Ich könnte etwas zu essen besorgen und wir machen ein Picknick bei mir.«

Sie hatten drei Verabredungen, wenn man es denn so nennen konnte, drei Picknicke, bei denen sie das Essen stehenließen und stattdessen ins Bett gingen, um einander zu verschlingen. Zu Monica, die einen Ehemann und Kinder wollte, sagte Dean, er wolle frei sein, »sich selbst finden«. Und dann fragte er Annabel, ob er bei ihr wohnen dürfe, solange Monica nach einer eigenen Wohnung suchte.

Annabel brauchte ungefähr zwei Minuten, um Ja zu sagen. Sie hatte sich noch nie im Vorhinein Gedanken über irgendwelche Konsequenzen gemacht. Dean war zwar nicht das, wonach sie suchte; er war zu jung, es konnte unmöglich etwas von Dauer werden. Aber inzwischen interessierte sie sich eben für *ihn*, nicht für irgendeinen unbekannten anderen. Ihr war bewusst, dass sie dabei war, sich in Dean zu verlieben, und dass das Wahnsinn war. Ihre Beziehung war in erster Linie körperlich – nicht, dass er nicht klug und begabt und ein angenehmer Gesprächspartner war –, aber sie hatten keine gemeinsame Vergangenheit. Selbst wenn sie die *Sunday Times* zusammen lasen, suchten sie nach verschiedenen Themen, sahen sie sie mit anderen Augen. Aber war das nicht auch oft bei Menschen der Fall, die nicht zwanzig Jahre voneinander trennten? Annabel wollte keinen Seelenverwandten mehr, sie wollte nur noch ihn. Es gefiel ihr, dass er nicht so war wie sie, dass sie aus verschiedenen Epochen stammten. Was jemand anders womöglich als Beeinträchtigung ihrer Beziehung wahrnehmen mochte, fand sie spannend, herausfordernd. Noch immer überwältigte sie Deans außergewöhnlich gutes Aussehen. Das bewies doch, dass er kein Langweiler war, denn an Schönheit gewöhnte man sich ja furchtbar schnell. Oder …?

Wenn Annabel gerade an jemanden dachte, der sich in Schönheit verliebt hatte: Chris hatte aufgehört, sie im Geschäft zu besuchen, auch wenn sie noch beinahe täglich telefonierten. Schließlich musste Annabel sich zum Lunch mit ihr verabreden, damit sie sie treffen konnte.

»Erschrick dich nicht, wenn du mich siehst«, sagte Chris am Telefon zu ihr.

»Wieso sollte ich mich erschrecken?«

»Ich bin dick.«

»Du doch nicht.«

»Na ja, ich habe ziemlich viel zugenommen, seitdem du mich das letzte Mal gesehen hast. Aber ich will nicht, dass du mich darauf ansprichst, ja?«

»Ich sage keinen Ton«, versprach Annabel heiter. Sie konnte sich Chris, die sie kannte, seit sie achtzehn waren, die sie in altbackenen und eleganten Phasen erlebt hatte, nicht anders als schlank vorstellen.

Sie lag falsch. Sie trafen sich im Chatfield's, einem kleinen Restaurant, das wie ein Landgasthaus aussah und sich auf einfache Grillgerichte und gute Salate spezialisiert hatte, ein paar obligatorische stärkende Gerichte für Männer eingeschlossen, die aus ihrem Geschäftsessen am Mittag ihre Hauptmahlzeit machten. Chris saß bereits am Tisch, doch selbst im Sitzen war offensichtlich, wie sehr sie sich verändert hatte. *Kein Wunder, dass sie nicht mehr in die Boutique kommt*, dachte Annabel. Zunächst einmal trug Chris ein schwarzes wallendes Kleid, das sich bauschte und sie plump und matronenhaft aussehen ließ. Und dann war da ihr Gesicht ... Das erschreckte Annabel, denn es war aufgedunsen.

»Christine, ich muss sagen, du hast dich in eine Fremde verwandelt.«

»Du hast doch gesagt, du würdest nicht ansprechen, wie furchtbar ich aussehe«, erwiderte Chris defensiv.

»Ich meine doch, du hast dich wie eine Fremde benommen, nicht, dass du aussiehst wie eine. Du kannst unmöglich so viel im Büro zu tun haben, als dass du dir nicht ein bisschen Zeit für mich freischaufeln könntest.«

»Ich mache eine schwierige ...«, setzte Chris an, brach jedoch ab, als sich ihre Augen kurz mit Tränen füllten.

Der Kellner kam zu ihnen, und sie bestellten beide Weißwein. Chris gab Eiswürfel in ihr Glas und fing an, den gesamten Inhalt des Brotkorbs systematisch zu verschlingen, wobei sie jede Scheibe des knusprigen Bauernbrots dick mit Butter bestrich. Annabel tat, als bemerkte sie es nicht. »Erzähl«, forderte sie Chris auf.

»Es ist zu öde. Erzähl du mir von Dean.«

»Er wohnt gerade bei mir. Ich mag ihn wirklich gern.«

»Bist du in ihn verliebt?«

»Kann sein«, sagte Annabel.

»Du siehst aus, als wärst du verliebt«, sagte Chris. »Ach, du hast so ein Glück – immer tust du genau das, was du willst.«

»Das könntest du auch, weißt du.«

»Nein. Kann ich nicht. Ich esse nur.«

Der Kellner kam, um ihnen die Tagesgerichte zu präsentieren. Gegrillte Garnelen oder Pasta mit Steinpilzen, Sahnesauce, Gorgonzola und Walnüssen. Annabel wollte gerade das Gesicht verziehen, weil Letzteres so reichhaltig war, als Chris es bestellte.

»Hühnchen und Gemüsesalat«, sagte Annabel. »Und noch ein Glas Wein, Chris?«

»Nicht zum Lunch«, sagte Chris. »Ich muss im Büro einen klaren Kopf haben. Ich nehme einen Eistee.«

»Zwei«, sagte Annabel. Sie war erleichtert, dass Chris anscheinend lediglich mit dem Essen und nicht auch mit Alkohol ein Problem hatte. Das aufgedunsene Gesicht, so nahm sie an, musste von zu viel Salz kommen.

»Ist das alles wegen Alexander oder wegen Cameron?«, fragte Annabel, als der Kellner wieder gegangen war.

Chris wischte den Butterteller mit dem letzten Stück Kruste leer. »Ach, Cameron sieht mich nicht mehr mit den gleichen Augen an, und wie könnte man ihm das zum Vorwurf machen? Und Alexander hat mich seit einer Ewigkeit nicht angesehen. Mein Sohn hält mich natürlich für eine Bestie. Er schämt sich für mich. Drängt mich, eine Diät zu machen. Alexander sagt zwar nichts, aber ich kann mir vorstellen, was er denkt.«

»Tut es dir jemals leid, dass du nicht mit Cameron ins Bett gegangen bist?«

»Ich schätze schon. Nachdem ich weggelaufen bin, habe ich angefangen, mich vollzustopfen, und ich kann einfach nicht mehr aufhören. Ich habe die ganze Zeit Hunger. Ich verhungere geradezu. Und selbst wenn ich satt bin, kann ich nicht aufhören, weil es diese kleine Aushöhlung in mir drinnen gibt, von der ich vermute, dass sie mal mein Herz war, und die hat immer noch Hunger.«

»Vielleicht ist es nicht dein Herz«, sagte Annabel.

»Vielleicht nicht.« Sie lächelten sich an.

»Weißt du noch, wie viele Jahre ich auf Alexander gewartet habe?«, fragte Chris.

»Ja, das weiß ich.«

»Ich warte noch immer. Allein den Gedanken an eine Affäre konnte ich nicht ertragen. Ich weiß, dass ich versuche, mich unattraktiv für Cameron zu machen, damit ich keine Entscheidung treffen muss.«

»Also eine Therapeutin brauchst du offensichtlich nicht«, bemerkte Annabel.

»Eine Therapeutin würde vermutlich sagen, das sei nur die oberste Schicht«, erwiderte Chris. »Dann kommen da noch unzählige andere Schichten, und deswegen bin ich so besessen verliebt und gleichzeitig so zwiespältig.«

»Hört sich ziemlich einfach an«, sagte Annabel.

Chris verspeiste ihre Pasta bis auf den letzten Happen und bestellte dann Möhrenkuchen. Auch den vertilgte sie, den Zuckerguss eingeschlossen, mit raschen, methodischen Bissen ohne jeglichen Genuss. Annabel hätte ihr am liebsten den Teller weggerissen, doch was würde das bringen?

»Bei einer Sache stelle ich mich allerdings immer noch gescheit an«, sagte Chris. »Ich bin richtig gut in meinem Job. Cameron ist nach wie vor froh, dass er mich eingestellt hat. Er respektiert mich als Kollegin und Freundin, zumindest das bleibt mir also noch. Weißt du, dass er mich einmal gefragt hat, ob bei mir alles in Ordnung ist? Er dachte, ich sei krank. Er dachte, all das hier ... sei eine Krankheit.«

»Oh, Chris«, sagte Annabel und fragte sich, weshalb Chris so dickköpfig sein musste, schon immer gewesen war. Sie erinnerte sich, wie sie Chris am College während der Einführungswoche aus dem Bett gescheucht und eingekleidet hatte, damit sie mit zur Feier der Studienanfänger kam, und wie Chris sich geweigert hatte, Spaß zu haben, und frühzeitig wieder gegangen war.

»Ich nehme an, Alexander behauptet noch immer, er sei enthaltsam«, bemerkte Annabel.

»Wie meinst du das, er behauptet? Ich weiß, dass er es ist. Er ist jeden Abend zu Hause, er arbeitet den ganzen Tag und spielt Squash. Sonst ist da nichts.«

»Hört sich unnatürlich an«, sagte Annabel. »Ich finde, du solltest eine Affäre mit Cameron anfangen. Das wäre natürlich. Und es würde dir um einiges mehr Spaß machen als Verdauungsstörungen.«

»Ich kann nicht«, sagte Chris. »Ich sehe zu furchtbar aus.«

Am Abend erzählte Annabel Dean von ihrem Mittagessen mit Chris, und er hörte ihr so ehrfürchtig konzentriert und freudig zu wie ein Kind, das eine Geschichte vorgelesen bekommt. Ihr wurde klar, dass nichts in seinem Leben oder in seinen bisherigen Erfahrungen es ihm ermöglichte, Chris' komplexe Gefühle zu verstehen. Und auch Annabels Sorgen und Mitgefühl nicht. Er glaubte daran, seinen Gefühlen zu folgen, genau wie sie, und anderen dabei nicht zu sehr wehzutun; jemand wie Chris war ihm dagegen ein Rätsel.

»Sie schadet ihrer Gesundheit«, sagte er. »Ich dachte, du hättest mir erzählt, sie sei hochintelligent.«

»Sie ist einer der klügsten Menschen, die ich kenne«, sagte Annabel.

»Dann ist es ihr egal«, sagte er. »Solche Freunde habe ich auch.«

»Wo denn?«

»Die habe ich dir bisher vorenthalten.«

Drogen, dachte sie. »Dean, führst du etwa ein geheimes Leben?«, fragte sie ihn, halb im Scherz, halb verunsichert.

»Nein, aber ich habe ein paar Freunde, die du noch nicht kennengelernt hast, Leute, die ich schon vor dir kannte, als ich noch jung und dumm war. Kennst du nicht auch noch Leute von früher, die du mir nicht vorstellen wollen würdest?«

»Eine ganze Menge«, sagte Annabel vergnügt. »Aber ich kann mich nicht an sie erinnern.«

Die abgewiesene Monica sollte sie allerdings treffen, denn Deans Agentin hatte eine Galerie damit beauftragt, eine Ausstellung seiner Arbeiten auf die Beine zu stellen. Es gäbe einige Originale seiner Zeitschriftencover und Werbungen sowie ein paar neue Malereien. Und es gäbe Drinks, Häppchen, Publicity, Kritiker und hoffentlich Käufer. Obwohl Dean so jung war, hatte er ein Bild an ein Museum verkauft.

Die Vernissage fand im Glass II statt, dem belebten neuen SoHo-Zweig der seriösen Glass Gallery auf der Madison Avenue. Annabel war sehr stolz auf Dean. Dem Anlass zu Ehren, und weil ein Taxi zur Hauptverkehrszeit schwer zu ergattern war, hatte sie eine Limousine gemietet, die sie dort hinbringen, auf sie warten und sie dann ins Restaurant fahren würde. Limousinen müsse man ohnehin für ein Minimum von zwei Stunden buchen, sagte sie, als Dean gegen die Ausgaben protestierte. Er fühlte sich auch in der Subway wohl, etwas, das Annabel ins Bewusstsein rief, wie jung er war. Und natürlich wären sich auch andere dessen bewusst, da es an diesem Abend in den Gesprächen vor allem darum gehen würde, wie großartig es sei, dass ein so junger Künstler es schon so weit gebracht hatte. Dean hätte selbst eine Limousine mieten können, wäre es ihm wichtig gewesen, oder wäre er überhaupt auf die Idee gekommen.

Annabel war sich darüber im Klaren, dass sie zwanzig Jahre älter war als er, aber es störte sie nicht. Sie wusste, dass es sie erstrahlen ließ, weil sie so glücklich mit ihm war. Sie hatte sich in Schwarz gekleidet, ihre bevorzugte Farbe, weil es ihre rostroten Haare, ihren cremefarbenen Teint und ihre grünen Augen am besten zur Geltung brachte. Für Dean hatte sie einen schwarzen Anzug ausgesucht. In letzter Zeit beugte er sich ihr auf viele Weise, und das rührte sie. Als sie die Galerie betraten, gaben sie ein prächtiges Paar ab, dessen war sie sich sicher.

Im Raum waren gerade genug Gäste, um die Feier zu einem Erfolg zu machen, aber es war nicht so überfüllt, als dass es unangenehm gewesen wäre. Am Abend zuvor war Annabel bereits mit Dean vor Ort gewesen, um sich die aufgehängten Werke anzuschauen, doch selbst als sie sie zum zweiten Mal sah, staunte sie vor Bewunderung für ihn. Seine Agentin war außer sich vor Freude, und Annabel hoffte, sie hätte nicht nur das Outfit einer Wahrsagerin sondern auch die Gabe von einer. Immer wieder kam jemand zu ihnen, um Dean zu begrüßen.

»Das ist Monica«, sagte er. »Monica, Annabel.«

Diese große, schmale junge Frau mit dem traurigen Gesicht war also Monica. Sie trug die Umhängetasche, die Dean ihr vor ihrer Trennung geschenkt hatte, das Geschenk, das ihn zu Annabel geführt hatte. Monica sah lieb, aber nicht besonders hübsch aus; wahrscheinlich war es angenehm gewesen, mit ihr zusammenzuleben, war sie aufopfernd und eine gute Freundin. Mädchen wie sie, die sich das Herz brechen ließen, sich für nicht schön genug hielten, sich fragten, was sie falsch gemacht hatten, gab es zuhauf. Annabel wollte sie beiseite nehmen und ihr erklären, dass es nicht ihre Schuld war, dass Annabel selbst als junge Frau sensationell ausgesehen, es aber letztendlich nur bedeutet hatte, dass ihr mehr Männer das Herz gebrochen hatten. Doch natürlich würde sie so etwas niemals tun. Monica war kein »Mädchen«, sie war eine sechsundzwanzigjährige Frau, und sie wollte das Leben einer Erwachsenen. Auch Annabel wollte das. Nur Dean wollte es nicht. *Ich bin nicht deine Rivalin*, hätte sie am liebsten gesagt, *die Welt ist es*. Doch weil sie wusste, dass das auch für sie selbst galt, lächelte sie lediglich und schüttelte ihr die Hand.

Dann kamen noch mehr Gäste zu ihnen, um sich dem Ehrengast vorzustellen, und sie wurden getrennt. Eine sympathisch aussehende schlanke Frau mit blonden Haaren und einem grünen Kostüm kam auf Annabel zu und lächelte. »Sie sind doch Annabel Jones«, sagte sie. »Sie kennen mich nicht. Mein Mann hat Sie mir gezeigt. Er hat Sie wiedererkannt. Am College waren Sie und er eine Zeitlang zusammen.«

»Oh?«

»Ich bin Ann Wood. Sie erinnern sich vielleicht an ihn – er war an der juristischen Fakultät in Harvard. Bill Wood?«

Sich an ihn erinnern? An ihren Verlobten, der ihr direkt vor der Hochzeit den Laufpass gegeben hatte? Eine Zeitlang zusammen? Wie wäre es mit: ein Jahr lang miteinander geschlafen? »Wo ist er denn?«, fragte Annabel betont beiläufig.

»Kommen Sie doch mit, dann stelle ich Sie nochmals vor«, forderte Ann Wood sie auf. »Und danke, dass Sie ihn nicht geheiratet haben. Ansonsten hätte ich ihn nämlich nicht kennengelernt, und wir sind all die Jahre über sehr glücklich gewesen.«

Annabel war so perplex, dass ihr keine Entgegnung einfallen wollte. Gern geschehen? Offensichtlich dachte diese Frau, Annabel hätte sich Bill schnappen können, hätte sie es gewollt. Was um alles in der Welt hatte Bill Wood erzählt? Nicht viel von der Wahrheit, dessen war sie sich sicher.

Ann Wood führte sie zu einem großen Mann mit Falten und grauen Haaren. Lediglich die Augen waren dieselben, Bill Woods Augen, ansonsten hätte Annabel ihn gar nicht erkannt.

»Sieh mal einer an!«, rief Annabel vergnügt. »Bill Wood! Ich habe mir schon immer gedacht, dass du eines Tages wie Abraham Lincoln aussehen würdest, und du hast mich nicht enttäuscht.«

Sie gaben sich die Hand. An seinem Blick erkannte Annabel, dass er vollkommen sprachlos vor Bewunderung war, und am liebsten hätte sie ihm gegen sein Schienbein getreten. »Du siehst wundervoll aus, Annabel«, sagte er in dem gedehnten Tonfall, der sie immer an Jimmy Stewart erinnert hatte – oh, wie gut sie darin war, Menschen berühmt zu machen –, aber jetzt rein gar nichts in ihr auslöste.

»Danke. Und bist du Richter geworden? Ich habe dich mir immer als Richter vorgestellt.«

»Nein. Ein einfacher Anwalt in Indiana.«

»Ein ziemlich angesehener Anwalt«, fügte seine Frau hinzu, während sie ihm sein Revers glattstrich, und Annabel bemerkte, dass sie den gleichen kleinen Diamantring am Finger trug, den Bill Wood einst *ihr* gegeben hatte. Es musste derselbe sein. Niemals würde sie diesen Verlobungsring vergessen und wie stolz sie auf ihn gewesen war, keine Gelegenheit hatte sie verstreichen lassen, um ihn vorzuführen. Der kleine Ring mit Diamant, den sie in Bills Martini hatte fallen lassen, nachdem Bill sie am Flughafen abserviert hatte. *Leb wohl, Bill. Schönes Leben noch.*

»Und führst du ein schönes Leben?«, fragte Annabel.

»Ein sehr schönes Leben«, sagte er. »Und wie läuft es bei dir?«

»Hervorragend.«

»Das freut mich. Ann führt zu Hause eine Kunstgalerie, deswegen sind wir hier. Wir reisen recht viel, um uns Gemälde anzuschauen. Für mich ist das interessant, so habe ich nicht nur die Juristerei.«

Bill Wood, mit dem Leben, das er sich gewünscht hatte, und er lebte es glücklich ohne sie. Annabel hatte sich oftmals gefragt, wie er heute wohl wäre, und da stand er, und er berührte sie kein Stück. Wie alt er aussah! Er bewegte sich auch wie ein alter Mann. Dabei war er gar nicht so alt, etwa achtundvierzig. Nur hatte Annabel ihn stets als Anfang Zwanzigjährigen vor Augen gehabt. Auch sie sah nicht mehr aus wie damals. Aber sie sah besser aus. Sie versuchte sich zu erinnern, ob sie Bill lustig oder interessant gefunden hatte, und ihr wurde klar, dass er keins von beidem gewesen war. Er war ein Intellektueller gewesen, ein Idol, eine Vorstellung: der seriöse Anwalt. Sie hatte ihm Spaß und Humor in sein Leben bringen wollen, so wie er ihr Beständigkeit und Ehre hatte bringen sollen. Hätte er Annabel geheiratet, vielleicht stünde sie dann jetzt hier an seiner Seite, striche ihm das Revers glatt und würde erklären, wie angesehen er war.

»Und was verschlägt dich hier auf die Vernissage?«, fragte Bill Wood, um Konversation zu betreiben, denn Annabel entsprach seiner Vorstellung einer kultivierten New Yorkerin, die überall hinging.

Annabel lächelte lieblich. »Ich lebe mit Dean Henry zusammen«, sagte sie.

Bill Wood klappte die Kinnlade herunter. Seine Frau sah Annabel mit einem Ausdruck an, der Ehrfurcht gleichkam. Fünfundzwanzig Jahre später, und Frauen wie Annabel waren nicht mehr die Hure von Harvard.

Danke, Bill, dachte Annabel. *Du hast mir schon immer die beste Vorlage für einen guten Abgang gegeben.*

Kapitel neun

Chris nahm ein Bad, und sie verfluchte den Tag, an dem sie eine Spiegelwand im Badezimmer angebracht hatte, damit es größer und luxuriöser wirkte. Ihr Spiegelbild – verzerrt, weich, mit vulgären Speckrollen und Dellen – verhöhnte sie mittlerweile, und sie vermied es, ihren hässlichen nackten Körper anzusehen. Sie hatte sich ein Schaumbad eingelassen, damit sie sich nicht auch noch durchs Wasser ansehen musste. Sie war nicht einfach nur füllig, was eventuell noch in Ordnung gewesen wäre, sondern sah aus wie jemand, den man zwangsernährt hatte, eine erkrankte Stopfgans, nur dass sie selbst dafür verantwortlich war. Es sah aus, als wäre das Essen noch nicht einmal verdaut worden, sondern versteckte sich einfach unter der Haut, Bissen um Bissen, als wäre sie die monströse impressionistische Skulptur einer dicken Frau. Chris hasste sich dafür, dass sie sich das angetan hatte, aber sie konnte nicht damit aufhören.

Weil sie sich nicht mehr wog, war ihre Waage ganz hinten in ihren Kleiderschrank verbannt worden. Ihre körperbetonte Kleidung, die aus ihrem früheren Leben, befand sich in einem anderen Schrank, in ihrem Schlafzimmer war nur ihre weite Kleidung, die unförmigen Zelte, die sie gekauft hatte, um ihren neuen Körper zu verdecken. Die Kleidungsstücke waren allesamt schwarz, denn Chris ging in Trauer um die Person, die sie einst gewesen war, und weil Schwarz einen angeblich dünner aussehen ließ. In letzter Zeit kaufte sie ständig Handtaschen – tatsächlich konnte man sie von Handtaschen besessen nennen –, denn Handtaschen mussten einem nicht passen. Alles andere schon, selbst Schuhe.

Für diese Handtaschen kaufte sie allerlei Hübsches: Geldbeutel und Schminktäschchen und Stifte und Terminkalender. Sie war ordentlich und organisiert. Und sauber. Bei ihr zu Hause war es sauber, ihr Gesicht und Körper und Haare und Kleidung waren sauber. Ihr Bauch war immer aufgebläht, und sie glaubte, was immer sich darin befand (und es befand sich stets eine Menge darin; sie hatte das Gefühl, sie habe nie vollständig verdaut, bevor sie sich weiter vollstopfte), müsse scheußlich sein. Immer wieder dachte sie daran, mit diesem Wahnsinn aufzuhören, eine Diät zu machen, doch der Vorsatz hielt nie auch nur einen Tag lang an.

An diesem Abend spielte Alexander nach der Arbeit Squash, was er in letzter Zeit zweimal die Woche tat. Seine Fitness ließen ihre Untätigkeit und ihr Aussehen sogar noch schlimmer erscheinen. Er käme um acht nach Hause, und dann würden sie zu Abend essen. Er spielte Squash, und sie nahm ein Bad. Jedem die eigene Art der Entspannung.

Als sie aus der Wanne stieg, trocknete sie sich eilig ab und vermied den Blick in den Spiegel. Körperlotion, Duftpuder, ein Spritzer Parfüm, etwas Make-up. Ihr weites Kleid für zu Hause, eins aus ihrer großen neuen Sammlung. Sie wollte, dass alles schön war, auch wenn es das nicht war.

»Hallo! Wo bist du?« Alexander rief das, was er immer rief. Auch er wollte, dass alles schön war, auch wenn es das nicht war.

»Ich bin hier.« Ein Glas Wein im Wohnzimmer und dann Abendessen, ein ganz normales Abendessen mit normalen

Gerichten und normaler Unterhaltung, bei dem Chris wenig aß, ja, darauf achtete, dass sie weniger aß als Alexander, als könnte sie irgendjemandem etwas vormachen.

Pünktlich zum Abendessen kam Nicholas aus seinem Zimmer. Er hatte sich nach der Schule umgezogen und trug Jeans und Sweatshirt, und Chris fiel auf, dass er schon fast aus seinen Sachen herausgewachsen war, obwohl sie sie ihm erst vor wenigen Monaten gekauft hatte. Er sah aus wie eine Kombination aus ihr und Alexander – das Beste von ihnen beiden. Alexanders durchdringende dunkle Augen und sein Gesicht wie das von Heathcliff, von ihr die Wärme und der Humor. Alexanders gutes Aussehen war schon immer einzigartig gewesen, so atemberaubend, dass es fast wie tragische Schönheit wirkte, doch man vermutete stets etwas Zurückgehaltenes, Mysteriöses an ihm. Nicholas' gutes Aussehen eines Teenagers war zugänglicher, freundlicher; er lächelte viel und lachte gern. So wie sie gern gelacht hatte ... Wie zu erwarten war er äußerst beliebt.

Sie hatten beschlossen, das Thanksgiving-Wochenende auf dem Land zu verbringen. Nicholas würde nicht mitkommen, er fuhr mit einem Schulfreund und dessen Eltern nach Disney World in Florida. Zum ersten Mal verbrachte er Thanksgiving nicht mit Chris und Alexander, und Chris fragte sich, ob das zum Großwerden dazugehörte, oder ob Nicholas unbedingt ihrem Anblick entkommen wollte. Das zu erwähnen hatte sie allerdings nicht vor.

»Ich muss schon sagen, Nicholas«, sagte Alexander, »deine Mutter und ich sind ein bisschen beleidigt, dass du Micky Maus und Goofy an Thanksgiving den Vorzug gibst.«

»Und Minnie Maus«, sagte Nicholas mit einem Grinsen.

»Du wirst uns auf jeden Fall fehlen«, sagte Alexander. »Nicht, dass ich möchte, dass dich das schlechte Gewissen zerfrisst und du eine fürchterliche Zeit hast, aber ich dachte mir, ich sage es dir.«

»Danke, Dad.«

»Du weißt ja, dass du deine Freunde auch aufs Land einladen kannst«, fuhr Alexander fort. »Weißt du noch, als du noch klein warst, hattest du immer jemanden zu Besuch.«

Nicholas nickte. »Damals war das auch toll ... Aber jetzt bin ich zu alt, um durchs Laub zu rennen.«

Alexander lachte. »Wenn du älter bist und nicht mehr so zynisch, wird es dir wieder gefallen.« Er wandte sich an Chris. »Das Haus wird uns aber schon nicht zu leer vorkommen. Ich habe meinen Kollegen, mit dem ich Squash spiele, für Thanksgiving eingeladen; er soll auch eine Begleitung mitbringen. Ich glaube, du wirst ihn mögen.«

»Wie heißt er denn?«

»James Riss der Dritte. Aber er ist nicht so spießig wie es klingt. Auch wenn er darauf besteht, dass man ihn James nennt, nicht Jim.«

»Du bestehst doch auch darauf, dass man dich Alexander nennt, nicht Alex«, sagte Chris. »Und du bist auch nicht spießig.«

Alexander lächelte. »Danke schön. Obwohl ich das manchmal von mir denke.«

»Was ist mit seiner Begleitung, getrennte Zimmer oder ein gemeinsames?«

»Ich weiß nicht, wie gut er sie kennt. Wie wäre es mit getrennten Zimmern, dann können sie nachts heimlich über den Flur schleichen.«

»In Ordnung«, sagte Chris.

Nicholas sah amüsiert aus. Offensichtlich speicherte er die Albernheiten seiner Eltern ab, damit er sie in der Zukunft erpressen konnte, wenn er selbst alt genug war, um eine Verabredung mit nach Hause zu bringen.

Es war ein ganz gewöhnliches Abendessen im Kreis der Familie. Doch nein, es war kein gewöhnliches Abendessen im Kreis der Familie, denn wie immer in letzter Zeit war da das, was Chris völlig in Beschlag nahm: das Essen.

Zum Nachtisch gab es Kuchen. Alexander sagte, er sei satt, und aß nichts davon. Also aß auch Chris nichts. Nicholas nahm ein Stück, wie üblich. Er war schlank und aktiv, und er hatte sich nie sonderlich für Süßes begeistert. Sobald sie mit dem Essen fertig waren, ging er in sein Zimmer, um seine Hausaufgaben zu machen, und Alexander und Chris gingen ins Wohnzimmer, um auch noch ein wenig Arbeit zu erledigen, bevor sie schlafen gingen. Mrs Gormley räumte in der Küche auf und fuhr nach Hause.

Es war ein ganz normaler Abend. Doch nein, es war kein normaler Abend. Chris dachte an den übriggebliebenen Kuchen und an nichts anderes. Nicht an Alexander und wie sehr sie ihn liebte, das war zu schmerzhaft. Nicht an ihre Arbeit im Büro, obwohl sie es versuchte. Nicht einmal an das schöne Thanksgiving-Wochenende und was sie als Beilage zum Truthahn servieren sollte, das lag noch in zu weiter Ferne. Der Kuchen hingegen war direkt nebenan, und sie konnte ihn auf ihrer Zunge spüren und ihn schmecken.

Um elf sahen sie und Alexander im Bett die Nachrichten, und er war eingeschlafen, noch bevor sie zu Ende waren. Er hatte nicht einmal daran gedacht, ihr einen Gutenachtkuss zu geben. Nach seiner Stunde fieberhafter körperlicher Aktivität im Sportclub kam er jedes Mal erschöpft, frisch geduscht und tugendhaft nach Hause. Das war wohl seine Sublimierung, genau wie Chris auch ihre hatte, nur dass seine konstruktiv war und ihre schlecht.

Schlecht ...

Sie schaltete den Fernseher ab und lag schlaflos im Dunkeln, in Gedanken beim Kuchen. Sie wollte sich auf die Seite drehen und sich an Alexanders Rücken schmiegen, zum Trost die Arme um ihn legen, seine Haut riechen, ihren Atem seinem anpassen, bis auch sie einschlief. Doch er hatte angefangen, einen Schlafanzug anzuziehen, genau wie sie begonnen hatte, sich mit Nachthemden zu bedecken, und so hatte sie das Gefühl, sie würde ihn stören, wenn sie sich an ihn drückte. Er war ihr gegenüber noch genauso liebevoll und zugewandt wie immer, aber rein gar nicht mehr körperlich. Er tätschelte und küsste sie zwar, aber so, als wäre sie eine geliebte Verwandte oder beste Freundin, nicht seine Frau. Und sie musste darauf Acht geben, wie sie ihn berührte oder küsste, damit es ja nicht wie eine sexuelle Aufforderung und somit wie ein Vorwurf wirkte. Außerdem weckte sie ihn womöglich, wenn sie jetzt die Arme um ihn schlang.

Sie stieg leise aus dem Bett und ging in die Küche.

Der Kuchen lag in seiner weißen Schachtel, verschnürt mit weißem Band. Chris schnitt sich ein großes Stück ab und aß es direkt aus der Hand und über das Spülbecken gebeugt, damit sie nicht auf den Boden krümelte. Dann wusch sie sich die Hände und spülte die Krümel hinunter, verschloss die Kuchenschachtel und verschnürte sie wieder sorgfältig, als hätte niemand sie je angerührt. Kaum hatte sie das getan, öffnete sie sie aufs Neue. Ihre Hände zitterten vor Ungeduld und Verlangen. *Nein*, dachte sie. Sie schloss sie und warf die gesamte Schachtel in den Mülleimer auf die zerknüllten Papierhandtücher, die leeren Limonadendosen und die Überreste von Nicholas Betthupferl. Dann ging sie wieder ins Bett.

Sie konnte nicht schlafen. Auf der Digitaluhr neben sich sah sie zu, wie die grünen Zahlen hüpften und wechselten, und sie fragte sich, was Cameron wohl tat. Natürlich schlief er neben seiner jungen hübschen Frau, wie vermutlich jede Nacht. Chris fragte sich, was wohl in diesem Moment passieren würde, wenn sie ja gesagt hätte. Dann stand sie wieder auf und ging in die Küche, um sich den Kuchen vorzunehmen.

Sie holte ihn aus dem Müll, setzte sich an den Küchentisch und aß den ganzen Kuchen komplett auf. Systematisch schnitt sie ein Stück nach dem anderen ab und stopfte es sich in den Mund. Sie machte sich nicht einmal die Mühe, ihn auf einen Teller zu legen, sie verschlang ihn einfach direkt aus der von Essensresten verschmutzten Schachtel, mit dem Gedanken im Kopf, dass sie aufhören würde, bevor er vertilgt war. Doch dann war er vertilgt, und Chris ging hinaus in den Dienstaufgang und warf die leere Schachtel in den Müllschlucker, so dass niemand davon erfuhr.

Anschließend putzte sie sich sorgfältig die Zähne und reinigte sie mit Zahnseide, so wie sie es immer tat, und ging ins Bett. Alexander hatte gar nicht bemerkt, dass sie weggewesen war.

Als Thanksgiving näherkam, schien es ihr sinnlos, eine Diät anzufangen, schließlich wäre ein Festmahl mitten in einer Diät viel zu demoralisierend. Danach vielleicht ... Immer wieder fasste sie diese guten Vorsätze, doch jetzt wurde ihr klar, dass sie keinerlei Absicht hatte, sie in die Tat umzusetzen. Sie hoffte, James Riss der Dritte und seine zweifellos dünne Begleitung würden sich nicht fragen, was um alles in der Welt Alexander an ihr fand.

Chris und Alexander fuhren am Vortag aufs Land, um alles für ihre Gäste vorzubereiten. Chris wollte selbst kochen. Am Morgen besorgten sie und Alexander in der frischen Herbstluft erst Feuerholz und Blumen und im Anschluss die Lebensmittel, und sie fühlten sich so wohl und glücklich in der Gesellschaft des anderen, wie sie es seit langer Zeit nicht mehr getan hatten. Genau das bewahrte sie, begriff Chris: wenn sie etwas zusammen unternahmen. Aktivitäten, Pläne: die Substanz ihrer Ehe. Sie waren liebende Gefährten, nur war das nicht genug und würde es auch nie sein, zumindest nicht für Chris. Trotzdem war es besser als in manch anderer Ehe. Chris wollte versuchen, nicht darüber nachzudenken.

Ihre Gäste trafen am Morgen von Thanksgiving ein. Im Kamin brannte ein Feuer, und Alexander hatte einen Krug Bloody Mary gemixt. Chris hatte in allen Schlafzimmern und im ganzen Haus frische Blumen verteilt, neben den bequemen Sesseln lagen neue Bücher und Zeitschriften bereit, und der köstliche Duft nach Festtagsessen strömte aus der Küche. Die junge Frau hieß Kimberly, genannt Kim, und sie war eins dieser biederen Mittelschichtmädchen. Sie trug sogar Pennyloafers. Sie sprach mit dem Akzent, den Chris noch von Daphne kannte, dem *Golden Girl* vom College, war aber nicht halb so attraktiv wie Daphne gewesen war. James, der Squashpartner, war nett, und etwas an ihm, das Chris nicht benennen konnte, bewahrte ihn davor, bieder zu sein. Sie befand, dass sie ihn gut leiden konnte.

Sobald die beiden ihre Taschen in ihre jeweiligen Schlafzimmer gebracht hatten, kamen sie wieder herunter, und alle nahmen zusammen einen Drink. Dann zeigte Alexander ihnen das Grundstück, während Chris sich um das Essen kümmerte. Nach einer Weile kam James zu ihr in die Küche, um seine Hilfe anzubieten.

»Du kannst dich dort hinsetzen und dich mit mir unterhalten«, schlug Chris ihm vor.

Das machte er gern. Er schien darauf erpicht, ihr zu gefallen, und das gefiel ihr. Er war erst einunddreißig, doch er meinte, Alexander sei ein guter Squashspieler und der Altersunterschied spiele keine Rolle. Seit etwa einem Jahr war er in der gleichen Firma, also noch relativ neu, und er erzählte Chris, wie schwer es gewesen war, die Wohnung am Sutton Place zu bekommen, die von einer Genossenschaft vermietet wurde und um einiges mehr kostete, als er ursprünglich hatte ausgeben wollen. Nach einer Weile kam Alexander herein und öffnete eine Flasche Champagner.

»Wo ist Kim?«, fragte James.

»Joggen.«

»Oh Gott«, entfuhr es Chris.

James warf ihr einen unschuldigen, neugierigen Blick zu. »Stimmt was nicht?«

»Nein«, sagte sie. »Es ist nur der Gedanke an all diese Energie.«

»Ich weiß«, sagte er und lächelte sie an. Alexander reichte ihm ein Glas Champagner, und sie sahen sich an, James und Alexander, und James lächelte dankbar, und auf einmal wusste sie es. Ihr Herz verwandelte sich in einen Klumpen aus Eis, und sie stand einfach nur da und starrte die beiden eine gefühlte Ewigkeit an, auch wenn sie wusste, dass es nur ein Augenblick lang war, genau wie der Blick zwischen den beiden nur einen Augenblick angedauert hatte – aber sie wusste es.

James und Alexander.

Es war ein Blick voller Liebe auf dem Gesicht des Mannes gewesen, den Chris liebte, und der behauptete, er liebe nur sie, und er schenkte diesen Blick und alles, was er bedeutete, jemand anderem. Alexander und James. Sie fragte sich, ob sie überhaupt Squash spielten.

Der restliche Tag verlief in einem Schockschleier. Es gelang Chris, das Essen unverbrannt zu servieren und Konversation zu betreiben. Sie trank mehr Champagner als sonst, wurde aber nicht betrunken. Sie aß so gut wie nichts, aber nicht, weil sie etwas vortäuschte, sondern weil sie befürchtete, sie müsse würgen, wenn sie etwas schluckte. Sie erinnerte sich an den November damals in Paris, inzwischen so lange her, als sie schließlich herausgefunden hatte, dass Alexander schwul war, und fragte sich, ob die Zeit um Thanksgiving herum wohl dazu bestimmt war, ihr Furchtbares zu offenbaren. Sie wusste lediglich, dass sie dieses Wochenende irgendwie überstehen würde, und am Montag, wenn wieder »Squashabend« war, würde sie zu James' Wohnhaus fahren und sich davor verstecken und abwarten.

Vielleicht war es seltsam, ihnen nachzuspionieren. Eine andere Frau hätte ihren Mann womöglich einfach zur Rede gestellt. Aber Chris kannte Alexander zu gut, um das zu tun. Er hatte gesagt, er sei nicht mehr an Sex mit irgendjemandem interessiert. Er hatte nicht gesagt, er sei verliebt. Die Entdeckung, dass er sie betrog, hätte sie überstanden, das wusste sie, denn daran war sie gewöhnt und sie hatte es akzeptiert, aber Liebe war etwas anderes. Es war ihr nie in den Sinn gekommen, dass er sich in jemand anderen verlieben könnte ... in einen Mann. Sie konnte alles überleben, aber sie wusste nicht, ob sie auch überleben konnte, wenn er sich verliebt hatte.

Wer war diese übergewichtige Frau mittleren Alters, die sich um viertel vor sechs an einem Herbstabend im Schatten versteckt hielt und das Haus auf der gegenüberliegenden Straßenseite beobachtete? Sie war es, Chris, immer noch jung, immer noch schlank, immer noch unsterblich verliebt. Nichts hatte sich geändert. Nur das Äußere änderte sich, in ihrem Herzen sah es immer gleich aus. Sie wusste noch, dass Max, als sie vor Jahren angefangen hatte, sich nach Alexander zu verzehren, ihr gesagt hatte, sie sei zu jung, um ihr Leben wegzuwerfen, und sie fragte sich, was er ihr wohl jetzt sagen würde, wäre er noch am Leben. Dass sie zu alt war, um sich wie ein Narr aufzuführen? Es war doch alles Unsinn. Sie war noch nie eine Mitläuferin gewesen, und sie würde auch jetzt keine werden. Es war kalt, und sie zitterte, mehr vor Emotionen als vor Kälte. Sie wartete ...

Ein Taxi fuhr vor dem Gebäude vor, und James und Alexander stiegen aus. Der Portier nickte ihnen vertraut zu. Und als der Portier sich von ihnen ab- und wieder der Straße zuwandte, so dass sie unbeobachtet waren bis auf von Chris, sah Alexander James mit diesem verliebten Blick an, der ihr das Herz brach. Dann verschwanden die beiden in der Lobby.

Anderthalb Stunden stand Chris abwartend da und dachte an die Zeiten, als Alexander noch sie geliebt hatte. An das triste Zimmer, in dem er am College gewohnt hatte, und an den Abend, an dem er sie endlich dorthin eingeladen hatte ... Wie sie die Fotos an der Wand betrachtete und Alexander sich hinter sie stellte und sie auf den Nacken küsste, eine Geste, die sie so romantisch und sexy fand, dass sie kaum Luft bekam ... und wie er sie zu sich umdrehte und sie zum ersten Mal auf den Mund küsste ... dieses Wunder, das damit endete, dass sie zusammen im Bett lagen, und dann, endlich ... nein, kein gemeinsames Leben. Kein glückliches Ende. Nur die Hoffnung darauf in den Zeiten der Glückseligkeit und des Vertrauens, aber dann der Betrug. Betrug, ja, doch nie der schlimmste: sich zu verlieben. Chris hielt den Atem an und betete, sie möge sterben.

Endlich kam Alexander allein wieder heraus. Der Portier hielt ihm ein Taxi an, und Alexander verschwand zu seinem glücklichen Zuhause, wo er Chris auf ihn wartend wähnte. Sie ging zu

Fuß zur nächsten Straßenecke, stieg in ein Taxi und fuhr ebenfalls nach Hause.

Leise betrat sie die Wohnung, kein vergnügter Ruf zur Begrüßung. Alexander war im Wohnzimmer und schenkte sich ein Glas Wein ein, als wäre nichts passiert.

»Wie war euer Spiel?«, fragte sie.

»Toll.«

Das kann ich mir vorstellen, dachte sie.

»Und wer hat gewonnen?«

»Er.« Alexander schenkte auch ihr ein Glas Wein ein. »Er gewinnt jedes Mal.«

»Tatsächlich?«, sagte Chris. »Er gewinnt immer? Auch diesmal?«

Alexander stand da und sah sie an, in der Hand noch immer das Glas, das Chris nicht hatte nehmen wollen, und dann stellte er es ganz vorsichtig auf der Bar ab. »Was meinst du, Chris?«

»Das, was du denkst. Ich weiß über James und dich Bescheid«, antwortete Chris.

Sie sah, wie sein Gesichtsausdruck sich fast unmerklich veränderte, als wollte er lügen und überlegte es sich dann anders. »Wie hast du es herausgefunden?«, fragte er schließlich.

»Meinst du etwa, die Leute reden? Meinst du, du könntest erwischt werden? Keine Sorge, Alexander. Es weiß niemand außer mir. Ich will nur wissen, ob ich noch zähle.«

»Oh mein Gott, Chris.« Alexander war aschfahl geworden. Als wäre es Wasser, trank er seinen Wein in einem Zug aus. Dann sah er sie so entsetzt an, dass sie Angst bekam, nicht um sich selbst, sondern um ihn. »Ich habe jeden zerstört, den ich je geliebt habe. All diese Jahre habe ich dein Leben zerstört. Ich habe Max' Leben zerstört – meinetwegen ist er gestorben. Verstehst du denn nicht, wenn ich Max nicht betrogen hätte, sein Leben nicht so unerträglich gemacht hätte, dass er nicht mit mir zusammenbleiben konnte, dann hätte er nicht so ein Leben geführt. Er wäre nicht in die Bar gegangen, er hätte nicht diesen Verrückten mit nach Hause genommen, er wäre nicht ermordet worden. Er wäre mit mir zu Hause gewesen. Ich habe Max umgebracht. Ist dir denn nicht klar, dass ich das immer gewusst habe? Und du ... sieh dich an. Sieh dir an, was ich dir angetan habe.«

»Ich schaue nicht mehr viel in den Spiegel«, sagte Chris.

»Mein eigenes Leben habe ich auch zerstört«, sagte er. »Den einen Menschen, den ich nicht geliebt habe.«

Chris spürte die Kälte und begann erneut zu zittern. »Und was ist mit James?«, fragte sie.

»Ich liebe ihn«, sagte Alexander ganz leise. »Ich weiß nicht, was ich machen soll. Vielleicht serviert er mich ab. Er ist jünger als ich, bald hat er genug von mir. Das ist meine einzige Hoffnung – dass er mich loswerden will –, ich kann nämlich nicht ...«

Die Kälte hatte sich inzwischen überall in ihrem Körper und ihrem Verstand ausgebreitet. Es war nicht wie zu alten Zeiten, als sie krank vor widersprüchlichen Gefühlen gewesen war, sich übergeben wollte, weinen wollte, abwechselnd wütend war und dahinschmolz. All die alte Wut war längst verraucht. Das Wissen, dass Alexander für immer der Mittelpunkt ihres Lebens bleiben würde, war noch immer da, und sie konnte nichts dagegen tun. »Ich schätze, ich werde abwarten müssen«, sagte sie kühl, und sie wusste, dass sie es täte.

Alexanders Augen füllten sich mit Tränen. »Ich liebe dich«, sagte er. »Du bist mein Leben ... mein Leben. Du bist meine Liebe und meine beste Freundin. Ich liebe unseren Sohn, das weißt du. Ich werde dich niemals verlassen. Bitte verlass du mich nicht. Du *solltest* mich verlassen, du solltest fliehen. Ich habe dich nicht verdient. Aber bitte geh nicht.«

»Du willst, dass ich warte, bis er nicht mehr in dich verliebt ist. Du hast nicht gesagt, ›bis *ich* nicht mehr in *ihn* verliebt bin‹. Bedeutet das, du glaubst, dass du ihn für immer und ewig lieben wirst?«

»Was für ein furchtbarer Gedanke«, sagte Alexander.

»Ja«, sagte Chris, »nicht wahr.«

Und so konnten sie es nicht klären. Um Nicholas' Willen aßen sie zusammen zu Abend, obwohl er wusste, dass nichts in Ordnung war. Wieder bekam Chris kaum einen Bissen herunter. Doch während sie beweinte, was mit ihrer Ehe geschah, tauchte ein Gedanke in ihrem Hinterkopf auf. In ihrer Zeitschrift hatte es schon mehrmals Artikel von diesem berühmten Ernährungsmediziner gegeben ... Wie hieß er doch gleich? Dr. Michael Fields. Er hatte hier in New York seinen Sitz. Er glaubte an ausgewogene Ernährung und nicht an irgendwelche Medikamente und Pillen. Angeblich war er freundlich, vernünftig und unterstützte einen. Morgen würde sie in seiner Praxis anrufen und einen Termin ausmachen.

Vielleicht hätte sie eine Affäre, wenn sie wieder zu ihrem alten Ich zurückgekehrt war, vielleicht auch nicht. Eines wusste sie jetzt jedoch: Sie war lange genug ein Feigling gewesen. Sie liebte Alexander und würde ihn niemals verlassen. Aber sie würde eine echte Diät anfangen, und sie würde Erfolg damit haben.

Und dann würde sie ein eigenes Leben beginnen.

Kapitel zehn

Es war vier Monate her, seitdem Jonathan sich erhängt hatte; vier Monate der Verleugnung, Einsicht, Wut und Trauer. Daphne wusste nicht, was schlimmer war: wenn die anderen Jungen in der Schule waren, so dass sie so tun konnte, als wären sie alle nicht da, oder wenn sie nach Hause kamen und sie wusste, dass es jetzt und für immer nur noch drei von ihnen gab. Nein, nicht »für immer«. Nie wieder könnte sie an ihre kleine heile Welt glauben, eine Welt, in der Kinder aufwuchsen und nicht starben.

Richard wollte nicht mehr darüber reden. Er wollte vergessen, sich verstecken. Ihre Freunde taten so, als wäre nichts passiert, fragten Daphne nie, wie es ihr ging, sprachen das Unglück nie an, denn sie fühlten sich unwohl und hatten Angst davor, Daphne noch mehr Schmerzen zuzufügen. Niemand wusste, wie man mit ihr umgehen sollte. Nicht einmal sie selbst wusste, wie sie mit sich umgehen sollte.

In diesem Winter gab es noch mehr Selbstmorde von Jugendlichen, und in der *Sunday Times* erschien ein Sonderbeitrag über Kinder aus wohlhabenden Familien aus den Vororten, die ihrem Leben ein Ende bereiteten. Manche unter ihnen waren verschlossen, depressiv gewesen; Jonathan nicht. Andere waren in Therapie gewesen; Jonathan hatte nie den Eindruck gemacht, als hätte er eine gebraucht. Ein paar hatten unter einer beendeten Beziehung gelitten; nicht so Jonathan, der beliebt, aber nicht verliebt gewesen war. Und es kamen auch diejenigen im Artikel vor, die völlig normal gewirkt hatten, wie Jonathan. Auch sein Name wurde erwähnt, obwohl Daphne sich geweigert hatte, mit dem Reporter zu sprechen. Stattdessen hatte der Reporter mit Leuten geredet, die Jonathan aus der Schule kannten und bereit waren, alles auszuplaudern, woran sie sich erinnern konnten. Daphnes Sohn war zu einer Anekdote geworden.

Der Artikel hatte Richard unheimlich aufgewühlt. Er schien sich zu schämen, was typisch für ihn war. Daphne las den Beitrag mit dem Blick einer Detektivin, die versuchte, einen Hinweis zu entdecken, der das Rätsel um den Verlust ihres Sohnes lösen würde. Aber es gab keine Antworten. Und das war vielleicht das Schlimmste: wenn jemand, den man liebte, sich umbrachte, ohne einen Grund anzugeben, so dass man sich den Rest seines Lebens nach dem Warum fragte.

Nachts träumte sie von Jonathan und gelegentlich von ihren anderen Kindern. Mittlerweile oft von Elizabeth. Manchmal waren Jonathan und Elizabeth gleich alt – nicht so alt, wie sie tatsächlich waren, sondern etwa drei. Im Wald, im Park, auf dem Spielplatz liefen sie vor ihr davon, einer unbekannten Gefahr entgegen, so dass es Daphne vor Angst lähmte und ihr nur übrigblieb, ihnen hinterherzurufen, doch ihrer Kehle entkam kein Laut. Dann wachte sie auf, und ihr rannen heiße Tränen über das Gesicht ... Sie hatte nicht gewusst, wie siedend heiß Tränen sein konnten. Und eines Morgens, als sie im Bett lag und sich zu sammeln versuchte, damit sie hinuntergehen und der Welt begegnen konnte, hörte sie eine Stimme in ihrem Kopf, vermutlich ihre eigene, und sie sagte: *Kinder kann man nicht wegwerfen.*

Da wusste sie, dass sie Elizabeth zurückwollte.

Daphne hatte angefangen, Elizabeth öfter zu besuchen, zweimal die Woche anstatt zweimal im Monat. Richard wurde vollkommen von der Arbeit in Anspruch genommen und verbrachte die Abende öfter in der Stadt, Daphne musste also nicht zu einem leeren Haus zurückeilen oder sich Ausreden einfallen lassen. Irgendwann würde sie es ihm sagen müssen, das wusste sie, nur wie wusste sie nicht. Und als wäre es Teil einer großen Verschwörung, die ihren liebenden Instinkten entgegenwirken wollte, wollte auch das Heim Elizabeth nur widerwillig hergeben.

Ihr eigenes Kind! Jane Baldwin, Elizabeths Heimmutter, benahm sich, als wäre Elizabeth *ihr* Kind. »Sie ist hier glücklich«, sagte Jane. »Sie kennt Sie nicht richtig. Das ist eine große Verantwortung. Sie haben keine Erfahrung mit diesen Kindern. Elizabeth ist nicht so einfach wie sie scheint.«

»Ich bin ihre Mutter«, sagte Daphne.

»Das weiß Elizabeth aber nicht. Sie ist ihr Leben lang hier gewesen – hier ist ihr Zuhause.«

»Wollen Sie damit sagen, ich kann mein eigenes Kind nicht haben?«, fragte Daphne, ohne ihre Entrüstung und ihre Wut zu zeigen, ganz kühl und wohlerzogen wie immer, eine Frau, die wusste, dass sie gewinnen würde.

»Natürlich nicht«, sagte Jane. »Ich will Sie nur warnen. Fangen Sie mit einem Tagesausflug an, einem Besuch. Schauen Sie sich an, wie es läuft. Entwurzeln Sie sie nicht einfach so. Das wäre hart für jedes Kind.«

»Wenn es so hart ist, warum wollen alle Kinder dann adoptiert werden?«, wollte Daphne wissen. Eine lange Stille entstand. »Ich hole sie über Weihnachten nach Hause.«

»Das wäre schön«, sagte Jane. »Weihnachten macht Spaß.«

»Das hoffe ich doch«, sagte Daphne sanft. Dass Weihnachten erst der Anfang von Elizabeths – und ihrem eigenen – neuem Familienleben sein würde, fügte sie nicht hinzu.

Richard war entsetzt. Er war der Meinung, Daphne habe über die Trauer den Verstand verloren. Er hatte Elizabeth nicht gesehen, seitdem sie ein Kleinkind gewesen war, und Daphne fragte sich, ob er womöglich gar nicht so beeindruckt von ihren Fortschritten wäre, sondern lediglich schockiert über ihren momentanen Entwicklungsstand. Es spielte keine Rolle. Daphne war fest entschlossen, unnachgiebig, ungerührt von all seinem Flehen und seiner Argumentation, ja selbst von seiner dürftig getarnten Drohung.

»Diese Familie verträgt nicht noch mehr Belastung«, sagte er.

»Es ist doch nur über Weihnachten«, log Daphne. »Weihnachten wird so schmerzhaft sein ... Das hier wäre eine Ablenkung ... als hätte man ein Baby da. Sie ist zuckersüß, Richard. Du wirst sie mögen. Das wirst du.«

»Und wenn ich Nein sage, holst du sie trotzdem her, nicht wahr«, sagte er.

»Wie könntest du denn Nein sagen?«, fragte Daphne sanft, als wäre er so herzensgut und liebevoll, dass das unvorstellbar war.

»Ich glaube, ich werde die Feiertage betrunken verbringen«, sagte Richard. Daphne schlang die Arme um ihn und gab ihm einen Kuss. Sie wusste, näher an ein Ja würde sie ihn nicht bringen können.

Die nächste Woche brachte sie mit allerlei Vorbereitungen zu, um Elizabeths altes Zimmer in ein Paradies für kleine Mädchen zu verwandeln. Sie hoffte, Elizabeth hätte keine Angst davor, allein zu schlafen.

»Warum machst du so ein großes Trara, wenn sie doch nur zu Besuch kommt?«, fragte Teddy, als er einmal am Zimmer vorbeikam und einen Blick hineinwarf. Die Jungen waren inzwischen für die Ferien zu Hause. Sie waren daran gewöhnt, dass in ihrem Zimmer vier Freunde gleichzeitig in Schlafsäcken auf dem Boden übernachteten.

»Ich dachte, es wäre nett«, sagte Daphne.

Sie hatte ihre Söhne vorbereitet, aber sie vermutete, dass sie es nicht richtig verstanden. Die bevorstehende Ankunft einer Schwester, an die sie sich kaum erinnerten, die »anders« war und besondere Geduld verlangte, weckte kein sonderliches Interesse bei ihnen. Sie hatten ihr eigenes Privatleben, und sie mussten den Weihnachtsbaum aussuchen und schmücken, Geschenke besorgen. Daphne beschloss, Elizabeth an Heiligabend zu holen, wenn Schmuck und Lametta am gewaltigen Baum glitzerten, das Treppengeländer mit Ilex dekoriert war, das ganze Haus wie im Märchen aussah. Und weil ihr bewusst war, dass es Probleme geben würde, wenn man ein Kleinkind im Haus hatte, wollte sie, dass die Jungs vorher allein mit ihr und Richard den Baum schmückten, damit sie an ihrer Tradition festhalten konnten, würden sie doch Jonathan in dieser Zeit angeblicher Freude ganz besonders vermissen. Sie wollte, dass Elizabeth ein Feiertagsbesuch war, keine Störung, und sich dann ganz allmählich in die Familie einfügte.

Im Heim wartete Elizabeth schon brav auf Daphne, der kleine Koffer, den Daphne ihr geschenkt hatte, fertig gepackt. Sie hielt ihre Lieblingspuppe in der Hand, aber Daphne hatte eine geräumige Einkaufstasche mitgebracht, worin sie alle anderen Puppen verstaute. »Ich möchte, dass sie sich wohl fühlt«, beantwortete sie Janes fragenden Blick.

»Wie umsichtig«, sagte Jane. »Sei ein braves Mädchen, Elizabeth. Ich wünsche dir eine schöne Zeit mit deiner Mutter.«

»Auf Wiedersehen«, sagte Elizabeth freundlich und kletterte ins Auto.

Obwohl Daphne so ihre Bedenken gehabt hatte, verlief der Abend so gut wie erhofft. Richard zögerte sein Eintreffen zwar bis zum letztmöglichen Augenblick hinaus, aber er benahm sich – wenn nicht wie ein Vater – wie ein Gentleman. Elizabeth war hingerissen vom Weihnachtsbaum, den darunter gestapelten Geschenken, der festlichen Musik. Daphne packte ihren Koffer aus und setzte die Puppen auf die Kommode. Elizabeth schien ihr neues hübsches Zimmer sogar zu gefallen. Beim Abendessen aß sie selbständig, löffelte die Stückchen, die Daphne ihr kleingeschnitten hatte, und trank ordentlich aus ihrem Becher Milch. Es schien ihr wie auf einer Feier vorzukommen, und da es Heiligabend war und ihr Willkommensessen, warum auch nicht? Obwohl Richard eine Menge trank, war er nicht betrunken, wie er es angedroht hatte.

Als sie mit dem Essen fertig waren, gähnte Elizabeth. »Nach Hause«, sagte sie.

»Du bist zu Hause«, entgegnete Daphne und umarmte sie.

»Nein«, sagte Elizabeth. »Draußen – Auto.«

»Du schläfst heute hier«, erklärte Daphne, »in deinem hübschen Zimmer. Und morgen machen wir unsere Geschenke auf. Du bekommst alle möglichen Geschenke.«

Elizabeth sah sie nachdenklich an. »Okey dokey«, sagte sie dann.

Tag eins, dachte Daphne.

Aber Tag zwei lief anders. Elizabeth betrachtete ihre neuen Spielsachen, sah ein wenig fern, und dann wollte sie wieder fahren. »Um Himmels Willen, Daphne«, sagte Richard verärgert und zog schließlich ein finsteres Gesicht.

Elizabeth zog ebenfalls ein finsteres Gesicht, und weil sie dabei genauso aussah wie er, musste Daphne lachen. Dann gab es das Weihnachtsessen, und Elizabeth aß mit den Händen statt mit dem Löffel. »Tu das nicht, mein Schatz«, sagte Daphne und versuchte, ihr zu helfen. Doch Elizabeth schob Daphnes Hand von sich und fing an, ihren Kartoffelbrei ins Spitzentischtuch zu schmieren. Diesmal lachte Daphne nicht. »Nein«, sagte sie bestimmt. Mit Absicht stieß Elizabeth ihren Becher Milch um.

»Sie ist eine Wilde«, sagte Richard wütend. »Ich hab dir doch gesagt, dass es nicht funktioniert.«

»Sie ist nur aufgewühlt«, sagte Daphne.

»Das bin ich auch«, sagte er, warf seine Serviette auf den Tisch und stand auf.

»Richard ...«

Elizabeth streckte die Hand aus und tätschelte Daphnes Arm. »Nein«, sagte sie in einem tröstenden Tonfall. Sie sah Richard an. »Nicht streiten.«

Daphne zerriss es das Herz. Sie blickte ihre Söhne an, die dreinschauten, als wäre ihre Schwester ein unerzogenes Haustier, und dann Richard, der kurz davor war, das Zimmer zu verlassen. »Sie hat recht«, sagte Daphne. »Lass uns nicht streiten, bitte.«

»In Ordnung«, sagte er. »Weil Weihnachten ist.«

An diesem Abend wollte Elizabeth nicht ins Bett gehen. Daphne begriff, dass sie Heimweh hatte, und fragte sich, ob sie bei dem Mädchen im Zimmer schlafen sollte. Richard würde toben. Sie traute sich nicht. Sie hielt ihre Tochter in den Armen und wiegte sie, während sie ihr im Flüsterton etwas erzählte. »Du gewöhnst dich schon an uns. Es wird dir hier gefallen, das verspreche ich dir. Ich liebe dich. Wir alle lieben dich.« Als Elizabeth schließlich eingeschlafen war, ging Daphne wieder hinunter. Richard saß vorm Kamin und sah ins Feuer, eine Flasche Brandy neben sich, ein Glas in der Hand.

»Bleibt sie wirklich die ganzen Ferien hier?«, fragte er.

»So haben wir es geplant«, sagte Daphne. Die Tatsache, dass das länger war, als er geplant hatte, und wesentlich kürzer, als Daphne es vorhatte, blieb unausgesprochen.

»Aber doch nicht bis nach Silvester, wenn wir Skifahren gehen?«

»Dann sind immer noch Ferien. Wir nehmen sie mit.«

»Daphne, bist du verrückt?«

»Ich kümmere mich um sie. Und tagsüber, wenn wir auf der Piste sind, kann sie in den Anfängerkurs gehen.«

»Was ist mit abends?«, fragte er angespannt. »Wenn wir ins Restaurant gehen?«

»Bis dahin wird sie sich gut benehmen. Sie weiß, wie man sich als kleine Dame verhalten muss. Heute war sie müde und schlecht gelaunt. Du weißt doch, wie Babys sind.«

»Daphne, sie ist kein Baby! Sie ist beinahe zehn.«

Daphne war dankbar, dass sie seit ihrem Anfall nach Jonathans Tod ihre Medikamente nahm. Sie wäre stark und gesund und würde es schaffen. »Bitte, Richard, lass uns nicht jetzt darüber sprechen, einverstanden?«

Er sah sie lange an, und Daphne wurde klar, dass auch er an ihren Anfall dachte. Ihm wurde bewusst, was Stress bei ihr auslösen konnte, und er ahnte nicht, dass sie gefestigter war, als er annahm. Und weil sie wusste, dass es sie ihrem Sieg näherbrachte, ließ sie ihn in dem Glauben. »In Ordnung«, sagte er leise und schenkte ihr ein Glas Brandy ein.

Zusammen saßen sie da, sahen ins Feuer, nippten an ihren Getränken, vollführten den wackeligen Drahtseilakt der Versöhnung … vielleicht, weil sie sich liebten, vielleicht, weil sie schon so lange ihr Leben miteinander teilten … vielleicht, weil Weihnachten war.

Am nächsten Morgen, als sie zum Frühstück hinuntergingen, saß Elizabeth neben der Haustür, fertig angezogen, ihre Puppen und den unordentlich gepackten Koffer neben sich.

»Nach Hause«, sagte sie.

»Sie ist genau wie E.T.«, sagte Matthew, der aus der Küche kam, lachend.

»Hör auf damit!«, wies Daphne ihn zurecht.

»Na ja, sie hockt schon seit Stunden da und sagt ›nach Haaause … nach Haaause.‹« Er zuckte die Achseln, enttäuscht darüber, dass sein Witz nicht gewürdigt wurde.

»Das hier ist dein Zuhause, mein Schatz«, sagte Daphne sanft. Sie nahm den Koffer. »Komm, wir bringen den Koffer wieder in dein Zimmer, und dann können wir frühstücken.«

»Nein.«

Schließlich überlistete Daphne sie, indem sie den Koffer vor der Tür stehen ließ und mit Elizabeth in die Küche ging, und während Elizabeth unter den wachsamen Augen ihrer Köchin Ina frühstückte, brachte Daphne den Koffer und die Puppen heimlich nach oben, packte Elizabeths Kleider aus und versuchte, noch einmal von vorn anzufangen. Zurück in der Küche entdeckte sie, dass Elizabeth alles mit den Händen gegessen hatte, und, noch schlimmer, dass sie Marmelade und Haferbrei an die Wände geschmiert hatte.

»Ina!«

»Ich konnte sie nicht davon abbringen, Mrs Caldwell. Ich habe

Nein gesagt, aber das hat sie nur noch mehr angespornt. Ich hatte Angst, sie wegzuziehen – ich dachte, das hätten Sie nicht gern. Die Tapete und die Fliesen kann man ja abwischen.«

»Nächstes Mal ziehen Sie sie weg«, sagte Daphne. »Nur nicht heftig. So dass sie weiß, dass wir diese Art von Benehmen nicht wollen.« Sie wandte sich an Elizabeth. »Elizabeth, so etwas machst du …« Sie seufzte und fuhr dann fort: »… zu Hause auch nicht, also möchte ich nicht, dass du es hier machst, in Ordnung?«

Elizabeth schmollte und weigerte sich, Daphne anzusehen.

»Es wird eine Weile dauern, bis sie sich eingewöhnt hat«, erklärte Daphne.

Doch alles wurde nur noch schlimmer. Jeden Morgen, wenn die Familie nach unten kam, saß Elizabeth bereits neben der Haustür, Koffer gepackt, die Puppen daneben. Sie war so unbeholfen, dass Daphne sicher war, sie musste ewig dafür gebraucht haben, um das alles zu bewerkstelligen, die Treppen hinauf- und wieder hinunterzugehen, eine Puppe nach der anderen zu holen, dann den Koffer. Sie musste sehr wenig Schlaf bekommen. Jane Baldwin hatte recht gehabt: Elizabeth war eigenwillig. Aber sie würde sich an sie gewöhnen, sie lieben lernen … Sie musste einfach. Sie waren ihre Familie. Vorher, wenn Daphne sie besucht hatte, war sie so vergnügt und lieb gewesen. Jetzt lächelte sie überhaupt nicht mehr und sprach so gut wie nie. Daphne wusste nicht, was sie tun sollte. Sie versuchte es damit, Elizabeths Zimmertür fest zu schließen, doch Elizabeth gelang es trotzdem, sie zu öffnen, und in dieser Nacht machte sie zum ersten Mal ins Bett.

»Oh nein«, rief Daphne verärgert und schuldbewusst. War das eine Art Strafe dafür, dass sie Elizabeth eingesperrt hatte, oder eine Regression? Daphne wusste lediglich, dass es das absolut Falsche war, Nein zu sagen. Kaum war es ihr über die Lippen gekommen, war es, als hätte sie gesagt: »Mach weiter so«.

Elizabeth ging nicht mehr selbständig auf die Toilette. Daphne musste ihr eine Windel anlegen. Es schien, als hätte sie alles vergessen, was sie jemals gelernt hatte, und täte alles, was sie konnte, um die Menschen um sie herum zu verärgern. Richard verließ das Haus so oft es ging. Wenn er nicht arbeiten musste, verbrachte er viel Zeit mit den Jungen und unternahm Ausflüge mit ihnen. Daphne wusste, dass er die Tage zählte. Nur die gutherzige Ina fand ebenso wie Daphne weiter Entschuldigungen für Elizabeth, wofür Daphne sich glücklich schätzte, denn jede andere Köchin hätte wahrscheinlich bei all dem Chaos längst mit Kündigung gedroht. Der einzige der Jungen, der Elizabeth inzwischen noch Aufmerksamkeit schenkte, war Teddy. Manchmal sah Daphne, wie er Elizabeth aufmerksam betrachtete, als wäre sie eine Art Rarität. Er spielte auch mit ihr, und Elizabeth schien ihn zu mögen. Tatsächlich schien das auch auf Gegenseitigkeit zu beruhen.

Jane Baldwin rief an. »Wie geht es mit Elizabeth?«

»Gut«, log Daphne.

»Ich habe nichts von Ihnen gehört, da habe ich mir Gedanken gemacht. Wann bringen Sie sie zurück?«

»Nun ja«, sagte Daphne munter, »direkt nach Neujahr fahren wir für eine Woche in den Skiurlaub. Wir nehmen sie mit.«

»Das wird ihr gefallen«, sagte Jane. »Sie spielt gern im Schnee, das kennt sie. Aber nehmen Sie sie nicht mit in den Sessellift. Sie würde Angst vor der offenen Weite bekommen.«

Diese Frau hält mich wohl für vollkommen dumm, dachte Daphne. »Kleine Kinder dürfen gar nicht mitfahren«, sagte sie. »Es ist zu gefährlich.«

»Na, dann sehen wir uns, wenn Sie wieder da sind. Sie haben wirklich Glück, dass es keine Probleme gegeben hat.«

»Ich weiß«, sagte Daphne.

Kapitel elf

Januar 1983

So langsam glaube ich, dass es richtig Ärger bei uns zu Hause geben wird, wenn irgendjemand dieses geheime Tagebuch findet. Nicht, dass es nicht sowieso schon Ärger geben würde. Seitdem meine Schwester Elizabeth da ist, ist es ziemlich angespannt. Der Gedanke, dass sie meine Schwester ist, fühlt sich komisch an, ich kenne sie ja gar nicht. Wahrscheinlich ist es so, wie wenn jemand ein Waisenkind aus Vietnam mitbringt und sagt: »Hier ist euer neues Familienmitglied.« Dann können sich alle zusammen daran gewöhnen. Aber Elizabeth will gar nicht hier sein, und mein Vater will sie nicht hier haben, und sie IST meine lange verloren geglaubte Schwester. Das Ganze ist irgendwie verkehrt herum.

Es ist traurig, weil sie niemandem mitteilen kann, was sie fühlt. Niemand in dieser Familie darf seine wahren Gefühle zeigen, und Elizabeth weiß nicht, wie. Mir ist auch aufgefallen, dass sie nie weint, obwohl sie schmollt. Wir weinen auch nie, weil mein Vater das nicht leiden kann. Schon ein seltsamer Zufall, dass wir das Gleiche tun, aber aus verschiedenen Gründen. Ich weiß nicht, weshalb sie nicht weint. In Wirklichkeit ist sie auch ziemlich listig und gar nicht so dumm, wie alle denken. Kaum sagt man ihr, dass sie etwas nicht tun soll, merkt sie, dass es einem nicht gefällt, und dann macht sie es extra, um einen zu ärgern. Ihre Tischmanieren sind fürchterlich, sie schmiert immer alles voll, und sie kann auch nicht mehr allein zur Toilette gehen, was echt eklig ist. Mit Elizabeth zusammenzuwohnen ist wie bei »Ich glaub', mich tritt ein Pferd«, mein Lieblingsfilm gleich nach »E.T.«, aber in dem Film würde ich nicht wohnen wollen. Ich weiß, dass sie das alles macht, damit meine Eltern sie wieder zurückbringen, denn eigentlich will sie dort sein. Sie tut mir leid, weil meine Mutter so tut, als wäre sie ein kleines Baby, und als könnte sie Jonathan ersetzen. Niemand könnte Jonathan jemals ersetzen, was soll das alles also überhaupt?

An Silvester sind alle auf irgendwelche Partys gegangen außer mir (und Elizabeth natürlich). Ich sollte eigentlich zu meinem Freund Mike auf die Party gehen, aber dann hat seine Mutter ein paar Joints in seiner Unterwäscheschublade gefunden, und seine Eltern haben die Party abgesagt. Mike trinkt und kifft schon seit wir elf sind. Keine Ahnung, warum sie so lange gebraucht haben, um herauszufinden, weshalb ihr Sohn immer so weggetreten ist. Wir wollten irgendwo anders eine Party haben, aber niemand hat einen Plan auf die Reihe gekriegt. Außerdem sind unsere Eltern alle total neugierig und streng und misstrauisch uns allen gegenüber geworden, sogar meine Eltern. Ich bin erst dreizehn und habe noch mein ganzes Leben vor mir, und ich nehme nie Drogen, ich hasse Alkohol, aber auf jeden Fall gab es keine Party. Manchmal macht es mich echt fertig, wie ungerecht mein Dasein ist.

Da saß ich also allein zu Hause mit Elizabeth und Ina, die Babysitter war, weil sonst niemand mehr bei uns babysitten will. Es wurde ein richtig guter Abend, weil ich eine Menge Zeit allein mit Elizabeth hatte. Ich gucke sie immer an, weil ich herausfinden will, was in ihrem Kopf vor sich geht, und ich frage sie auch danach, aber sie kann es mir nicht sagen. An dem Abend habe ich mich also mit ihr hingesetzt und ihr in die Augen gestarrt, und sie hat zurückgestarrt, und dann habe ich versucht, auf eine andere Ebene zu gelangen, wie Telepathie, und ihre Gedanken zu lesen. Für sie war es bloß ein Spiel. Sie kann einen unheimlich gut nachahmen, also hat sie immer das gemacht, was ich gemacht habe. Mich hat der Gedanke nicht losgelassen, dass da mehr in ihr drin ist, als wir ahnen, und wenn sie es nicht ausdrücken kann, dann gehe ich eben rein und finde es.

Es hat nicht funktioniert. Ich habe mich ihr sehr nah gefühlt, und ich habe auch so etwas wie Liebe für sie empfunden, aber ich habe keine Geheimnisse aufgedeckt. Vielleicht gibt es keine. Vielleicht ist sie genauso, wie sie wirkt. Sie sagt uns, was sie will, und zwar so, wie sie am besten kann, und wir sind die Dummen.

Ich vermisse Jonathan die ganze Zeit. Ich hätte mal auf die Idee kommen sollen, seine Gedanken zu lesen, als er noch gelebt hat, dann hätte ich ihn vielleicht aufhalten können. Niemand in dieser Familie redet mehr über ihn. Bald ist sein Geburtstag; er wäre fünfzehn geworden. Wahrscheinlich erwähnt es keiner. Ich würde gern zum Friedhof gehen und ein paar Blumen an sein Grab bringen, aber wir fahren alle in den Skiurlaub.

Kapitel zwölf

Emily saß im Chalet ihrer Freundin in Vail, Colorado, und während sie zusah, wie vor ihrem Fenster hübsch der Schnee fiel, sinnierte sie darüber, wie seltsam es doch war, dass sie hier war. Wer hätte das gedacht? Sie konnte nicht einmal Ski fahren. Aber wer hätte schließlich ahnen können, dass ihr all die anderen seltsamen Dinge widerfahren würden, die in den letzten Monaten passiert waren? In der Nacht, als sie vor Kens Ausbruch geflohen war – und vor seiner Pistole –, war sie zu Peter gefahren und zwei Tage bei ihm geblieben. In dem Versuch, sie zu finden, rief Ken bei jedem an; er wollte sich mit ihr versöhnen. Emily hatte furchtbare Angst. Natürlich rief Ken auch Peter an, aber sie brachte ihren Sohn dazu, für sie zu lügen und zu behaupten, er wisse nicht, wo sie sei. Nun war Emily aber so ein Gewohnheitstier – ihr Ehrenamt, ihre Tennisgruppe –, dass es nur eine Frage der Zeit war, bis Ken sie fände, es sei denn, sie würde zu einer Einsiedlerin. Sie hatte versucht, ihn vor einem Skandal zu bewahren, und er rief alle ihre Freundinnen an und erzählte ihnen, sie habe ihn verlassen. Er deutete an, es sei ihre Schuld gewesen, sie hätte einen Ausraster gehabt. Ein paar ihrer besten Freundinnen musste sie schließlich doch die Wahrheit sagen, aber sie verpflichtete sie zur Geheimhaltung.

Ihre Freundinnen scharten sich um sie. Karen stellte ihr ihr Strandhaus in Malibu zur Verfügung, da es kein Badewetter mehr war und das Haus leer stand. Karen und Sue schleiften Emily geradezu in ihr altes Zuhause, während Ken im Krankenhaus war, um ein paar Kleider und ihre Kreditkarten zu holen. »Du bist immer noch mit ihm verheiratet«, sagten sie. »Er muss die Rechnungen zahlen. Und wenn ihr euch scheiden lasst, gelten hier in Kalifornien Gesetze zur Güterteilung, das weißt du. Er wird versuchen, sich mit dir zu versöhnen und dich zurückzubekommen, wart nur ab.«

Warum sagte ihr niemand, dass Ken sie liebte? Emily vermutete, nach allem, was er getan hatte, hielten sie sie für nicht so dumm, als dass sie noch daran glauben konnte.

Als sie Ken aber schließlich anrief, von einem öffentlichen Telefon in einem Restaurant aus, weil sie solche Angst vor ihm hatte, dass sie paranoid wurde, war er ganz lieb, genau wie früher, bevor all das passiert war. Er wollte wissen, ob sie bei einem Anwalt gewesen sei. Nein, sagte sie, und er? Nein, er wolle keine Scheidung. Er wollte, dass sie nach Hause kam und es noch einmal versuchte. Er werde mit dem Koksen aufhören, aber dafür brauche er ihre Hilfe. Ihre Freundinnen hatten recht gehabt, doch Emily wollte nicht nach Hause zurück. Sie sagte ihm, sie werde sich wieder melden, aber sie brauche ein wenig Zeit allein, um nachzudenken.

Wer hätte geglaubt, dass sie so mutig sein konnte? Nein, nicht mutig ... verängstigt. Aber sie hatte Dr. Page, und sie hatte ihre Freundinnen. Dr. Page überzeugte sie davon, mit ihrer ehrenamtlichen Arbeit weiterzumachen; Ken würde sie nicht im Children's Hospital zur Rede stellen und eine Szene machen. Während der Krise gab sie Emily eine zusätzliche Stunde Therapie die Woche.

Und dann kamen der Winter, die Stürme und das Hochwasser. Die Leute sahen im Fernsehen dabei zu, wie ihre Strandhäuser im Meer davontrieben, Trümmerhaufen in Millionenhöhe. Die Straßen überfluteten und wurden gesperrt. Emily musste wieder nach Los Angeles ziehen, wo sie in der Nähe von Beverly Hills eine möblierte Notwohnung mietete. Hin und wieder rief sie Ken an, wenn auch nur, um ihn auf Abstand zu halten, und sie unterhielten sich zivilisiert. Über die Feiertage ging sie auf die Feiern ihrer Freunde, und er ging dorthin, wo er immer hinging, wenn sie nicht dabei war. Sie versuchte, nicht darüber nachzudenken, denn inzwischen wurde ihr davon nicht nur übel, es machte sie auch unheimlich wütend. Dr. Page war der Meinung, die Wut sei gut, ein Zeichen dafür, dass Emily die tief in ihr verwurzelte Rolle des Opfers, das allen gefallen wollte, langsam aufgab.

Sue und ihr Mann hatten eine Eigentumswohnung in Vail, das auf Tirol getrimmte Schloss, in dessen Pracht Emily nun wohnte. Nach Silvester hatten Sue und Karen und eine weitere Freundin, Linda, beschlossen, dass es doch lustig wäre, ein paar Tage von ihren Männern wegzukommen und nach Vail zu fahren, um auf die Piste zu gehen und zu entspannen, nur die »Mädels«. Es spielte keine Rolle, dass Emily nicht Ski fahren konnte – einen Urlaub konnte sie definitiv gebrauchen. Da war sie also, glücklich und dankbar, an diesem wundervollen Ort, der aussah wie ein Abziehbild der Schweiz, umgeben von herrlichen schneebedeckten Bergen, dem Geruch nach Kaminfeuer sowie reichen Menschen, Berühmtheiten und Skihäschen. Tagsüber spazierte sie umher und sah sich alles an, atmete die frische Luft ein, machte Schaufensterbummel. Sie traute sich nicht, ihre Kreditkarte, deren Rechnung Ken bezahlte, für so etwas Frivoles wie Shopping zu benutzen. Lebensmittel und Unterkunft waren etwas anderes.

Abends ging sie mit ihren Freundinnen essen. Sie kannten so viele Leute; hier schien jeder jeden zu kennen.

Das war also Skifahren. Sie erinnerte sich noch daran, wie sie vor Jahren am College mit Richard Caldwell zu dieser versnobten Privatparty gegangen war, auf der Daphne, das *Golden Girl*, mit all ihren noblen Freundinnen dagestanden und über die besten Orte zum Skifahren gesprochen hatte. Wie außen vor Emily sich damals gefühlt hatte, wie unbedeutend und unsicher, denn das war überhaupt nicht ihr Leben gewesen. Die Party, auf der sie Ken kennengelernt hatte ... Vielleicht sollte sie Richard Caldwell die Schuld dafür geben, anstatt dass sie ihm dankbar war.

Da war es wirklich höchst außergewöhnlich, dass sie heute Morgen, als sie gerade ihren Spaziergang machte, tatsächlich Daphne, das *Golden Girl*, mit einem kleinen Mädchen, das offensichtlich ihre Tochter und offensichtlich behindert war, auf der Straße sah. Daphne war noch immer so wunderschön wie bei ihrem Klassentreffen nach zwanzig Jahren; sie würde immer etwas Besonderes sein. Heute Morgen war Emily zum zweiten Mal der Gedanke gekommen, dass Daphne, obwohl Emily es nie für möglich gehalten hätte, viel Schlimmes widerfahren war. Oh, und natürlich auch Richard, auch wenn Daphne Emily stets solche Ehrfurcht eingeflößt hatte und sie Emily dazu auserkoren schien, in behüteter, vollkommener Glückseligkeit zu leben. Das erste Mal war gewesen, als sie vom Selbstmord von Daphnes Sohn gelesen hatte; er war in der *New York Times* erwähnt worden, deren Sonntagsausgabe Ken sich immer zusenden ließ. Und jetzt dieses Mädchen. Daphne schien sehr fürsorglich mit der Kleinen umzugehen. Die arme Daphne. Beinahe hatte Emily den Mut zusammengenommen, sie anzusprechen, ließ es dann aber bleiben. Daphne hatte sie nicht einmal erkannt.

Der Ort hier war ideal für Familien mit Kindern. Überall sah man Gruppen von Kindern, und Gruppen von Eltern, und die Eltern und Kinder zusammen. Abends dann gingen die Kinder zur Pizzeria, wo sie Videospiele spielten und Kinderessen aßen, und die Eltern speisten mit ihren Freunden in kostspieliger Eleganz.

An diesem Abend ging Emily mit den »Mädels«, die nur die besten Restaurants kannten, ins The Left Bank, und dort sah sie Daphne am Nachbartisch wieder, diesmal mit Richard und zwei anderen Paaren. Daphne war ganz in Weiß gekleidet und leuchtete geradezu.

»Seht ihr die Frau da?«, flüsterte Emily. »Wir sind zusammen am College gewesen. Ihr Mann auch.«

»Was für ein attraktives Paar«, sagte Sue und wandte sich wieder der Karte zu.

»Am College waren sie eine Legende«, sagte Emily. »Ich hatte furchtbare Angst vor ihnen, sie waren so kultiviert und glanzvoll.«

»Da hat jemand hervorragende Arbeit geleistet«, sagte Karen. »Frag sie doch mal, wer ihr das Gesicht gemacht hat.«

»Sie hat sich nicht liften lassen«, sagte Emily aus einem ihr unerklärlichen Grund ganz entrüstet. »Sie hat schon immer so ausgesehen.«

»Das beweist es doch«, sagte Karen und lachte.

Emily und ihre Freundinnen waren mitten beim Essen, als es einen kleinen Tumult gab. Ein bezaubernder etwa dreizehnjähriger Junge, der offenbar Daphnes und Richards Sohn war, kam mit dem kleinen Mädchen im Schlepptau herein. Das Mädchen war völlig durchnässt, zitterte vor Kälte und weinte, und der Junge sah aufgewühlt und verängstigt aus. Daphne stand augenblicklich auf, blass vor Sorge. Aber Richard ... Emily konnte es kaum fassen ...

Richard schien lediglich verärgert, dass sein nettes Dinner unterbrochen wurde.

»Teddy!«, rief Daphne. »Was ist passiert?« Sie hatte sich eine Jacke über die Schultern gehängt, die sie jetzt abnahm und um das weinende Mädchen wickelte.

»Wir haben gespielt, und dann ist sie in den Bach gefallen«, erklärte Teddy.

»Aber wo sind deine Brüder?«

»Ich weiß nicht. Sie sind irgendwohin gegangen und haben den Schlüssel mitgenommen. Sonst hätte ich dich nicht gestört. Es tut mir leid.«

»Ich komme mit euch«, sagte Daphne.

»Gib ihm doch einfach den Schlüssel«, sagte Richard gelangweilt.

»Sie hätte ertrinken können!«, sagte Daphne.

»Oh, nein, es ist ganz flach«, sagte Teddy. »Ich konnte sie direkt wieder rausziehen. Es tut mir leid, Mom, wirklich.«

»Tut mir leid ich weinen«, sagte das kleine Mädchen.

»Oh, Elizabeth …«, sagte Daphne traurig und schüttelte den Kopf.

»Daphne, wo willst du hin?«, fragte Richard.

»Ich mache ihr ein schönes, heißes Bad«, sagte sie. »Genießt ihr noch euer Essen. Wir sehen uns später.«

»Erwarte da mal nicht zu viel«, sagte Richard. Die beiden anderen Paare lächelten höflich und taten so, als würden sie die Anspannung nicht bemerken. Daphne erwiderte das Lächeln und ging mit den beiden Kindern davon.

»Und noch eine glückliche Ehe«, sagte Karen.

Am nächsten Tag hielt Emily auf der Straße nach Daphne Ausschau, und als sie sie schließlich entdeckte, wie üblich mit dem

Mädchen, ging sie auf sie zu. »Daphne?«, sprach sie sie fragend an, auch wenn sie ganz genau wusste, wer sie war. »Ich bin Emily Applebaum von Radcliffe ... Inzwischen Emily Buchman. Weißt du noch?«

»Oh, ja«, antwortete Daphne mit einem Lächeln.

Emily bemerkte, dass Daphne sich nicht an sie erinnerte, sich auch bei dem Klassentreffen nicht an sie erinnert hatte, höchstwahrscheinlich die ganzen Jahre in ihrem Wohnheim kaum Notiz von ihr genommen hatte. Es spielte keine Rolle mehr. Entschieden fuhr sie fort. »Ich hoffe, deine Tochter hat sich nach letzter Nacht nicht erkältet«, sagte sie. »Ich war im gleichen Restaurant.«

»Ah«, sagte Daphne. »Nein, danke, es geht ihr wieder gut. Sie hat sich nur schlimm erschrocken.«

»Das Eis kann trügerisch sein«, sagte Emily. Sie sahen einander an. »Hättest du Lust, eine heiße Schokolade mit mir zu trinken?«, fragte Emily. »Die Alpenrosen-Teestube hat köstliches Gebäck.«

Eine Pause entstand. »Ich muss dich warnen«, sagte Daphne schließlich. »Elizabeths Tischmanieren lassen einiges zu wünschen übrig.«

»Das macht mir nichts aus.«

»Dann gern«, sagte Daphne, und als sie diesmal lächelte, war es echt.

In der europäischen Teestube nahmen sie einander gegenüber Platz und redeten. Emily, die von ihrer Arbeit im Krankenhaus an unglückliche Kinder gewöhnt war, warf Elizabeth warmherzige und freundliche Blicke zu und beachtete es nicht, als sie Buttercremefüllung auf ihrem Schneeanzug verschmierte. Nach einer Weile hörte Elizabeth damit auf.

»Auf dem College hatte ich solche Angst vor dir«, sagte Emily.

»Das College kommt mir wie eine Ewigkeit her vor«, sagte Daphne.

»Ich weiß. Du hattest einen Kamelhaarmantel. Den fand ich so elegant und kultiviert. Ich hatte einen Pelzmantel und habe ihn gehasst. Ich wollte so einen wie du hattest.«

»Ich hätte wahrscheinlich lieber einen Pelzmantel gehabt«, sagte Daphne lächelnd.

»Erinnerst du dich noch an Ken Buchman?«

»Ein bisschen.«

»Wir kamen am College zusammen und haben direkt im Anschluss geheiratet«, erklärte Emily. »Und nichts kam so, wie ich es erwartet hatte. Ich bin hier, weil mein Mann mich rausgeworfen hat. Ich hätte ihn schon längst verlassen sollen, aber die Frauen unserer Generation machen so etwas ja nicht. Ständig versuchen wir, das Happy End zu bekommen.«

»Das Happy End«, sagte Daphne. »Ha. An manchen Tagen fällt es mir schwer, überhaupt an irgendetwas zu glauben.«

»Mein herzliches Beileid für deinen Sohn«, sagte Emily. »Ich habe in der Zeitung davon gelesen.«

Daphne brach in Tränen aus.

Oh Gott, was hatte Emily getan? Das *Golden Girl*, ihr Idol, saß hier und weinte, zwar verhalten, aber sie weinte, an einem öffentlichen Ort, das Herz gebrochen; dabei sah es Daphne so gar nicht ähnlich zusammenzubrechen – was hatte sie, Emily, die Idiotin, getan?

Elizabeth tätschelte ihrer Mutter den Arm. »Nicht weinen«, sagte sie. »Nicht weinen. Nicht.«

»Kümmert euch nicht um mich«, sagte Daphne. Schließlich versiegten ihre Tränen, und sie tupfte sich die Augen. »Es schleichen nur alle seit einer Ewigkeit um das Thema herum und tun so, als würde es von allein weggehen, da war es so eine Erleichterung, als du es erwähnt hast.«

»Geht es dir gut?«

»Heute wäre sein Geburtstag gewesen«, sagte sie. »Heute Morgen hat niemand es auch nur mit einem Ton erwähnt, alle sind wie üblich auf die Piste gegangen, und ich habe mich wie immer um Elizabeth gekümmert ... Ich weiß nicht, ob da einfach so viele Gefühle unter der Oberfläche lauern, dass ich ... Oh, ich weiß es einfach nicht.«

Instinktiv streckte Emily den Arm aus und nahm Daphnes Hand. »Es tut mir leid«, sagte sie.

»Danke. Sag mal ... warst du glücklich, bevor Ken dich verlassen hat?«

»Eigentlich nicht«, antwortete Emily. Sie fragte sich, ob Daphne wohl das, was wie der mögliche Beginn einer Freundschaft aussah, beenden würde, wenn sie ihr von ihrem Nervenzusammenbruch erzählte. Dann dachte sie: Wenn sie davor wegläuft, ist sie es ohnehin nicht wert gewesen. »Ich habe zu jung geheiratet, und ich konnte nicht damit umgehen, was eine Ehe und Kinder tatsächlich bedeuteten. Ich hatte die Phantasie, dass alles in meinem Leben perfekt sein sollte, und das war wirklich dumm von mir.«

»Ah, ja«, sagte Daphne. »Das perfekte Leben.«

»Ken war immer viel unterwegs, und ich war viel allein, und als ich herausfand, dass er mich betrog, bin ich zusammengebrochen. Es geht mir wieder gut, aber eine Zeit lang war es hart.«

»Du bist zusammengebrochen, weil er dich betrogen hat?«

»Nein ...« Emily dachte nach. »Ich glaube, es war, weil ich die Zeit zurückdrehen und alles noch einmal anders machen wollte, aber ich wusste nicht, wie.«

»Das ist ja auch unmöglich«, sagte Daphne.

»Das weiß ich inzwischen auch.«

Elizabeth hatte den Kopf auf den Tisch gelegt und war eingeschlafen. »Du kannst gut mit Kindern umgehen«, bemerkte Daphne.

»Bis auf mit meinen eigenen«, sagte Emily leichthin. Es gab Themen, die zu heikel waren, um darüber zu sprechen, obwohl sie sich geborgen und wohl fühlte, wie sie hier mit einer völlig anderen Daphne saß als der, die sie vor so langer Zeit gekannt hatte. »Es war wirklich schön, mit dir zu reden«, sagte sie. »Vielleicht kommst du ja mal nach Kalifornien. Ich gebe dir meine Adresse. Und die Telefonnummer von meiner Freundin Karen. In letzter Zeit wechsele ich anscheinend öfter mal den Wohnort, aber sie weiß immer, wo man mich findet.«

»Vielleicht kommst du ja auch mal nach New York«, sagte Daphne. »Ich fahre oft in die Stadt. Wir könnten zusammen Mittag essen.«

»Das wäre schön«, sagte Emily. »Wirklich.«

Kapitel dreizehn

Kit bekam letztlich nicht die Rolle in Zack Shepards neuem Film, auf die sie so versessen gewesen war, auch wenn ihre Freundin Emma seine Assistentin wurde. Nicht die Produktionsassistentin natürlich, sondern die Assistentin des Produzenten. In Emmas Tätigkeitsbereich wurde das, was im Abspann stand, von den Gewerkschaften festgelegt. In Kits wurde es von den Agenten ausgehandelt. Und so, als hätte das Leben ihr einen schönen Trostpreis dafür geschenkt, dass sie den Film nicht bekam, ergatterte Kit eine schlüpfrige Rolle in einer Miniserie, die eine ganze Woche lang im Fernsehen ausgestrahlt werden sollte. Ihre Ankündigung lautete: Und Kit Barnett als »Angel«.

In der Miniserie wirkten lauter Stars mit, und ehemalige Stars, deren Namen in der Fernsehzeitschrift noch immer etwas hermachten. Es gab »in der Hauptrolle« und »in weiteren Rollen« und »mit«, und ein Darsteller oder eine Darstellerin wurde von einem Kästchen eingerahmt. Kit konnte sich bildlich vorstellen, wie all die Agenten sich darüber stritten, wer was bekam, und wie die Darsteller sich zu Hause darüber beschwerten, dass sie zumindest fettgedruckt in der Anzeige erscheinen wollten, wenn sie schon eine winzige Nebenrolle annahmen. Kit fand ihre Ankündigung großartig, und sie schickte ihrem Agenten Blumen.

Die Rolle war nicht sonderlich spannend – die Tochter eines Kongressabgeordneten, die Prostituierte war –, aber Kit wusste, dass ihre komplexe Persönlichkeit die Figur interessant machen würde. Während sie lernte und arbeitete und ihre Kunst immer besser beherrschte, wurde ihr auch klar, dass sie ganz von allein vor der Kamera etwas hatte, das sie von anderen abhob. Bisweilen hatte sie Angst davor, sich diesem Teil von sich zu sehr zu nähern, denn sie fürchtete, sie würde dieses gewisse Etwas dadurch zerstören. Sie wollte sich selbst nicht zu sehr auseinandernehmen. Sie war neurotisch? Gut, dann würde sie das ganz einfach in ihre Arbeit einfließen lassen und die Figur damit bereichern, ihr Vielschichtigkeit verleihen.

Der unheimliche Typ aus ihrem Kurs hatte aufgehört, vor ihrem Haus herumzulungern. Er hatte eine andere gefunden, in die er sich verlieben konnte, und lebte auch tatsächlich mit ihr zusammen. Kit war erleichtert. Aber nun, da der Dreh vorbei war und sich der Winter zäh in die Länge zog, wurde sie ruhelos. Sie ging auf eine Menge Partys und hatte viel Sex. Sie hatte noch keinen Mann getroffen, mit dem sie zusammen sein wollte, aber auf gewisse Weise war sie auf der Suche. Ihre Eltern waren noch immer getrennt. Sie schienen geteiltes Sorgerecht über Adeline zu haben, oder besser gesagt hatte Adeline das Sorgerecht für sie beide. Sie pendelte hin und her, einen Tag die Woche zu Kits Mutter, die nur eine kleine Wohnung hatte, vier Tage die Woche zum »Herrn Doktor«, der nach wie vor im großen Haus wohnte. Statt einem Pflichttermin zum Abendessen hatten Kit und Peter jetzt zwei jede Woche.

Heute Abend wäre der siebte Abend in Folge, an dem Kit auf eine Party ging. Die Partys begannen spät und waren mitunter erst Tage später vorbei, je nachdem, wer sie schmiss, doch Kit fuhr immer vor Sonnenaufgang nach Hause, und immer nahm sie einen Mann mit. Wenn er dann den ganzen Tag bleiben und sie auf die nächste Party begleiten wollte, war das in Ordnung. Es galt jedoch als abgemacht, dass Kit frei war, sollte sie jemanden kennenlernen, der ihr besser gefiel. Er war natürlich auch frei, aber die Männer schienen nie frei sein zu wollen. Warum wollten so viele Menschen immer nur das, was sie nicht haben konnten? Kit hoffte, das würde ihr nie passieren. Sie war fast zweiundzwanzig, und vermutlich war es längst überfällig, dass ihr jemand das Herz brach, doch bislang hatte sie Glück gehabt.

Der Typ, den sie gestern Abend mit nach Hause genommen hatte, sah toll aus, war aber dumm. Er hieß Rick, seinen Nachnamen hatte sie vergessen, wenn er ihn ihr überhaupt genannt hatte, aber nachdem sie ihn die ganze Nacht lang gevögelt hatte, wäre es unangebracht, jetzt danach zu fragen. Als er unter der Dusche stand, sah sie sich seinen Führerschein an. Da entdeckte sie auch, dass er erst siebzehn war. Er hatte ihr erzählt, er sei sechsundzwanzig, und er hätte auch als so alt durchgehen können. Lügner. Kit vermutete, dass er auch kein Immobilienmakler war. Er war wahrscheinlich auf der Highschool. Was für ein Idiot. Trotzdem fand sie es recht amüsant, dass sie mit einem viel Jüngeren im Bett gewesen war.

Wie üblich fuhren sie mit zwei Autos. Das Haus, in dem die Party stattfand, lag hoch oben in den Hügeln, und es gab einen komfortablen Parkservice. Kit hatte noch nicht für den Produzenten gearbeitet, der die Party veranstaltete, hoffte aber, dass sie es eines Tages täte, und in der Zwischenzeit freute es sie, dass er sie eingeladen hatte, als sie sich ein paar Tage zuvor auf einer anderen Party getroffen hatten. Es standen eine Menge teurer Autos vor dem Haus, das erleuchtet von rosafarbenem Licht und wunderschön war; in den Lichtreflexen sah es aus, als schwämme es selbst im Pool.

Kit spazierte durch das Wohnzimmer und betrachtete die Leute. Bonbonschüsseln mit diversen Pillen darin standen herum, einige davon mit Kokain versetzt, und es gab Essen und Schnaps und Champagner. Es war eine phantastische Party. Die meisten Gäste waren attraktiv. Kit griff mehrmals in die Bonbonschüsseln, so beiläufig, als würde sie Streichholzheftchen zum Andenken mitnehmen, und füllte ihre kleine Handtasche mit Drogen, die sie mit nach Hause nehmen konnte. Mittlerweile konnte sie alles identifizieren. Wählerisch wie eine Prinzessin nahm sie ein wenig Koks, ein Glas Champagner, lehnte einen ihr angebotenen Joint ab, tanzte mit Rick zur überall im Haus laut dröhnenden Musik und versuchte zu entscheiden, mit wem sie ihn ersetzen würde.

Ihr fiel einer der Darsteller aus ihrer kürzlichen Miniserie auf: Jed Soames, der mit dem Kästchen um seinen Namen. Er war völlig betrunken, und er war auch schon vorher nicht attraktiv gewesen, nicht nur, weil er zu alt war. Torkelnd kam er auf sie zu. »Tanzen?«, fragte er.

»Hmm.« Sie bewegte sich einfach weiter, und er taumelte vor ihr mit. Rick tanzte bereits mit jemand anderem.

»Wie heißt du?«, fragte Soames. Er hatte sie nicht erkannt.

»Kit Barnett. Wir waren beide bei *The Monument*. Du warst übrigens ziemlich gut.«

Angestrengt starrte er sie an. »Haben wir gevögelt?«

Was für ein widerlicher Typ. Kühl musterte sie ihn, während sie überlegte, wie sie ihn am tiefsten beleidigen konnte. »Weiß ich nicht mehr«, sagte sie und ließ ihn stehen.

Es gab einen Vorführraum, in dem sich ein paar Gäste auf weichen, tiefen Sofas lümmelten und einen alten Film des Produzenten anschauten, und ein Spielzimmer, wo andere Gäste Billard und Videospiele spielten. Wirklich äußerst nett und äußerst schick. Im oberen Stockwerk befanden sich Schlafzimmer, in die sich die Gäste in Paare und Gruppen zurückzogen, um Sex zu haben, sollte keine der anderen Unterhaltungen ihnen zusagen. Kit nahm ein zweites Glas Champagner von einem der Kellner entgegen und lächelte einem absolut hinreißenden blonden Typ zu, der sie angrinste. Er trug eine enge Jeans, ein enganliegendes T-Shirt mit Micky Maus drauf, und hatte einen tollen Körper. Die Micky Maus schreckte Kit ein wenig ab, aber zumindest waren keine Pailletten darauf.

»Hi«, sagte er. »Ich bin Mac.«

»Kit.«

»Du bist wunderschön.«

»Danke.«

»Ich handele nicht mit Immobilien, ich bin kein Vegetarier, und ich frage dich nicht nach deinem Sternzeichen«, sagte er.

»Ich hasse den Rodeo Drive, ich gehe nicht joggen, und ich frage dich nicht, was für ein Auto du fährst«, entgegnete sie.

»Ich glaube, ich liebe dich«, sagte er.

»Das hoffe ich doch«, sagte sie. Sie lachten. Sie hielt ihr Glas Champagner hoch und ließ ihn daran nippen. Er legte ihr den Arm um die Taille und küsste sie. Sie küsste zurück. Er konnte wunderbar küssen, langsam und sinnlich und nicht zu fordernd. Es fühlte sich an, als würde er von ihr kosten. Kit spürte, wie es sich in ihrem ganzen Körper ausbreitete, und sie beschloss, dass er derjenige war, den sie heute Abend wollte. Jetzt sofort. Aber es war zu früh, um nach Hause zu gehen, und es war eine gute Party. Sie standen vor einem der Schlafzimmer, und mit ihrer freien Hand öffnete Kit die Tür, dann trat sie einen Schritt zurück, sah ihm in die Augen und lächelte. Er sah so süß und erfreut aus. Er folgte ihr ins Schlafzimmer. Ihr Herz raste, und sie wusste, dass sein Herz es auch tat.

Kit brauchte ein paar Augenblicke, um sich an die Dunkelheit zu gewöhnen. Schimmernde nackte Körper waren auf dem riesigen Bett ineinander verschlungen; schließlich konnte sie einen Mann und zwei Frauen ausmachen. Die drei waren sehr beschäftigt miteinander, und dann stöhnte der Mann lustvoll und richtete sich auf, um die Position zu wechseln. Kit sah ihm direkt ins Gesicht. Es war ihr Vater.

Da sie vor der geöffneten Tür stand, konnte er lediglich ihre Silhouette ausmachen. Doch sie sah ihn. Sie hatte nie gehört, wie er beim Sex Geräusche von sich gab, aber sie erkannte die Klangfarbe seiner Stimme. Es bestand kein Zweifel. Hier war ihr trügerischer Daddy, das allmächtige Ass von einem Arzt, im Bett mit zwei Frauen, die er höchstwahrscheinlich eben erst kennengelernt hatte, und vögelte direkt vor Kits Augen. Eine Welle der Übelkeit überkam sie, stieg aus ihrem Magen bis in die Kehle, und sie rannte ins Bad und verriegelte die Tür.

Sicher hinter ihrem Schutzwall und auf den Knien würgte sie und erbrach sich in die Toilette, als könnte sie niemals aufhören. Ihr brach der Schweiß aus, und sie zitterte und erbrach all den Hass und die Angst und die Wut, die sie schon ihr ganzes Leben lang in sich verborgen hielt. Und trotz des Champagners und was auch immer sie gegessen hatte, schmeckte es nach nichts als nach Wasser aus dem Pool.

Sie konnte das Chlor auf ihrer Zunge schmecken, und einen Augenblick lang dachte sie, sie sei verrückt geworden. In ihr befanden sich literweise Poolwasser, es stieg nach oben, und sie war wieder ein Kind. Wie konnte das passieren? In ihrem Kopf schrie sie um Hilfe, doch niemand kam.

Schließlich hörte es auf, und sie setzte sich auf die kühlen Fliesen, um auszuruhen. Die Leute vor der Tür hielten sie vermutlich einfach für eine Betrunkene. Sie betätigte die Spülung, wusch sich Hände, Mund und das verschwitzte Gesicht, und kämmte sich ordentlich die feuchten Haare. Allem voran dachte sie daran, wie sie hier herauskam, ohne dass ihr Vater sie sah und ihm klarwurde, dass sie wusste, was er trieb. Es war nicht von Bedeutung, dass sie gerade auf dieser Party hier war. Sie hatte das Recht, hier zu sein. Das hier war *ihr* Leben, bis sie entschied, dass sie ein anderes wollte. Aber ihr Vater hatte nicht das Recht, hier zu sein und vor ihren Augen Fremde zu vögeln. Was Kit betraf, hatte er gegen das Inzesttabu verstoßen. Es war widerwärtig, und es machte ihr Angst. Es war ein Vertrauensbruch.

Lautlos öffnete sie die Badezimmertür und spähte hinaus. Ihr Vater war noch immer auf dem Bett und machte mit dem weiter, was er dort mit den beiden Frauen tat, er bemerkte Kit gar nicht, also schlich sie aus dem Zimmer. Micky Maus war nirgends zu sehen. Na schön ... Irgendwie hatte Kit gehofft, er würde im Flur auf sie warten, oder im Wohnzimmer unten, aber nein. Sex war das Letzte, woran sie jetzt dachte, aber er schien nett zu sein, und sie wünschte, sie hätte einen Freund hier. Eine Weile lief sie herum und hielt nach ihm Ausschau, bis sie sah, dass er jemand anderen aufgetan hatte, dem er seine Liebe erklären konnte, also ging sie hinaus und ließ sich ihren Wagen vorfahren.

Auf dem Heimweg sang sie laut zur Melodie von »Rudolph the Red-Nosed Reindeer«, um sich aufzumuntern. »Schniefnas, der koksende Doktor, die Nas mit weißem Puder drauf. Geht er aus, um zu feiern, zieht er sich gern ganz nackt aus.« Sie parkte vor ihrem Haus und ging hinein, zog sich eins ihrer Schlaf-T-Shirts an und öffnete eine Flasche Wein. Auf der Stereoanlage lief ihre allgegenwärtige Musik. Kit stellte eine hübsche kleine Schüssel auf den Sofatisch und schüttete sämtliche Pillen von der Party hinein. Äußerst nett, äußerst schick, genau wie die Party, von der sie gerade kam. Ihr fiel niemand ein, den sie genug leiden konnte, um ihn zu sich einzuladen. »Auf mich«, sagte sie, und prostete sich selbst zu.

Sollte sie etwas Aufputschendes nehmen oder etwas, das sie runterbrachte? Sie war nicht sicher, in welcher Stimmung sie war. Im Zweifelsfall nehme man eine Valium. Kit nahm drei. Sie leerte die Flasche Wein und fühlte sich ganz und gar grauenhaft. Was würde geschehen, wenn sie starb? Würde es irgendjemanden kümmern? Würde es *sie* kümmern? Sie nahm eine Quaaludes und wartete ab, ob sie sich besser fühlte. Sie fühlte sich nur schlechter; benommen, schwindelig, und ihr war wieder übel. Weil sie Angst hatte, dass sie ohnmächtig würde, legte sie sich aufs Bett, und weil ihr so schlecht war, stopfte sie sich Kissen in den Rücken. Es musste einen einfacheren Weg geben, um sich umzubringen. Eine Weile dachte sie darüber nach und versuchte sich darüber klarzuwerden, was sie eigentlich wollte. Sie fühlte sich elend und allein, aber sterben wollte sie nicht. Sie griff nach dem Telefon neben ihrem Bett und rief die Polizei an.

»Ich habe zu viele Pillen geschluckt«, sagte sie dem Polizisten am Telefon. »Jede Menge Zeug.«

»Wer spricht da?«

»Sie sollten besser jemanden herschicken. Einen männlichen Polizisten, keine Frau. Und sorgen Sie dafür, dass er süß ist.«

»Ich kann niemanden losschicken, wenn Sie mir nicht sagen, wohin«, erwiderte er. An ihrer Stimme war eindeutig zu erkennen, dass sie keinen Scherz machte, und an seiner, dass er es wusste.

»Ich will nicht, dass es in die Zeitung kommt«, sagte Kit. »Ich bin eine berühmte Schauspielerin, das wäre schlechte Reklame.«

»Es kommt nicht in die Zeitung. Sagen Sie mir einfach, wie Sie heißen und wo Sie wohnen.«

Das tat sie. Innerhalb ihr sehr kurz erscheinender Zeit trafen zwei Polizisten ein; beide jung, beide attraktiv, einer schwarz und einer weiß. Sie fragte sich, ob sie wohl immer gemischt auftraten, oder ob der Mann am Telefon sichergehen wollte, dass etwas dabei war, was ihr gefiel. Es gelang ihr, aufzustehen und ihnen aufzumachen, dann stürzte sie zu Boden.

Sie stellten ihr Fragen, doch sie war nicht imstande zu sprechen. Dann sprachen sie über sie, versuchten herauszubekommen, was sie genommen hatte und ob es tödlich wäre. Einer von beiden führte sie durchs Zimmer. Danach erinnerte sie sich nicht an viel, bis sie aufwachte und merkte, dass es schon vormittags war und dass einer der Polizisten ihren Teddybär neben ihr ins Bett gelegt hatte, bevor er gegangen war.

Da sie jung und gesund war, fühlte sie sich nicht einmal besonders mies. Sie drehte sich um und schlief weiter, bis irgendwann später das Telefon klingelte.

»Wie geht es Ihnen?«, fragte die Stimme eines Mannes.

»Wer ist da?«

»Tip Weiner. Einer der Polizisten, die Sie gestern Abend gerettet haben.«

Weiner? Ein jüdischer Polizist? »Mir geht es okay«, sagte Kit.

»Ich habe Ihnen Ihren Teddybär mit ins Bett gelegt, damit Sie sich nicht so allein fühlen«, sagte er. »Haben Sie ihn gefunden?«

»Ich habe meinen Teddy nicht mehr mit ins Bett genommen,

seitdem ich sieben war«, sagte Kit, »aber das war sehr aufmerksam von Ihnen.«

»Das wusste ich nicht«, sagte er. »Wir haben Sie nicht ins Krankenhaus gebracht, weil Sie in Ordnung wirkten. Erinnern Sie sich noch daran, dass Sie Kaffee getrunken haben?«

»Nein.«

»Erinnern Sie sich noch an mich?«

»Ich erinnere mich noch an Sie beide«, antwortete sie.

»Ich bin der Blonde.«

»Ich hoffe, es kommt nicht in die Zeitung«, sagte Kit.

»Das wird es nicht. Wir hatten Mitleid mit Ihnen.«

»Danke.«

»Hören Sie«, sagte er nun zögerlich, »ich habe heute frei, und ich dachte mir, ich komme vorbei, um zu gucken, ob alles in Ordnung ist mit Ihnen, wenn Sie einverstanden sind.«

»Das ist okay«, sagte Kit.

»Ich bringe Ihnen was zu essen. Mir ist aufgefallen, dass Sie nichts zu Hause haben.«

»Das kommt, weil ich es doch nur esse, wenn ich etwas kaufe«, erklärte Kit.

»Wenn Sie weiter auf nüchternen Magen trinken und Pillen einwerfen, könnten Sie aus Versehen sterben«, sagte Tip Weiner. »In einer Stunde bin ich da.«

Mit einem Zivilfahrzeug und den Armen voller Lebensmittel fuhr er vor. Er war groß und blond und so süß, wie Kit ihn in Erinnerung hatte. Er hatte Orangensaft, Milch und Eis, eine Menge Grünzeug und ein gegrilltes Hühnchen und Bagels und Eier fürs Frühstück gekauft. Während Kit Kaffee kochte, briet er Rühreier, und dann aßen sie zusammen und unterhielten sich. Er war Single, und in seiner Freizeit besuchte er Jura-Vorlesungen. Er war um einiges gescheiter als die meisten der Männer, mit denen Kit sich in letzter Zeit getroffen hatte, und außerdem war er offensichtlich sehr nett. Kit fand es interessant, dass er nicht nur hergekommen war, um sie ins Bett zu kriegen, auch wenn ihm der Gedanke sicher gekommen war – es sei denn, er hielt es für eine große Sache, dass er mit einer ziemlich bekannten Schauspielerin frühstückte, was Kit aber bezweifelte.

Gegen sechs Uhr fühlte Kit sich beinahe normal, also entschuldigte sie sich, duschte und zog sich an. Ihr wurde bewusst, dass es in ihrem Haus aussah wie in einem Saustall. Sie war so auf Touren gewesen, dass sie es nicht einmal bemerkt hatte. Es war ihr unangenehm, dass Tip Weiner die Unordnung sah, denn eigentlich war sie ein sauberer Mensch. Zum Abendessen aßen sie das Hühnchen und Salat, und im Anschluss nahm Kit Tip mit ins Bett. Er war ein sehr guter Liebhaber, genau wie sie es gehofft hatte. Er blieb die ganze Nacht, und danach wurden sie ein Paar. Kit hatte ihn wirklich gern, sofern sie denn dazu in der Lage war, jemanden wirklich gernzuhaben, und er schien sich in sie verliebt zu haben.

Sie fragte sich, was Emma wohl von ihrem Abenteuer hielte, wenn sie ihr davon erzählte. Es war genau wie bei Emmas Mutter, die mit dem Feuerwehrmann ins Bett gegangen war, nachdem er sie gerettet hatte, außer dass Emmas Mutter natürlich verheiratet gewesen und anschließend davongelaufen war. Kit jedoch hatte keinerlei Absicht, davonzulaufen, zumindest fürs Erste. *Wie kommt es nur*, dachte sie, *dass wir unbedingt gerettet werden wollen?*

Kapitel vierzehn

Seit einer Weile schon war Annabel klargeworden, dass sie in Dean Henry verliebt war. Es war ein bittersüßes Gefühl, voller Komplikationen. Er war sechsundzwanzig – sie wurde bald siebenundvierzig. Er würde bald siebenundzwanzig, und schon jetzt konnte sie erkennen, wie sehr es ihn beunruhigte, dass seine Jugend dahinschwand. Was sollte sie dazu sagen? Dass es Einstellungssache war, wie jung man war, dass er, wenn er dreißig war, auf diese Zeit zurückblicken und denken würde, er sei noch ein Baby gewesen, dass die Jugend ohnehin sträflich überbewertet wurde? Sonst noch irgendwelche Plattitüden? Nachdem sie jahrelang ihre Gefühle behütet hatte, hatte sie es zugelassen, sich in ihn zu verlieben, und während sie täglich Augenblicke voller Glück und Aufregung erlebte, wusste sie doch, dass es für sie beide kein für immer gäbe.

Immerhin konnte sie sich mit dem Gedanken trösten, dass es, wenn sie nach den Ehen ging, die sie gesehen hatte, für die meisten kein Für-immer gab. Aber das war nur ein schwacher Trost. Sie war noch nie wie »die meisten« gewesen. Sie wollte nur Dean; im Moment hatte sie ihn auch, aber sie wollte, dass ihr gemeinsames Glück andauerte.

Es war wieder Frühling, und sie fuhr nach Europa zu den

Modenschauen. Diesmal hielt sie nach keinem jungen Mann Ausschau, mit dem sie einen Flirt haben könnte, und mehrmals rief sie Dean an, nur um seine Stimme zu hören. Aufgrund der Zeitverschiebung und seines unregelmäßigen Tagesablaufs erreichte sie ihn nur einmal. Sie konnte es kaum erwarten, wieder bei ihm zu Hause zu sein. Sie fragte sich, ob er sie wohl betrog, während sie weg war, und rügte sich selbst, weil sie so eifersüchtig und töricht war. Wäre er darauf aus, sie zu betrügen, konnte er es auch tun, während sie in New York war. Sie hatte lange Arbeitszeiten, und sein Zeitplan war dagegen flexibel, so dass er tun und lassen konnte, was er wollte. Das war das Problem am Verliebtsein: Man machte sich zu viele Gedanken. Man wollte, dass das Objekt seiner Liebe glücklich war, aber nur, wenn man selbst der Grund dafür war.

Dean schien glücklich. Er war aufmerksam und romantisch. Im Bett war er nach wie vor unersättlich. Nachdem sie sich geliebt hatten, schnurrte er beinahe wie Sweet Pea. Wenn Annabel seine dichten schwarzen Haare streichelte, schmiegte Dean seinen Kopf in ihre Hand, genau wie eine Katze, ganz sinnlich, um ihre Berührung besser zu spüren, sich an sie zu drängen, sich verwöhnen zu lassen. Annabel liebte es, wie hemmungslos egoistisch seine Sinnlichkeit war, denn sie schien Annabel auch verletzlich. Er war so offen. Er hatte keine Angst davor zu zeigen, was er brauchte. Er wusste, sie würde ihn nicht abweisen, oder ihn verlassen.

Seit sechs Monaten lebten sie nun zusammen, und Annabels Leben hatte sich dermaßen verändert, dass sie sich fragte, ob sie es ertragen könnte, je wieder allein zu leben. Sie hatte jemandem, mit dem sie reden oder schweigen konnte, die Zeitung lesen und zusammen essen konnte, spazieren oder spontan ins Kino gehen konnte. Ihre Wohnung war erfüllt von den Geräuschen eines Menschen, den sie liebte. Seine Kleidung und seine Lieblingsgegenstände befanden sich dort. Einmal hinterließ sie ihm eine Nachricht am Kühlschrank: »Gehe einkaufen. Schreib auf, was du möchtest.« Und er schrieb darunter: »Liebe.«

An seinem Geburtstag führte Annabel ihn zum Abendessen ins Four Seasons aus. Sie saßen nebeneinander auf einer dunkelbraunen Ledersitzbank mit Blick auf das Wasserbecken im luftigen Pool-Zimmer mit seinen hohen Decken und den Bäumen darin, aßen knusprige Riesengarnelen mit Senfsauce und tranken Champagner – und sie hielten unter dem Tisch Händchen, so wie bei ihrer ersten Verabredung. Als Überraschung hatte Annabel den Koch gebeten, einen kleinen Geburtstagskuchen zu backen. Ihr Geschenk war ein enorm kostspieliger, zwei Meter langer Kaschmirschal mit Fransen an den Enden in einem wundervollen Farbton, etwas heller als marineblau, der zu seinen Augen passte.

Genau so einen Schal hatte sie auch Max zu seinem letzten Geburtstag seines Lebens geschenkt, nur dass seiner weiß gewesen war. Als sie den Schal für Dean ausgesucht hatte, hatte sie einen Augenblick gezögert, sich daran erinnert. Sie hatte Max geliebt, und sie liebte Dean, auf andere Weise. Sie entschied, dass es weder makaber noch sentimental war, wenn sie beiden das gleiche Geschenk machte. Sie hatten beide mehr Stil als alle Männer, die sie je kennengelernt hatte.

Auf die Karte schrieb sie: »Und noch eine Art, dich an mich zu binden.« Nur wenige Monate zuvor hätte sie sich niemals getraut, etwas Derartiges zu schreiben, doch inzwischen wusste sie, dass es ihm gefiele, es ihm schmeicheln würde, er nicht das Gefühl hätte, sie würde zu schnell vorgehen oder zu viel voraussetzen. Er *wollte* an sie gebunden sein. Sie ertappte sich dabei, wie sie an berühmte Paare dachte, die trotz großen Altersunterschieds zusammen glücklich waren, und schließlich ließ sie es zu, dass sie daran glaubte.

Zurück in ihrer Wohnung an dem Abend nahm Dean seinen Geburtstagsschal ab, schlang ihn um sie beide und zog Annabel fest an sich. »Das war der schönste Geburtstag, den ich je hatte«, sagte er. »Ich liebe dich so sehr.«

Wie konnte sie es nicht zulassen zu glauben, es würde andauern?

Sonntags fuhren sie hin und wieder zu Chris und Alexander aufs Land. Dean verstand sich gut mit allen von Annabels Freunden, und sie sich mit seinen. Chris ging mittlerweile zu einem Ernährungsmediziner, und sie hatte etwas abgenommen. Ihr Gesicht war nicht mehr so aufgedunsen, und sie sah schon viel gesünder aus. Sie hatte sich mit der Tatsache abgefunden, dass ihre Diät nicht über Nacht Erfolge zeigen würde, aber sie war ganz begeistert von Dr. Fields; so begeistert, dass sie Annabel an die Frauen erinnerte, die sich in ihren Gynäkologen verguckten, wenn sie schwanger waren, weil es ihnen so vorkam, als würden sie miteinander ein neues Lebewesen erschaffen.

»Ich liebe Dr. Fields«, wiederholte Chris immer wieder. »Er ist so nett. Er versteht mich wirklich.«

»Mein Rivale«, sagte Alexander mit einem Glucksen.

Alexander hatte es nicht böse gemeint, aber zum ersten Mal war Annabel richtig wütend auf ihn. Über den Tisch hinweg begegnete sie dem Blick von Chris, und dann sahen sie beide weg. Annabel wusste von Alexanders großer Romanze mit James. Zwar lud Alexander ihn nicht mehr aufs Land ein, seitdem Chris es herausgefunden hatte, doch die Affäre lief trotzdem weiter, und Chris bemühte sich tapfer, es zu überspielen und ihr Leben auf die Reihe zu bekommen. Annabel wünschte, es gäbe tatsächlich einen Rivalen. Cameron, oder selbst Dr. Fields ... irgendwen.

Dean freute sich sehr, dass Chris eine Diät machte und abnahm. Er konnte nicht verstehen, warum sie mit Alexander zusammenblieb; solche Loyalität zu jemandem, der seiner Meinung nach ein hoffnungsloser Fall war. »Du würdest das nicht tun«, sagte er einmal zu Annabel, als sie darüber sprachen.

»Nein. Aber ich bin auch nicht wie Chris.«

»Du würdest es nie zulassen, dass ein Mann dich mit Füßen tritt.«

»Ich hoffe doch«, sagte sie.

»Aber du könntest natürlich auch jeden haben, den du dir aussuchst«, sagte Dean.

»Danke schön«, sagte sie.

Anstatt es als Kompliment aufzufassen, hätte sie es womöglich als Warnung verstehen sollen. Sagten einem Männer nicht, man könne doch jeden haben, wenn sie davon ausgingen, dass man bald nach einem Ersatz Ausschau halten musste? Aber wie konnte sie so etwas denken? Sie war eingelullt in ihrem Glück und ihrer Zufriedenheit.

Mitunter war Dean inzwischen schlecht gelaunt, schien sogar traurig, doch wenn Annabel ihn fragte, was los sei, und er antwortete, er sei eben so, nahm sie es ihm ab. Die meiste Zeit über war er glücklich. Wann immer er ihr rastlos vorkam, überlegte sie sich, was sie zusammen unternehmen konnten, das ihm Spaß machen würde. Sie hatte viel mit der Boutique und ihren geschäftlichen Verpflichtungen zu tun. Er arbeitete an einer neuen Serie von Bildern in seinem Atelier downtown. Sie sprachen über die Möglichkeit, im Sommer zusammen einen Kurzurlaub zu machen, Annabel hatte auch schon zuvor das Geschäft mit den

Mädchen allein gelassen, wenn sie auf Geschäftsreise war. Die Tatsache, dass es ihr und Dean offenbar nicht gelingen wollte, einen passenden Termin zu finden, bereitete ihr keine Sorgen ...

An Annabels Geburtstag rief Emma von ihrem Drehort aus an und schickte ihr Blumen in den Laden. Chris führte sie zum Mittagessen aus, aß wenig, notierte alles, was sie gegessen hatte, auf einer kleinen Liste, die sie in einer Klarsichthülle in ihrer Handtasche mit sich trug, und schenkte Annabel ein Kissen, das sie selbst bestickt hatte. Der Text lautete: *Rothaarige haben mehr Spaß.*

»Ich sticke viel in letzter Zeit«, erklärte sie. »So haben meine Hände etwas anderes zu tun, als mir Essen in den Mund zu stopfen.«

Am Abend führte Dean sie in das gleiche Restaurant aus, in das sie ihn an seinem Geburtstag ausgeführt hatte: Das Four Seasons. Einen Moment lang kam es Annabel in den Sinn, dass ihm das gar nicht ähnlich sah. Das hier war ihre Welt, nicht seine. Seine Welt waren süße kleine Bistros, SoHo, TriBeCa. Das machte zum Teil den Reiz ihrer Beziehung aus: dass sie einander ein anderes Leben nahebrachten, Abwechslung boten. Doch sie tat den Gedanken ab als verletzend und undankbar. Er war von seinem Abendessen so beeindruckt gewesen, dass er ihr ganz einfach das Gleiche bieten wollte. Sein Geschenk war da schon viel typischer für ihn: eine sehr moderne schwarze Modeschmuck-Kette mit Sternen aus glänzendem Acrylglas, die den Eindruck erweckten, Kristalle würden herabbaumeln. Er erzählte ihr, dass eine seiner Freundinnen aus SoHo, die Schmuckdesignerin war, sie extra für Annabel angefertigt hatte, und das berührte sie sehr. Die Kette passte hervorragend zu ihren Farben. Sie war perfekt.

»Das ist mein bester Geburtstag«, sagte sie glücklich. »Der beste, den ich je hatte.«

»Das freut mich«, sagte Dean.

Am Sonntag, auf den sie sich immer freuten, denn es war ihr einziger Tag in der Woche, den sie gemeinsam verbrachten, wollte Dean in den Zoo gehen. Als sie dort ankamen, wollte er sich auf die Terrasse vor der Cafeteria setzen und einen Kaffee trinken. Annabel war es recht, auch wenn sie es ein wenig merkwürdig fand, da sie gerade erst ausgiebig gefrühstückt hatten. Doch es war ein schöner Tag, und sie war glücklich, mit ihm hier zu sein, auch wenn es nicht unbedingt romantisch war, inmitten von Fremden, größtenteils Familien mit lärmenden Kindern, zu sitzen.

»Ich muss dir etwas sagen«, fing er an. Er sah hinab auf seinen Pappbecher Kaffee, den er noch nicht einmal angerührt hatte, und dann auf seine Hände. Er sah überallhin, nur Annabel sah er nicht an. Sie spürte die bekannte Angst in sich aufsteigen.

»Was denn?«, wollte sie wissen.

»Ich gehe zu Monica zurück.«

Annabel hatte das Gefühl, seine Hände würden sie würgen. Der Schmerz war so überwältigend, dass sie ihn aussperrte. Sie versuchte, nicht zu keuchen, auch wenn sie kaum atmen konnte. »Warum?«, fragte sie dümmlich nach. *Du hast doch gesagt, du liebst sie nicht*, dachte sie. *Du hast gesagt, du liebst mich.*

»Mir ist klargeworden, dass ich sie heiraten sollte.«

»Was meinst du damit?«, fragte Annabel. »Wir leben nicht mehr Anfang des Jahrhunderts. *Warum* solltest du sie denn heiraten?«

»Weil ... ich sie liebe. Und ich will mit ihr zusammen sein und Kinder bekommen. Ich habe viel darüber nachgedacht. Du hast mir sehr geholfen. Das hier war eine wichtige Phase in meinem Leben, die Zeit, die du und ich zusammen verbracht haben. Ich will, dass du weißt, dass ich dich wirklich geliebt habe. Aber ich will zu Monica zurück.«

Bill Wood, dachte sie. Und all die anderen Männer, die ganze Collegezeit über, die beschlossen hatten, dass sie sie nicht mehr liebten. Ihre verkorkste Ehe mit Rusty ... Fehler, all die Jahre Fehler, bis Annabel sich schließlich gegen die Liebe und stattdessen für vorsichtige Zweckmäßigkeit entschieden hatte. Und nun, gerade als sie dachte, sie sei auf der sicheren Seite und vernünftig, und es zugelassen hatte, dass sie sich wieder verliebte, saß Dean hier vor ihr und riss ihr in aller Seelenruhe das Herz aus der Brust. Männer gingen mit einem immer an einen öffentlichen Ort, wenn sie einem das Leben ruinierten, weil sie Angst hatten, man könnte ihnen eine Szene machen. Bis auf die schlimmsten Feiglinge natürlich, die einfach verschwanden.

»Sag etwas«, bat er sie.

Was gab es da noch zu sagen? Wie praktisch es war, dass Monica nie eine eigene Wohnung gefunden hatte? Dass Annabel sicher war, er hatte unzählige Gelegenheiten gehabt, sich mit Monica zu treffen, obwohl er doch angeblich so unsterblich in Annabel verliebt gewesen sein sollte? Dass er sie möglicherweise nie wirklich geliebt hatte, aber ganz bestimmt auch Monica nicht liebte und wahrscheinlich niemanden lieben konnte? Dass er bald seine Ehe und seine Kinder hätte, sein bequemes, sesshaftes Familienleben, und dass er dann fremdgehen würde? Sie erinnerte sich an all die Gelegenheiten, bei denen sie sich gefragt hatte, wie ein Mann einen erst lieben und dann auf einmal beschließen konnte, dass er einen nicht mehr liebte, und an die Gelegenheiten, bei denen sie sogar nachgefragt hatte, wie das sein konnte, jedoch nie irgendeine Art von Antwort darauf bekommen hatte.

Oh, Dean, dachte sie, du hast mich geliebt. Du hast mich geliebt. Ich war so glücklich. Ich war so sicher, dass du mich liebst. Ich liebe dich so sehr, ich kann dich nicht einmal dafür hassen, dass du mich als Auszeit benutzt hast.

»Es war nett von dir, meinen Geburtstag abzuwarten«, sagte sie.

»Den Seitenhieb habe ich wohl verdient«, sagte er.

»Allerdings«, murmelte sie zuckersüß.

Noch am selben Abend packte er seine Sachen und war weg. Er sagte nicht einmal, dass er hoffte, sie würden Freunde bleiben, und auch Annabel schlug es nicht vor. Er ging zu seiner Freundin zurück, mit der er ein Fünftel seines Lebens verbracht hatte und nun vorhatte, den Rest seines Lebens zu verbringen. Annabel war so von Tränen erfüllt, dass sie sich von innen wund anfühlte, doch sie konnte nicht weinen. Ein paar Tränen standen ihr in den Augen, und ihre Stimme zitterte, aber ihr Schluchzen und ihre Schmerzen waren schon so lange in ihr vergraben, dass sie sie nicht hervorbrachte. In ihrer Wohnung war es unnatürlich still. Wo Dean gewesen war, gab es nun nur noch Leere. Sie hatte sich an die Geräusche und an seine Gegenwart gewöhnt, und jetzt war das Zuhause, in dem sie einst ihre Unabhängigkeit und ihre Freiheit so genossen hatte, ein Ort, an dem sie sich einsam und verlassen fühlte.

Sie legte Musik auf, nahm sie jedoch kaum wahr. Sie saß da und starrte an die Wand, ein Glas Wein in der Hand, Sweet Pea auf dem Schoß. Sie rief bei Chris an, aber niemand nahm ab; vermutlich waren sie gerade auf dem Heimweg vom Land. Max konnte sie nicht anrufen. Obwohl Annabel von Anfang an gewusst hatte, dass Dean nicht für immer ihr gehören würde, war sie nicht auf den Schock und den Schmerz vorbereitet gewesen, als er sie verließ.

Junge Männer suchten nach etwas anderem als Annabel. Ein junger Mann wollte eine Ehefrau und ein Kind; sie war bereits Ehefrau gewesen und hatte ein Kind – das wollte sie nicht mehr. Wahrscheinlich könnte sie nicht mal mehr ein Kind bekommen, selbst wenn sie es versuchte. Nur warum fühlte sie sich dann immer zu so jungen, so unmöglichen, so unbeständigen Männern hingezogen? Nie warf sie Männern in ihrem Alter auch nur einen Blick zu; es war, als wären sie allesamt unsichtbar.

Jüngere Männer waren so sexy, so schön, so hypnotisiert von Sinnlichkeit und Lust. Ihr Körper war straff, ihr Verstand sprang hierhin und dorthin, sie langweilten sich schnell, und ungeduldig wollten sie entdecken, was noch vor ihnen lag.

Junge Männer waren so ungefährlich.

Kapitel fünfzehn

Zum ersten Mal seit sie achtzehn war, oder vielleicht zum ersten Mal überhaupt, war Chris der wichtigste Mensch in ihrem eigenen Leben. Und der wichtigste Mann in ihrem Leben war ihr Ernährungsmediziner. Es war sieben Uhr morgens, und in dem Versuch, für ihren wöchentlichen Termin vor der Arbeit die Erste zu sein, damit sie nicht zu lange warten musste, marschierte Chris entschlossen zu Dr. Fields Praxis. Zum ersten Mal seit Monaten warf sie dabei einen Blick auf ihr Spiegelbild in den Schaufenstern. Sie sah besser aus, beinahe wieder normal. *Nicht mehr lange*, dachte sie, *nicht mehr lange* ...

Sie saß Dr. Fields an seinem großen Schreibtisch gegenüber, er in seinem weißen Arztkittel, sie in ihrem neuen, khakifarbenen Kleid, das sie für die Übergangsphase zwischen ihren alten, schwarzen, wallenden Kleidern, die mittlerweile viel zu wallend für sie waren, und ihren körperbetonten Kleidern, die noch zu eng saßen, gekauft hatte. Das neue Kleid war aus federleichter Baumwolle, denn Dr. Fields bestand darauf, seine Patienten bekleidet zu wiegen. Chris fand das ungerecht. Jedes Mal, bevor sie auf seine Waage stieg, nahm sie ihre Uhr ab, und selbstverständlich frühstückte sie erst, nachdem sie bei ihm gewesen war.

Er sah sich die Liste an, auf der Chris entsprechend seiner

Vorgaben alles notiert hatte, was sie in der vergangenen Woche gegessen hatte, und sie sah Dr. Fields an. Er hatte hübsche blaue Augen, gewellte braune und von etwas Grau durchzogene Haare und aristokratische Gesichtszüge. Chris nahm an, dass er schlank war, weil er ein gutes Vorbild für seine Patienten abgeben musste, aber da er stets seinen locker sitzenden weißen Kittel trug, konnte niemand das genau beurteilen.

Dort auf seinem Schreibtisch, wie Miniaturausgaben der Skulpturen von Claes Oldenburg, lagen ein Plastiksteak, ein Plastikklumpen Spinat, ein leerer Becher Hüttenkäse und eine leere 100-Gramm-Dose Thunfisch. Dr. Fields lehrte einen, wie man seine Portionen kontrollierte und was zulässige, was untersagte Lebensmittel waren, und er erlaubte seinen Patienten nicht, die Kalorien zu zählen. Nach einer Weile konnte man einschätzen, was etwas wog, indem man es lediglich auf dem Teller ansah. Wog es mehr, als einem erlaubt war, musste man etwas übriglassen. Das war für Chris nicht schwer, denn am Ende einer Mahlzeit war sie satt. Der schwierige Teil begann etwa eine Stunde später, wenn ein Hungergefühl in ihr aufkam. Um vier Uhr nachmittags war sie völlig ausgehungert, und das Stückchen Obst, das sie dann essen durfte, war ein Witz. Manchmal, gegen Mitternacht, hatte sie solchen Hunger, dass sie nicht schlafen konnte, und dann blieb sie wach und dachte an Essen und trank mehrere Gläser Wasser, bis sie aus purer Erschöpfung schließlich einschlief. Ständig hatte sie Hunger. Das kam ihr besonders ironisch vor, denn sie hatte nicht aus Hunger so viel gegessen, dass sie übergewichtig wurde.

Man hatte ihr nicht beibringen müssen, was dick machte; sie wusste es. Sie hatte immer darauf geachtet, was sie aß, war immer dünn gewesen. Was sie brauchte, war moralische Unterstützung, psychologische Stärkung; jemanden, dem es genauso wichtig war wie ihr, dass sie abnahm, sogar wichtiger, und der ihr eine Art wohlwollender Trainer war, kein Polizist. Sie wollte niemanden, der sie beherrschte; das kannte sie schon. Sie wollte sich selbst unter Kontrolle haben.

Dr. Fields las sich ihre nahezu einwandfreie Aufstellung durch. »Ein Napfkuchen mit Schokoladentropfen?«, hakte er nach, und in seinem Blick lag mehr Belustigung angesichts der Absurdität des Eintrags als Tadel wegen ihres Verstoßes. »Den ganzen?«

»Na ja, fast den ganzen«, antwortete Chris. Sie wusste noch, wie sie im Dunkeln im Wohnzimmer gesessen hatte, den Kuchen auf dem Schoß, und mit einem Löffel direkt in die Mitte hinein gegraben hatte. Den zerstückelten Rand hatte sie schließlich weggeworfen. Es war an einem der Abende gewesen, als Alexander bei James war.

»Warum?«

»Ich hatte das Gefühl, mein Blutzucker wäre zu niedrig«, sagte sie.

»Ihr Blutzucker ist völlig in Ordnung«, sagte er. »Sie wollten den Kuchen einfach.«

»Ich war deprimiert.«

»Und danach, haben Sie sich da besser gefühlt?«

»Ja und Nein.«

»Wenn Sie soweit sind, dass Sie Ihr Gewicht nur noch halten wollen, werden Sie in Maßen auch Nachtisch essen können«, sagte Dr. Fields.

»Ich weiß.«

»Bekommen Sie diese Gelüste zu einem bestimmten Zeitpunkt?«

Unverbindlich zuckte Chris die Achseln. »Wenn mein Mann

beim Squash ist.« Sie und Alexander spielten einander immer noch vor, es gäbe einen Squash-Abend, obwohl Alexander James inzwischen nahezu jeden Abend traf und oft noch nach dem Abendessen zu ihm ging. Chris wusste das, und Alexander wusste, dass sie es wusste, und beide logen sie ihren Sohn an.

»Hilft die Stickerei nicht?«, wollte Dr. Fields wissen.

»Doch. Meine ganze Wohnung ist voll davon. Ich mache Geschenke für alle.«

»Bis auf den Kuchen haben Sie die letzte Woche sehr gut gemeistert«, sagte Dr. Fields. »Sie nehmen in genau dem Tempo ab, das ich mir für Sie wünsche. L-S-V: langsam, stetig und vernünftig; der beste Weg, um sein Gewicht auch zu halten.«

»L-S-V«, wiederholte Chris. »Langsam aber sicher verhungern.«

Er lachte und gab ihr eine neue unausgefüllte Liste, auf der über jeder Spalte der Wochentag eingetragen war. »Diese Woche möchte ich, dass Sie es hundert Prozent durchhalten. Versuchen Sie es, ja?«

»Das werde ich«, sagte Chris.

Wenn sie die Praxis verließ, ging es ihr jedes Mal besser. Dann hatte sie das Gefühl, vor ihr läge wieder eine Zukunft. Sie machte für ein karges Frühstück einen Halt zu Hause und ging dann ins Büro. Normalerweise war sie so gut gelaunt, dass sie zu Fuß ging.

Zu Hause hatte sie einige Veränderungen vorgenommen, die den Übergang zu ihrem neuen, unabhängigen Leben widerspiegelten. Als Erstes war sie aus Alexanders Bett ausgezogen. Sie hatte sich eines dieser gepolsterten Betten gekauft, die aussahen wie ein Sofa, sich aber in ein bequemes französisches Bett verwandelten, wenn man die Kissen (auch die vielen mit ihren Stickereien darauf) herunternahm, und hatte es ins Wohnzimmer gestellt. Nicholas hatte mittlerweile seinen eigenen Fernseher in seinem Zimmer, und die Bar hatte Chris in den Salon gestellt. Wenn sie und Alexander vor dem Abendessen ihr Glas Wein tranken – was sie kaum noch taten, seitdem sie auf Diät war und er sein Glas Wein für gewöhnlich irgendwo anders mit James trank –, taten sie das von nun an im Salon. Hatten sie Gäste, baten sie sie in den Salon und ins Esszimmer, und niemand machte sich irgendwelche Gedanken darüber. Chris' Toilettenartikel standen im ans Wohnzimmer angrenzenden Bad, die wenigen Kleidungsstücke, die sie tragen konnte, hingen in den Wandschränken, ihre Bücher und ihre Arbeitsunterlagen lagen auf den Tischen. Es war ihr eigener Raum, ihre Selbstachtung.

Es war Chris' Zimmer.

Wie lange war es her, dass Alexander sein geheimes Zimmer in seiner Wohnung in Paris hatte? Das Zimmer, das er Alexanders Zimmer nannte und in dem er sein verborgenes Leben führte ... Wie unschuldig Chris gewesen war, als sie ihm nach Paris folgte, auf ihn wartete ... Und dann jener Tag in diesem anderen furchtbaren November, an dem sie unerwartet in seiner Wohnung aufgetaucht und dem jungen Mann begegnet war, das Zimmer entdeckt hatte. Es war so lange her, dass sie und Alexander inzwischen andere Menschen waren. Jetzt hatte Chris ihren eigenen privaten Raum. Sie hatte nichts Verbotenes zu verbergen, aber das spielte keine Rolle.

Alexander machte es nichts aus, dass sie ihr eigenes Zimmer hatte, es nahm ein wenig Druck von ihrer Beziehung. Nicholas machte sich natürlich Sorgen. Chris hatte ihm erzählt, dass sie und Alexander einen so unterschiedlichen Tagesablauf hatten, dass es einfacher für sie war, wenn sie ein eigenes Zimmer hatte – für ihre Arbeit. Sie erklärte, Alexander und sie wollten eine Weile lang getrennte Leben führen, aber dass sie noch immer eine Familie waren und sich liebten. Nicholas ließ sich davon kein bisschen täuschen. Wie jemand, der auf die nächste Hiobsbotschaft wartet, wartete er auf die Scheidung, und nichts, was Chris oder Alexander sagten, konnte ihn beruhigen.

Die Ironie daran war, dass sie keinerlei Absicht hatten, sich scheiden zu lassen. Sie versuchten lediglich zu überleben.

Bei Chris im Büro schien Cameron wieder öfter aufzutauchen. Auf dem Weg zu einem Meeting oder danach kam er vorbei, um Hallo zu sagen, und schließlich lud er sie zum Mittagessen ein. Insgeheim amüsierte es sie, dass sie ihre Lunchverabredungen gerade dann wieder aufnahmen, als Chris wieder wie ihr früheres Ich auszusehen begann. Als sie ihren Chefsalat nur mit Truthahn und Käse, ohne Schinken – und ohne Dressing – bestellte und anschließend auf ihrer kleinen Liste notierte, was sie gegessen hatte, sah Cameron ihr interessiert zu.

»Sie haben stark abgenommen«, sagte Cameron. »Das fordert viel Mut.«

»Und eine hohe Schmerzgrenze«, sagte Chris lachend. »Manchmal, wenn ich bei meinem Arzt im Wartezimmer sitze, spreche ich mit den anderen Patienten, und sie sagen, sie hätten nach ein paar Wochen gar keinen Hunger mehr. Das ist mir nie passiert. Ich kann mich nicht daran erinnern, dass ich Hunger gehabt hätte, als ich noch dünn war, außer vor dem Essen, und das ist ja normal. Aber wenn man erst einmal dünn geworden ist, hat man sich anscheinend an die Entbehrungen gewöhnt, und dann kommt es einem ungeheuer viel zu essen vor, wenn man nicht noch mehr abnehmen soll.«

»Sie sollten einen Artikel darüber für die Zeitschrift schreiben«, schlug Cameron vor.

»Ich? Ich schreibe doch gar nicht.«

»Darüber könnten Sie schon schreiben. Sie haben es selbst erlebt. Außerdem bearbeiten Sie manche Texte doch, ich kenne Ihre Arbeit. Sie sind gut.«

Er war so enthusiastisch, dass Chris zu denken begann, sie könnte es wirklich. Sie erinnerte sich daran, wie er sie eingestellt hatte, ganz instinktiv, und dass er richtig in der Annahme gelegen hatte, was sie alles konnte. Vielleicht konnte sie tatsächlich einen Artikel über ihre Diät verfassen. Wie genial musste er schon sein? Sie konnte ein paar Anekdoten von Dr. Fields zusammentragen, und selbst hatte sie auf jeden Fall auch zur Genüge.

»Wir haben aber schon oft etwas über meinen Arzt gebracht«, warf sie ein.

»Versuchen Sie nicht, sich davor zu drücken. Das wird Ihre Geschichte, nicht seine. Außerdem ist er ein guter Arzt, mir ist es egal, wie oft wir etwas über ihn bringen.«

»Einverstanden«, sagte sie.

An den langen Abenden, an denen sie nach dem Essen über ihrem Beitrag brütete, während Alexander ausgegangen war, fühlte Chris sich sowohl verängstigt als auch glücklich. Sie wollte Cameron gefallen und nicht wie eine Dumme dastehen, aber er war sich ihres Erfolgs so sicher, dass sie sich mehr auf seine Anerkennung freute, als dass ihr bange war. Er war zu einer Art Mentor für sie geworden. Vielleicht war er das von Anfang an gewesen. Sie ließ es zu, dass sie darüber nachdachte, wie nett er war, und dann kehrten schließlich ihre Gedanken an Sex zurück, und wie ein Schulmädchen saß sie vor ihrer Schreibmaschine und starrte ins Leere. Das Einzige, was sie an die Arbeit zurückbringen konnte, war der Gedanke daran, dass sie es für ihn tat.

Das hatte sie so nicht geplant. Sie wollte nicht wieder von

einem Mann abhängig sein. Es war verrückt. Aber sie hatte Cameron schon immer gemocht; er war nicht nur ein Zufluchtsort, an den sie sich retten konnte. Sie war sogar vor ihm davongelaufen. Irgendwie brachte sie es fertig, ihren Artikel zu beenden.

Cameron fand ihn großartig. Er sagte, er sei nicht nur informativ, sondern auch unverschämt lustig, und andere Frauen würden sich damit identifizieren. Chris atmete gerade erleichtert auf, da gab er ihr schon die nächste Aufgabe.

»Aber ich schreibe doch gar nicht!«, sagte sie wieder.

»Jetzt schon«, entgegnete er.

Nach der Arbeit lud er sie auf einen Drink ein. Sie gingen in eine kleine dunkle Kneipe in der Nähe vom Büro; nichts Besonderes, nur ein kurzer, zwangloser Drink, kein Date. Sie setzten sich an die Bar auf die unbequemen hohen Hocker dort und nicht an einen Tisch. Chris sah das Schälchen mit Erdnüssen, und das Wasser lief ihr im Munde zusammen. Sie bestellte ein Glas Weißwein; drei die Woche durfte sie trinken, und das hier wäre eins davon. Man konnte nicht alles im Leben aufgeben. Außerdem war es wie ein Fest, mit Cameron zusammen zu sein, selbst an einem Ort wie diesem.

»Meine Frau gibt heute Abend eine Dinnerparty«, sagte er. »Ich muss gleich nach Hause und mich schick machen. Ansonsten hätte ich Sie ins ›21‹ ausgeführt.«

»Ihre Frau?«, sagte Chris. »Das hört sich aber merkwürdig an. Nicht ›wir‹ geben eine Dinnerparty.«

»Das tun wir auch nicht«, sagte er ausdruckslos. »Sie tut es. Sie gibt für ihr Leben gern Dinnerpartys. Ihre Freunde sind alle langweilig. Ich würde lieber ins Bett gehen und lesen.«

Der Wein war Chris sofort zu Kopf gestiegen, und das verlieh ihr Mut. Ihr kam der Gedanke, wie ironisch es doch war, dass sie als junge Frau Unerhörtes gesagt hatte, weil sie nicht verhindern konnte, dass es aus ihr herausplatzte, sie aber inzwischen zu einer besonnenen Erwachsenen geworden war, die nachhelfen musste, damit sie sie selbst sein konnte. »Ich hätte Sie gar nicht als Pantoffelheld eingeschätzt«, sagte sie.

»Ich bin auch keiner«, sagte er, ganz und gar nicht gekränkt. »Ich bin nett. Ich nehme an ihren langweiligen gesellschaftlichen Ereignissen teil, und sie lässt mich in Ruhe.«

»Sind Sie glücklich?«, entfuhr es ihr.

Er lächelte. »Sind Sie es denn?«

»Ich habe zuerst gefragt«, erwiderte sie.

»Das stimmt wohl. Ich liebe meine Kinder. Sie sind noch sehr klein. Ich war vorher schon mal verheiratet, hatte aber noch keine Kinder. Ich könnte ihr Großvater sein. Ich schätze, deswegen habe ich auch so viel Freude an ihnen; ich kann mir teure Kindermädchen leisten, die sie mir abnehmen.«

»Sie sind ja furchtbar«, sagte Chris.

»Halb unernst, halb furchtbar«, sagte er. »Und Sie?«

»Was?«

»Sind Sie glücklich?«

»Wenn ich das wäre, glauben Sie, ich hätte mich selbst in so einen Koloss verwandelt?«, sagte sie leichthin.

»Andere sind damit überglücklich«, sagte er. »Das wusste ich nicht.«

»Nun ja, jetzt wissen Sie es.«

»Ich gebe niemals auf«, sagte er.

»Was meinen Sie damit?«

»Ganz einfach das.« Er sah auf seine Uhr und bat um die Rechnung. »Wenn Sie es nicht wollen, dann muss es gar nichts bedeuten.«

Oh Gott, dachte sie.

Am Abend zu Hause dachte sie darüber nach, und im Büro am nächsten Tag auch, und sie wusste, es bedeutete, er war noch immer an ihr interessiert. Es war wieder Juni, und die Verkaufstagung stand bevor. In diesem Jahr würde sie in Los Angeles stattfinden. Sollte etwas passieren, dann dort. Chris konnte sich nicht vorstellen, Alexander in New York zu betrügen, es war einfach zu nah – auch wenn ihn das nie davon abgehalten hatte.

Jetzt, da sie jedes Wochenende auf dem Land verbrachten, hatte Chris eines der Gästezimmer in ihrem Landhaus in ihr eigenes umgewandelt. Ihre räumliche Trennung war also vollendet. Alexander war ihr gegenüber nett und herzlich, vergleichbar mit seiner Art vor all den Jahren in Paris, als sie sein Geheimleben entdeckt hatte, und mit einem schweren Anflug von Traurigkeit wurde Chris bewusst, dass sich der Kreis geschlossen hatte. Sie hätten beste Freunde sein sollen wie Max und Annabel, nicht Geliebte, nicht verheiratet. Doch Alexander war nie wie Max gewesen, er konnte sich selbst und sein Leben nicht akzeptieren. Und Chris war nicht wie Annabel, unverwüstlich, offen für Veränderungen. Sie war dazu verurteilt, bis in alle Ewigkeit nur einen Mann zu lieben, egal, wie er sie behandelte.

Allerdings durfte sie für jemand anderen schwärmen. Das hatte sie beschlossen, und dieses Wissen löste bei ihr im Wechsel ein Gefühl von Panik und Euphorie aus. Neben ihren üblichen Verpflichtungen als leitende Redakteurin legte sie zusätzliche Arbeitsstunden ein, um ihre Artikel zu schreiben, sie ging immer zu Fuß ins Büro und wieder nach Hause, und sie schien nur ausgesprochen wenig Schlaf zu brauchen. Nicholas hatte beschlossen, die Sommerferien erneut ohne seine Eltern in einem Tennislager mit ein paar Schulfreunden zu verbringen, und Chris fand, es sei vermutlich auch besser so. Alexander schlug vor, dass er und Chris doch mit ihrem Urlaub warten könnten, bis Nicholas zurück war, so dass sie zu dritt irgendwohin fahren könnten.

»Wie in alten Zeiten«, sagte er.

Chris fragte sich, ob er seine Urlaubstage nicht eigentlich lieber mit James verbringen würde. »Ja«, stimmte sie freundlich zu. »Wie in alten Zeiten.«

Sie traf sich mit Annabel, die immer noch allein war und sich tapfer bemühte, über Dean hinwegzukommen, zum Lunch.

»Los Angeles mit Cameron also«, sagte Annabel. »Läufst du wieder vor ihm weg?«

»Vielleicht will er mich gar nicht.«

»Du denkst nie, dass irgendein Mann dich will.«

»Ist dir klar, dass ein ganzes dummes Jahr vergangen ist?«, fragte Chris. »Kann ich das noch unter langem Umwerben verbuchen?«

Annabel lachte. »Wenn du dadurch ein weniger schlechtes Gewissen hast, dann bitte.«

Chris dachte darüber nach. »Ich weiß nicht, ob ich überhaupt ein schlechtes Gewissen haben werde, oder wie schlecht es wäre, und es ist mir auch egal«, sagte sie schließlich. »Ich weiß nur, dass ich diesmal nicht davonlaufe.«

Kapitel sechzehn

Nachdem die Caldwells von ihrem Skiurlaub in Vail zurückgekehrt waren, brachte Daphne Elizabeth wie versprochen zurück ins Heim. Das Kind musste doch schließlich zur Schule gehen. Elizabeth strahlte und sprudelte nur so vor Freude. Sie packte ihren Koffer aus, umarmte Jane Baldwin und ihre Freunde und lief herum, um sicherzugehen, dass sich auch ja nichts während ihrer erzwungenen Abwesenheit verändert hatte. Mit sinkendem Mut sah Daphne ihr dabei zu. An diesem Ort war Elizabeths Schule – und offensichtlich auch alles andere, was ihr etwas bedeutete.

Nach wie vor holte Daphne sie jedes Wochenende zu sich nach Hause. Nach ein paar Monaten begriff Elizabeth, dass ihre Besuche nur vorübergehend waren, dass sie keine Gefangene war, und sie war weniger unglücklich und weniger aufsässig, doch noch immer packte sie jeden Morgen ihren Koffer und setzte sich neben die Tür, weil sie nicht verstand, wann genau sie wieder abreisen durfte. Obwohl sich Elizabeths Benehmen verbessert hatte, blieb Richard immer häufiger unter dem Vorwand weg, er habe in der Stadt zu tun. Daphne begriff, dass er sie zu einer Entscheidung zwang, und das war ungerecht. Die Jungs waren im Internat, und sie war allein. Sie begann, sich nach einer guten Schule in Connecticut für ein behindertes Kind umzuschauen.

Mittlerweile war es Juni, Zeit, eine Entscheidung für den Herbst zu treffen, wenn sie beabsichtigte, Elizabeth ganz zu sich zu holen. Die Jungen waren über die Sommerferien zu Hause. Das Haus war erfüllt von ihrem Treiben und ihren Freunden. Keinem von ihnen schien Elizabeths Gegenwart etwas auszumachen; sie waren zu beschäftigt. Richard jedoch machte es etwas aus, er fand Ausreden, wenn Daphne zu ihren üblichen Grillpartys einladen wollte, und stimmte einem gesellschaftlichen Leben schließlich nur unter der Bedingung zu, dass Elizabeth nicht mit ihnen zusammen aß. Daphne weigerte sich, Elizabeth auszuschließen, und so gelangten sie zu einem »Kompromiss«: Die Jungen würden ebenfalls nicht dabei sein.

Daphne hatte das Gefühl, ständig das Privatleben aller unter einen Hut bringen zu müssen, damit jeder zur richtigen Zeit am richtigen Ort war. Glücklicherweise durften sowohl Matthew als auch Sam inzwischen selbst fahren. Richard kaufte ihnen ein Auto, das sie gemeinsam nutzen konnten. Nur noch Teddy musste zu seinen Freunden gefahren und wieder abgeholt werden. Daphne hatte mit Richard und einem Haus voll glücklicher Kinder auf dem Land leben wollen. Stattdessen war sie Mussolini, der sich bemühte, dass die Züge pünktlich fuhren.

Und wofür? Eine Phantasie? Richard hatte sich in einen Fremden verwandelt. Selbst im Bett ging er mechanisch vor, nahezu so, als könnte er ebenso gut mit ihr schlafen, wenn sie schon mal da war. Daphne, die diese Veränderung verletzte und traurig machte, hätte ihm eigentlich sagen wollen, er solle sich die Mühe sparen, aber mittlerweile konnte sie nur noch so mit ihm kommunizieren.

Und worüber sprachen dann alle, wenn sie schließlich einen Abend mit anderen Erwachsenen verbrachten? Drogen. Probleme mit ihren Kindern. Selbst einer von Teddys Freunden – noch so jung! – war mit Drogen erwischt worden. Seit dem Vorfall hatten die Eltern, ohne dass sie es sich eingestehen wollten, fast unmerklich angefangen zu spionieren. War man zum Beispiel im Zimmer seines Kindes, um saubere Wäsche einzusortieren, sah man sich um. Man gab Acht. Besser jetzt als später. Auch wenn es dem eigenen Kind niemals passieren könnte … oder?

Es war ein Samstag, heiß, ruhig. Richard war zum Golfspielen zum Country Club eines Freundes gefahren. Im perfekten Leben der Caldwell Familie, was inzwischen so lange her schien, waren sie selbst ihr eigener Country Club gewesen und hatten keinen anderen gebraucht. Aber jetzt waren sie so verstreut. Die Jungen waren am Strand. Elizabeth spielte missmutig in ihrem Zimmer. Im Heim hätte sie andere Kinder gehabt, mit denen sie spielen konnte. Daphne hatte Schuldgefühle und fand sich egoistisch. Vielleicht war all das hier ein Fehler gewesen. Nacheinander ging sie in die Zimmer ihrer Söhne und sah sich beiläufig um in der Hoffnung, nichts Illegales oder Schädliches zu entdecken.

Hätte sie in Jonathans Zimmer geschaut, als er noch lebte, hätte sie einen Hinweis auf das gefunden, was bevorstand? Diesen Gedanken wollte sie nicht zulassen. Doch in ihrem Hinterkopf dachte sie beinahe ununterbrochen darüber nach, während sie annahm, sie denke an etwas anderes.

Und dann, als sie wie ein Dieb in Teddys Schublade herumstöberte, fand sie sein geheimes Tagebuch.

Sie hatte wirklich nicht vor, es zu lesen, wollte lediglich einen Blick hineinwerfen, um herauszufinden, worum es sich handelte. Aber als sie die erste Zeile las, traf es sie wie einen Stich mitten ins Herz, und sie setzte sich auf Teddys Bett und las weiter. Sie las das ganze Buch, komplett, und lange bevor sie geendet hatte, liefen ihr die Tränen in Strömen die Wangen herab.

»Niemand in dieser Familie spricht je über das, was ihn wirklich beschäftigt oder was wirklich wichtig ist.«

Es stimmte.

Daphne hatte nur getan, was sie für richtig gehalten hatte, aber alles war vollkommen falsch gewesen. Wie sehr hatte sie, genau wie Richard, Teddy und vermutlich auch die anderen durch ihre unzumutbaren Forderungen verletzt, so zu tun, als führten sie ein ganz normales Leben. Sie hatte doch nur ihre Familie beschützen wollen. Was hatte Richard gewollt? Daphne wusste es nicht mehr. Sie hätten über Jonathan reden sollen, anstatt dass jeder von ihnen still für sich trauerte. Teddy hatte recht: Daphne benutzte Elizabeth, als wäre sie ein neues Baby, ein Ersatz für Daphnes verstorbenen Sohn, und das war sowohl falsch als auch unmöglich. Sie hatte allen wehgetan, sogar ihr kleines Mädchen hatte sie traurig gemacht.

Sie hätten über alles reden sollen.

Daphne klappte Teddys Tagebuch zu und legte es in das Versteck zurück, wo sie es gefunden hatte. Sie ging ins Bad und wusch sich das Gesicht. Am Abend würde sie Elizabeth wie gewöhnlich ins Heim zurückbringen, aber diesmal wäre es für immer. Sie würde Elizabeth besuchen, aber Elizabeth würde nicht mehr hierherkommen müssen, um als etwas zu dienen, das sie nicht war.

Und dann würden sie reden, sie alle. Sie würden nochmal von vorn anfangen, und auch wenn sie nicht vollkommen glücklich sein könnten, so würden sie zumindest versuchen, einander zu helfen.

Keine Lügen mehr und keine Geheimnisse.

Beim Abendessen konnte sie Richard nicht erzählen, dass dies womöglich das letzte Mal wäre, dass er seine Tochter sah, denn er hatte angerufen, um Bescheid zu geben, dass er mit einem Kunden essen gehen würde, den er im Country Club getroffen hatte. Den Jungen erzählte sie es aber. Sie nickten ernst und stimmten ihr zu, dass es so das Beste sei; sie zeigten weder, wie erleichtert sie waren, noch wie leid es ihnen tat – wenn das überhaupt der Fall war. Daphne dachte, dass das, was sie angesichts der ganzen Sache fühlten, eins der Themen sein könnte, über die sie in Zukunft reden würden, weil sie über alles reden würden, was ihnen passiert war. Sie fragte sich, was Teddy wohl heute Abend darüber in sein Tagebuch schreiben würde. Aber sie würde nicht wieder darin lesen. Sie war auf sich allein gestellt.

Sie hatten früh zu Abend gegessen, damit Daphne Elizabeth rechtzeitig zur Schlafenszeit zurückbringen konnte. Es war eine lange Fahrt. Elizabeth saß glücklich im Auto. Sie hatte ihren Koffer und ihre Puppen; sie wusste, dass sie nach Hause fuhr. »Ich hole dich nicht mehr zu mir nach Hause«, erklärte Daphne ihr. »Ich liebe dich, und du wirst mir fehlen, und ich besuche dich wieder wie früher. Ich bringe dir Geschenke mit.«

»Jane«, sagte Elizabeth fröhlich.

»Genau, gleich siehst du Jane.«

So viel zu den Geschenken.

Daphne hatte Jane nicht erzählt, dass sie insgeheim geplant hatte, Elizabeth bei sich zu behalten, es tat also nicht Not zu erklären, dass sie ihre Meinung geändert hatte. Sie sagte lediglich, dass sie den Besuchsplan wieder anpassen würde. Jane verstand. So etwas passierte nicht zum ersten Mal mit einer Familie, und in diesem besonderen Fall hatte sie schon längst damit gerechnet. Daphne gab Elizabeth einen Abschiedskuss und stand einen Augenblick allein unter dem sternenklaren Nachthimmel, atmete die sommerliche Landluft ein, lauschte dem Zirpen. Dann fuhr sie nach Hause.

Richard war noch immer nicht zurück. Es sah ihm gar nicht ähnlich, abends so spät dran zu sein, wenn er wusste, dass er am nächsten Morgen früh raus musste. Daphne fragte sich, ob er in ein Restaurant gegangen oder im Club geblieben war, aber so oder so würde sie ihm niemals hinterhertelefonieren, auch wenn sie sich ein wenig Sorgen machte. Die Jungen hatten sich ein Video ausgeliehen und sahen sich einen Horrorfilm an. Daphne ging nach oben ins Schlafzimmer, um zu lesen.

Um ein Uhr nachts war sie ernsthaft in Sorge. Richard hatte nicht einmal angerufen. Gedanken an betrunkene Fahrer und Autounfälle rasten ihr durch den Kopf ... Doch dann hätte jemand sie benachrichtigt. Teddy war ins Bett gegangen, und Matthew und Sam sahen sich noch einen zweiten Film an. Wenn man sie ließ, blieben sie die ganze Nacht auf. Daphne war müde und wäre liebend gern schlafen gegangen, aber kaum hatte sie sich umgezogen und ins Bett gelegt, war sie hellwach. Sie war es nicht gewöhnt, ohne Richard zu schlafen. Vielleicht verbrachte er einen so netten Abend, dass er nicht auf die Uhr gesehen hatte. Sie hoffte, das war alles ...

Als das Telefon auf ihrem Nachttisch schrillte, schreckte sie hoch. »Daphne?« Es war die nasale Stimme ihres wortkargen Hausarztes. »Hier ist Dr. Price. Ich habe Richard hier. Er hatte einen leichten Herzinfarkt, aber er scheint in stabiler Verfassung zu sein. Wir behalten ihn zur Beobachtung noch auf der Intensivstation.«

Daphne wurde eiskalt vor Entsetzen. »Herzinfarkt? Wo ist er?«

»New York Hospital.«

»Warum haben Sie ihn denn ganz nach New York gebracht?«

»Er war schon hier.«

Wie seltsam. »Wann ist es passiert?«, fragte sie.

»Gegen acht. Er ist jetzt seit einer Weile in stabilem Zustand, aber ich möchte ihn trotzdem noch ein paar Tage lang im Auge behalten.«

»Ich fahre sofort los«, sagte Daphne.

Sie ließ es unbedeutend wirken, als sie es ihren beiden älteren Jungen erzählte, dann zog sie sich rasch an und sprang ins Auto Richtung Stadt. Richard war immer bei guter Gesundheit gewesen, aber in seinem Alter war er oberster Kandidat für einen Herzinfarkt. Sie erinnerte sich an seine Warnung: Diese Familie verträgt nicht noch mehr Belastung. Hatte er damit etwas angedeutet, was er ihr nicht sagen wollte? Dann war es ihre Schuld ...

Während der Fahrt rauchte sie Kette und dachte an die Ironie dabei – sie hätte diejenige mit einem Herzinfarkt sein sollen, nicht er. Doch Richard behielt all seine Anspannung in sich zurück, verlor nie die Beherrschung, zettelte keinen Streit an, blieb einfach nur von zu Hause weg, wann immer er konnte, versuchte, das Beste aus allem zu machen. Daphne fühlte sich wie ein Bösewicht. Sie kannte keine Frau in ihrem Alter, die Witwe war. Sie wäre die erste ihrer Freundinnen gewesen ... Das machte ihr nur zu bewusst, dass sie älter wurden. *Oh Richard*, dachte sie voller Liebe und Angst und Bedauern, *ich mache es wieder gut. Von jetzt an wird es besser.*

Im Krankenhaus wies eine Schwester sie an zu warten, da Richard gerade einen Besucher habe und er dazwischen seine Ruhe brauche. »Aber ich bin seine Frau«, entgegnete Daphne in vernünftigem Tonfall, der bedeutete, dass die Schwester sich lächerlich aufführte.

»Oh«, sagte die Schwester. Was war das für ein Blick, der so schnell von ihrem Gesicht verschwand, wie er aufgetaucht war? Sie sah auf ihre Uhr. »Setzen Sie sich einfach in den Wartebereich, und dann hole ich Sie in ein paar Minuten ab.«

Daphne entschied stattdessen, im Flur vor der kardiologischen Intensivstation stehen zu bleiben. Ein großes Schild hing dort: *Sauerstoff. Rauchen verboten*. Sie ging auf und ab.

Eine Frau hatte einen Stuhl in den Flur gestellt und sich darauf gesetzt, direkt vor der Intensivstation. Sie war Anfang oder Mitte dreißig, blond und sehr schön, und etwas an ihr kam Daphne beunruhigend vertraut vor. Ein ehemaliges Modell? Vielleicht eine Schauspielerin, oder ein Filmstar, den man außerhalb der Kinoleinwand nicht erkannte? Die Frau betrachtete Daphne ebenfalls, und Daphne fiel auf, dass der gleiche verwirrte Blick auf ihrem Gesicht auftauchte. Dann wurde ihr klar, warum die jüngere Frau ihr so bekannt vorkam: Sie sahen einander ähnlich. Die Frau war Daphne vor zehn Jahren – wie merkwürdig. Daphne lächelte sie entschuldigend an, weil sie sie so angestarrt hatte. Die Frau schenkte ihr ein höfliches kleines Lächeln und wandte sich dann ab.

»Mrs Caldwell«, sagte die Schwester, als sie den Flur entlangkam. »Sie können jetzt zu ihm.«

Die andere Frau, die jüngere Daphne, sog scharf den Atem ein, rang schwach, kaum wahrnehmbar nach Luft vor Schmerz, und sah dann wieder weg. Daphne eilte durch die Türen zu Richard.

Er hatte einen gebogenen Schlauch an der Nase, der ihn mit zusätzlichem Sauerstoff versorgte, und er war an Kontrollgeräte angeschlossen, sah ansonsten aber eigentlich nicht krank aus. Es war schwer zu beurteilen, ob er unter seiner sorgfältig gepflegten Bräune blass war.

»Oh Richard«, rief Daphne, »geht es dir gut?«

»Aber sicher«, sagte er aufmunternd. »Es hat mir nur eine Heidenangst eingejagt, als es passierte. Es tut mir leid, dass du den ganzen Weg in die Stadt fahren musstest.«

»Es tut dir leid?«, fragte Daphne. »Dachtest du etwa, ich würde dich mutterseelenallein hier lassen? Du weißt doch, dass ich dich liebe. Ich hatte solche Angst. Ich gebe mir die Schuld, mein Liebster. In letzter Zeit standst du so unter Druck. Aber von jetzt an wird alles anders.« Sie nahm seine Hand, und er drückte ihre.

»Ich liebe dich auch«, sagte er.

»Elizabeth kommt nicht mehr zu uns nach Hause«, erklärte sie. »Mir ist klargeworden, dass es ein Fehler war.«

Er nickte. »Aber das musstest du doch nicht mir zuliebe entscheiden.«

»Ich habe es für uns alle getan.« Sie wollte ihm noch mehr erzählen, aber das würde warten müssen, bis es ihm besser ging und er wieder zu Hause war. Schritt für Schritt würde sie ihre Ehe wieder in Ordnung bringen, so wie er seine Gesundheit wiedererlangen würde. »Es sieht unangenehm aus, wie du an den ganzen Gerätschaften hier angeschlossen bist«, sagte sie.

»Das ist es auch.« Er lächelte. »Aber ich bin hier.«

»Gott sei Dank.«

»Ja ...«

Dort stand sie, Richards Hand in ihrer, und sah ihn besorgt und zärtlich an, bis die Schwester hereinkam und sagte, er brauche jetzt Ruhe. »Warum fährst du nicht nach Hause, Daph?«, schlug Richard vor. »Ich schlafe ohnehin nur.«

»Mal sehen«, sagte sie unverbindlich. Sie lehnte sich zu ihm und küsste ihn auf die Stirn. »Ich liebe dich«, sagte sie.

»Ich liebe dich«, murmelte er, schloss die Augen und entließ sie.

Leise verließ Daphne das Zimmer. Als sie an der jungen Frau vorbeikam, die noch immer im Flur saß, sprach sie Daphne an.

»Mrs Caldwell?«

»Ja?«

»Ich bin Melissa. Melissa Loring?«

Die Frau war der Meinung, Daphne müsse sie kennen. »Ja?«, sagte Daphne erneut.

»Können wir reden?«, fragte Melissa Loring.

Bevor Daphne etwas erwidern konnte, war die Frau aufgestanden und führte Daphne sanft den Flur entlang Richtung Besuchszimmer. Dann saßen sie nebeneinander auf dem Sofa, und für jeden, der vorbeikommen mochte, hätten sie ausgesehen wie Schwestern, eine ältere und eine sehr viel jüngere.

»Wenn es Ihnen lieber wäre«, begann Melissa, »könnten wir unterschiedliche Besuchszeiten ausmachen.«

Und da wusste Daphne natürlich, wer diese Frau war.

Keine falsche Bewegung, kein wirklicher Hinweis hatte sie auf das hier vorbereitet, aber sie war auf nichts vorbereitet gewesen, was ihr in der letzten Zeit widerfahren war, und sie hatte auch nicht Ausschau gehalten. Richards Freundin ... Geliebte ... Mätresse ... wie auch immer man es nannte. Offenbar hatte auch Richard so seine Geheimnisse. *Das halte ich nicht aus*, dachte Daphne, *noch mehr schaffe ich einfach nicht*. Mit zitternden Händen zündete sie sich eine Zigarette an und sagte nichts. Sie dachte, wenn sie den Mund aufmachte, würde sie anfangen zu schreien und könnte nie wieder aufhören.

»Hören Sie«, sagte Melissa. »Für mich ist es auch schwierig.«

Endlich fand Daphne ihre Stimme wieder; in ruhiger, beherrschter Manier kam sie aus ihr heraus, so wie es ihr seit frühester Kindheit beigebracht worden war, so wie auch ihr Möchtegern-Ersatz gerade mit ihr sprach. »Es tut mir leid, aber ich weiß nicht, wer Sie sind.«

»Ich dachte, Richard hätte es Ihnen erzählt.«

»Ich hätte gern, dass *Sie* es mir erzählen.«

»Wir … wir treffen uns.«

»Sie haben also den Arzt gerufen.« Daphne musste wissen, ob Richard den Herzinfarkt im Bett dieser Frau bekommen hatte. Sie hatte keine Ahnung, warum sie die Wahrheit wissen wollte, wo sie doch so furchtbar sein konnte, oder ob sie sie überhaupt je zu hören bekäme, aber sie musste es wissen.

»Ich wusste, dass er in dieser Hitze nicht hätte Fahrrad fahren sollen. So viel Anstrengung. Er fühlte sich nicht gut.«

»Im Park?«, fragte Daphne kühl.

»Nein, im Park ging es ihm gut. Danach. Wir haben uns gerade fertiggemacht, um Essen zu gehen. Er beschwerte sich über Schmerzen in der Brust und Atemnot, und da habe ich natürlich sofort seinen Arzt gerufen.«

Gerade fertiggemacht, um Essen zu gehen. Nachdem wir aus dem Bett kamen. Möglicherweise nicht. Möglicherweise einfach nur, nachdem sie vor dem Essen geduscht hatten. Nach dem Radfahren. Nachdem sie sich geliebt hatten. Daphne schloss ihre Lippen zu einem der Mona Lisa ähnlichen, schmalen Lächeln, um nicht loszuschreien.

»Seit wann treffen Sie und … mein Mann sich schon?«, wollte sie wissen.

»Er hat mir gesagt, Sie wüssten es«, sagte Melissa. »Es tut mir leid, dass es hier passieren musste … auf diese Weise … Ich dachte, Sie wüssten es.«

»Seit wann?«, fragte Daphne erneut im gleichen, ruhigen Tonfall.

»Seit anderthalb Jahren.«

Bevor Elizabeth zu uns nach Hause kam. Bevor Jonathan gestorben ist. Bevor irgendetwas geschah, das man als Entschuldigung hätte ansehen können: schuldig wegen Unzurechnungsfähigkeit. Er hatte sich für diese Frau entschieden, bevor irgendetwas passiert war.

»Sind Sie verheiratet?«, fragte Daphne.

»Nein.«

»Haben Sie Kinder?«

»Nein.«

»Was machen Sie beruflich?«

»Ich bin Anwältin.« Sie nannte die Kanzlei. Es war eine der angesehensten des Landes. Natürlich.

»Mir wäre es lieber, wenn Sie nicht mehr hierherkämen«, sagte Daphne.

»Ich fürchte, das geht nicht.« Melissa sprach genauso beherrscht wie sie. »Der Arzt hat gesagt, Richard darf sich unter keinen Umständen aufregen. Richard hat mich gebeten zu bleiben. Wenn ich nicht zu ihm reingehe, wird ihn das aufwühlen. Bei den Zeiten richte ich mich wie gesagt gern nach Ihnen.«

»In Ordnung«, sagte Daphne. Eine Frage gab es da noch. Nein, eigentlich zwei, aber sie würde nur eine stellen. »Lieben Sie Richard?«, fragte sie.

»Ja, sehr.«

Die andere Frage behielt sie für sich.

Als sie in der dem Morgengrauen vorausgehenden Dunkelheit nach Hause fuhr, gestand Daphne es sich noch immer nicht zu zusammenzubrechen; sie wartete ab, bis sie in der Sicherheit ihres Schlafzimmers war, hinter verschlossenen Türen. Wenn man Kinder hatte, die einen noch brauchten, bekam man keinen hysterischen Anfall hinter dem Steuer eines fahrenden Wagens.

Die Begegnung war demütigend gewesen und schmerzte noch immer, und es erschütterte Daphne zutiefst, dass Richard sie betrogen hatte, aber sie würde sich nicht davon überwältigen lassen, noch nicht. Wie gern hätte sie diese Frau umgebracht. Womöglich verspürte die Frau gegenüber Daphne das gleiche Bedürfnis, aber das war Daphne herzlich egal. Hartnäckig und mit zusammengebissenen Zähnen fuhr sie weiter. Endlich entdeckte sie ihr Haus, wie es aus den Bäumen aufragte, vertraut und massiv, abgesetzt vor dem lila-schwarzen Himmel.

Sie war zu Hause. Das hier war, was sie all die Jahre über gewollt und vermeintlich auch bekommen hatte: ein Haus auf dem Land, in dem sie mit Richard und ihren glücklichen Kindern lebte. Mehr hatte sie nie gewollt. Jetzt kam ihr der Gedanke, dass es wohl zu viel gewesen war.

Ihr Zuhause, einst ein sicherer Hafen der Ruhe, dann ein Ort des sich auf ewig eingebrannten Entsetzens, und nun nur noch eine schöne Hülle.

Kapitel siebzehn

Ende Mai wohnte Emily noch immer in ihrer Wohnung. Es gefiel ihr nicht, dass die Möbel anderer Leute darin standen, aber sie genoss es, vor niemand anderem als sich selbst Rechenschaft ablegen zu müssen. Sie war noch immer nicht sicher, was sie mit ihrem Leben anstellen sollte. Ken bat sie unaufhörlich, zu ihm zurückzukehren, mit dem Versprechen, dass alles besser würde. Ein Teil von ihr wusste, dass er lediglich eine kostspielige kalifornische Scheidung mit den dazugehörigen und für ihn verheerenden Gesetzen zur Güterteilung vermeiden wollte, doch ein anderer Teil weigerte sich, etwas anzuerkennen, das ihr so wehtat, obwohl Ken es mehr als deutlich gemacht hatte, dass er nichts mehr für sie übrig hatte und sie nicht ausstehen konnte. Immer wieder dachte sie an den alten netten Ken, ihre glücklichen Zeiten, und sie fragte sich, ob sie etwas davon retten konnte; dann wiederum sagte sie sich, sie solle aufhören, diesen längst gestorbenen Träumen hinterherzujagen. Träume hatten sie in den Ruin getrieben.

Sollte sie sich tatsächlich von ihm scheiden lassen, konnte sie sich einen dauerhaften Wohnsitz suchen, den sie mit ihren eigenen Besitztümern einrichten könnte: endlich ein handfestes Eingeständnis, dass sie ein neues Leben führte. Sie konnte sich nicht entscheiden ... Sie wusste lediglich, dass sie nicht einsam war, und das war eine Überraschung für jemanden, der zuvor nie allein gewesen war und den es davor stets gegraust hatte. Doch war sie nicht in der Zeit, in der sie angeblich eine Familie hatte, unzählige Male völlig allein gewesen?

Kate hatte eine Rolle in einem Spielfilm ergattert – ein Kinofilm, wie sie es nannte, im Gegensatz zu einem Fernsehfilm –, und schien sich darüber zu freuen. Peter war auf der Suche nach einem Projekt für den Sommer, vorzugsweise ein Job, der ihm mehr als einen Hungerlohn einbrachte, doch es schien nichts für Collegestudenten zu geben, selbst für solche nicht, die eine Eins auf ihre Arbeit darüber, »Wie man ein kleines Unternehmen gründet«, bekommen hatten. Adeline kam einmal die Woche zum Putzen, aber Emily ließ sie in der Vorgabe, dass sie in letzter Zeit ohnehin kaum zu Hause war, nicht für sie kochen. Wenn die Kinder zum Essen kamen, kochte Emily in der Regel etwas Einfaches, stets gefolgt von ihren berühmten Keksen, und wenn sie allein war, aß sie wo immer und was immer sie wollte, wann immer es ihr passte, und sie fühlte sich frei.

Vorher, als sie noch mit Ken zusammengelebt hatte, war sie die meiste Zeit in einem Schwebezustand gewesen, während sie darauf gewartet hatte, dass er nach Hause kam. Jetzt, wo sie für niemanden mehr verantwortlich war (außer für die Kinder im Krankenhaus), bemerkte sie, dass es eine Menge gab, was sie unternehmen wollte: ins Kino gehen, ins Theater, zum Mittag- oder Abendessen mit einer Freundin. Sie wartete auf niemanden mehr, und niemand wartete mehr auf sie. Sie war nicht unglücklich, aber richtig glücklich war sie auch nicht – es fühlte sich vielmehr so an, als wäre sie im Urlaub, als ließe sie ihr verletztes Ego heilen.

Ihr Sohn war in letzter Zeit ungewöhnlich aufmerksam, und Emily fragte sich, weshalb. Peter tat nie etwas ohne einen wohldurchdachten Grund. Irgendwann rief er sie an und fragte, ob er in dieser Woche einen Freund zum Abendessen mitbringen könne, und ob Emily auch ganz sicher ihre Karamellkekse backen würde.

Sie war überrascht und geschmeichelt und backte so viele Kekse, dass sowohl Peter als auch sein Freund im Anschluss welche mit nach Hause nehmen konnten. Peters Freund war ein höflicher, anständiger Junge aus Peters Kurs, der offensichtlich aus reichem Hause stammte: Er fuhr den gleichen Mercedes Cabrio Zweisitzer, den Emily besaß, nur dass seiner neu war. Peter suchte sich immer reiche Freunde aus.

Drei Tage später rief Peter an und fragte, ob er vorbeikommen könne. »Du musst dir nicht die Mühe machen und kochen, Mom. Ich bringe ein Grillhähnchen mit. Ich will mit dir über eine Idee von mir sprechen.«

Er wollte etwas; sie hätte es wissen müssen. Nun gut, sie konnte immer noch Nein sagen. In letzter Zeit war sie im Nein-Sagen viel besser geworden.

Um sechs Uhr stand er vor der Tür, gutaussehend, adrett und charmant, und er hatte nicht nur das Grillhähnchen, noch heiß in einer Papiertüte, im Arm, sondern auch eine gekühlte Flasche Dom Pérignon (aus dem Kühlschrank seines Vaters, nahm Emily an) sowie einen Ordner mit Unterlagen. Als sie ihm einen Begrüßungskuss gab, legte er sogar den Arm um sie.

»Ich stehe kurz davor, unser Leben zu verändern«, verkündete er triumphierend.

»Oh!«

»*Ich* habe einen großartigen Sommerjob, mit der Aussicht darauf, dass es zu einer dauerhaften Stelle wird, und *du* hast eine Karriere.«

»Habe ich das?«, fragte Emily amüsiert. Peter strahlte förmlich. »Und was für eine Karriere wäre das?«

»Du erinnerst dich doch noch an meinen Freund Jared, der neulich Abend hier war. Hast du schon mal von der Mills Tool Company gehört?«

»Nicht, wenn ich nicht mit der Ehefrau Tennis spiele«, antwortete Emily.

»Das ist jedenfalls Jareds Vater«, erklärte Peter. »Er hat etwas erfunden, irgendein kleines Ding, ohne dass kein Flugzeug starten kann. Er ist steinreich. Auf jeden Fall habe ich eine Broschüre entworfen und sie Jareds Vater präsentiert, mitsamt deinen Keksen, und jetzt haben wir ein Darlehen, um unser eigenes Unternehmen zu gründen.«

»Was für ein Unternehmen, und wer ist ›wir‹?«, wollte Emily wissen. »Du und ich?«

»Du, ich, Jared, etwa ein Dutzend Leute vom College ...« Peter setzte sich aufs Sofa und legte den Ordner mit den Unterlagen auf den Couchtisch vor sich. »Setz dich, Mom.«

Sie setzte sich.

»Das hier ist die Broschüre, und ein paar Papiere, die du unterschreiben musst«, sagte er. »Du kannst sie dir heute Abend durchsehen, wenn ich weg bin, aber ich komme morgen früh vorbei, um sie abzuholen. Vorher erkläre ich dir alles in einfachen Worten, denn die Formulierungen können etwas verwirrend sein – es gibt auch Diagramme und Tabellen und ziemlich viele Zahlen. Erstens: Du backst die besten Karamellkekse auf der ganzen Welt. Das sagt jeder. Zweitens: Dein Sohn ist ein Genie.« Er lächelte. »Ich habe uns einen Standort für eine kleine Keksfabrik ...«

»Fabrik!«, rief Emily besorgt.

»Das bedeutet einfach, dass es einen Ofen und ein paar Mixer gibt, also keine Panik. Wir verkaufen die Kekse direkt vor Ort, wenn sie noch schön warm und klebrig sind. Sie werden kein Katalogprodukt. Für den Anfang heuern wir auch junge Leute an, die sie in Einkaufszentren verteilen, und wir verkaufen sie den Sommer über in der Mensa am College. Alle meine Freunde, die einen Sommerjob brauchen, werden für uns arbeiten.« Er grinste geradezu gierig. »Überall wird ihnen miese Bezahlung angeboten. Na ja, und jetzt werden wir sie mies bezahlen, und sie sind aus dem Häuschen.«

Wenn ich nicht unterschreibe, dachte Emily, *dann kann er auch nicht in diese verrückte Angelegenheit verwickelt werden*. Doch Peters Aufregung war ansteckend, und er schien etwas von Unternehmertum zu verstehen – zumindest fand sein College das. Und dieser Millionär anscheinend ebenfalls. »Ich will ja nicht wie eine Spielverderberin klingen«, sagte sie, »aber warum könnt du und Jared nicht einfach für Jareds Vater arbeiten?«

»Mom!« Wäre Peter nicht zwanzig gewesen, hätte seine Stimme sich überschlagen, so entrüstet war er. »Hast du noch nie von freier Marktwirtschaft gehört? Von der amerikanischen Art? Wir wollen das allein schaffen.«

»Jareds Vater hat keine Jobs.«

»Ach, wir könnten irgendetwas Stumpfsinniges machen, das er sich für uns aus den Fingern saugt, aber er ist extrem beeindruckt, dass wir das hier machen. Er leiht uns das Geld, und du willst gar nichts davon hören.«

»Doch, das will ich«, sagte Emily.

»In Ordnung. Also, du magst den Eindruck haben, der Markt sei gesättigt, aber Kekse werden immer gegessen. Du musst nur dein Rezept aufschreiben, und dann passe ich es auf dem Computer für unsere großen Maschinen an. Die Leute, die sich ums Backen kümmern, müssen sich haargenau an das Rezept halten. Selbstverständlich werde ich es urheberrechtlich schützen, damit niemand es klauen kann.«

»Selbstverständlich«, sagte Emily. Sie fühlte sich wie betäubt, freute sich aber auch. Vielleicht wäre es doch möglich ... Sie wusste nichts darüber, wie man ein Unternehmen führte, aber wie gut ihre Kekse waren, das wusste sie ganz genau. Das hatte sie schon immer gewusst. »Aber Peter ... Wie soll es dann weitergehen, wenn du im Herbst zurück ans College musst? Wer leitet dann das Ganze?«

»Vielleicht gehe ich ja nicht zurück ans College«, sagte er gelassen. »Wir werden sehen. Vielleicht lasse ich mich freistellen. Ich gehe ja ohnehin nur aufs College, um zu lernen, wie ich ein erfolgreiches Unternehmen leiten kann, und wer weiß, vielleicht habe ich hiermit schon Erfolg.«

»Aber die anderen werden doch wieder ans College zurück müssen ...«

»Mom, warum machst du dir immer über alles solche Sorgen? Es gibt immer junge Leute, die einen Job brauchen. Nicht jeder geht ans College, weißt du.«

Nein, das stimmte; und als sie so darüber nachdachte, fragte sie sich, was das College ihr selbst eigentlich gebracht hatte, außer dass es sie für das Leben, das ihr als Wunsch vorgesetzt worden war, überqualifiziert hatte. »Peter, glaubst du wirklich, dass wir das schaffen können?«

»Natürlich glaube ich das.«

Jetzt wusste sie es, sie wusste ganz genau, was sie wollte und weshalb sie es wollte. »Ich würde dem Unternehmen gern selbst einen Namen geben«, sagte sie mit einer Bestimmtheit, die sie noch nie zuvor in ihrem Leben aufgebracht hatte.

Peters Miene hellte sich wieder auf. »Du sagst Ja!«

»Ich sage Ja, wenn ich das Unternehmen taufen kann.«

»Natürlich kannst du das. Du bist doch Teilhaberin. Du bist der kreative Part.«

Emily holte tief Luft. »Ich will es ›Emily's Cookies‹ nennen.«

»Perfekt!«, sagte Peter. »Das klingt nach Zuhause. Das klingt echt.«

»Es ist echt«, sagte Emily leicht gekränkt. »Ich bin echt. Und wir brauchen eine hübsche Keksdose. Falls jemand mehr als nur einen Keks kaufen will, den er sofort an Ort und Stelle isst.«

»Guuut.«

Ihre Gedanken überschlugen sich jetzt, Adrenalin durchströmte sie. »Es sind Karamellkekse, die Dose sollte also karamellfarben und weiß sein. Im Vichy-Muster. Kleine Karos. Und oben drauf soll ›Emily's Cookies‹ stehen. Vielleicht in Orange, vielleicht Braun. Wir probieren beides aus und gucken dann, was uns gefällt. Wir schauen uns auch verschiedene Schriftarten an.«

Peter grinste und hielt eine Hand hoch, Daumen und Zeigefinger zu einem Kreis der Zustimmung zusammengelegt. »Perfekt.«

Emily lächelte zurück. Sie fühlte sich ihm nahe, so wie in dieser kurzen glücklichen Zeit vor all den Jahren, als sie vom Klassentreffen zurückgekehrt war und gedacht hatte, wie sehr sie sich alle liebhatten.

»Lass uns den Champagner aufmachen«, sagte sie.

Es war ein heißer Sommer; fast jeden Tag fünfunddreißig Grad, ein Tag nach dem anderen blendend sonniger unablässiger Hitze. Emily war in Sorge, dass zur Eröffnung von Emily's Cookies niemand auf die Straße gehen wollen würde und daher auch niemand von ihrem Geschäft und ihren Keksen erführe. Für sie war es zu ihrem eigenen Unternehmen geworden, obwohl es ein Teamprojekt war. Sie hatten Räumlichkeiten in Westwood Village gemietet, wo es stets lebhaft zuging. Es gab Premierenkinos, Plattenläden, Buchhandlungen, ein großes Kaufhaus und jede Menge Restaurants für die Studierenden der nahegelegenen UCLA und die anderen jungen Leute, die in der Gegend wohnten oder hierherkamen, weil es hier etwas zu erleben gab. Es gab Straßen, auf denen man tatsächlich zu Fuß gehen konnte, und Menschen, die sie nutzten. Es war nicht wie in Beverly Hills, wo Emily sich die Miete ohnehin niemals leisten könnte, aber wo es an heißen Tagen auch so ausgestorben war, dass es aussah wie auf einem ungenutzten Filmset.

Die Therapeuten fuhren im August weg, und so würde Dr. Page in einem ironischen Zufall genau dann verschwinden, wenn Emily kurz davor stand, ihren ersten Schritt in Richtung echter Unabhängigkeit zu machen. »Sie sind bereit«, redete Dr. Page ihr immer wieder gut zu. »Sie schaffen das. Sie haben sich schon immer eine Karriere gewünscht.«

»Es ist nicht gerade eine Karriere«, entgegnete Emily dann, und im nächsten Augenblick überkam sie wieder eine Heidenangst, weil es zu einer werden könnte, und das wollte sie schließlich auch.

Sie lud all ihre Freundinnen mitsamt deren Freunden zur Eröffnung ein. Ihre ehrenamtliche Tätigkeit am Krankenhaus hatte sie unter einigem Bedauern aufgegeben, doch bevor sie ging, hatte sie versprochen, dass sie, wenn ihr Geschäft zu einem Erfolg würde, einmal die Woche jemanden mit warmen Keksen für die ganzen kranken Kinder vorbeischicken würde.

»Großartiger Aufhänger, Mom«, sagte Peter, als sie ihm davon erzählte.

»Es sollte aber gar kein Aufhänger sein«, erwiderte sie.

Sie hatte sich für Schrift in Orange auf der Keksdose entschieden, und sie hatte auch den Slogan ausgesucht: »Kekse sind Liebe.« Genau das hatte sie so oft gedacht, wenn Adeline sie zu Hause nicht selbst hatte backen lassen. Adeline gab vor, sich über die Wendung in Emilys Leben zu freuen, aber Emily spürte, dass sie gemischte Gefühle hatte.

»Das hätte ich mit meinen Keksen auch machen können«, sagte Adeline. »Ein Geschäft aufmachen. Hab nur nie daran gedacht.«

Meine sind aber besser, dachte Emily, sagte aber nichts.

Sie war plötzlich unglaublich wetteifernd geworden. Sie probierte sämtliche führende Marken frischgebackener Kekse und fand an jeder etwas zu mäkeln. Sie waren zu trocken, zu fettig, zu klein, zu süß, zu salzig …

Die Handwerker machten Überstunden, um mit dem Geschäft fertigzuwerden. Es sollte ein schlichter, funktioneller Ort werden, die Öfen für die Kunden sichtbar mitsamt dem ihnen entströmenden köstlichen Duft frischgebackener Kekse. Die anderen Gerätschaften waren hinter einer Glasscheibe ebenfalls zu sehen, und die jungen Leute, die für das Backen zuständig waren, trugen weiße T-Shirts, karamellfarbene Jeans und weiße Schürzen. Das Beste war, dass man zusehen konnte, wie die Kekse aufgingen und zu blubbern begannen und sich dann Gold färbten, genau so, wie sie es in Emilys Küche taten. Das war der Teil, der Emily stets am besten gefallen hatte, und genau das wollte sie dem Kind in ihren Kunden bieten.

Sie wartete auf irgendeine Reaktion von Ken. Er hatte ihr vorgeworfen, eine nutzlose Frau zu sein. Was würde er jetzt von ihr denken? War ihr das wichtig? Nein. Nun gut, doch, ein wenig schon. Sie vermutete, er würde sagen, sie hätte es ohne Peter nicht geschafft, dass Peter ein Mann war, noch einer, der sich um sie kümmerte – sie sei lediglich das Aushängeschild. Bisweilen sorgte sie sich, dass es auch beinahe stimmte. Aber sie hatte das Rezept entworfen, und die Verpackung – die Keksdose und die kleinen karamellfarben und weiß karierten Papiertüten – und den Slogan; und es war ihre Idee, die Kekse im Krankenhaus zu verteilen, und sie war schließlich Emily, DIE Emily. Zum Teufel mit dem, was Ken dachte.

Am Tag der Eröffnung war es glühend heiß. Emily schrieb ein Schild und stellte es ins Schaufenster: Ein paar Kekse für den Strand. Und auf einem Banner stand: Große Eröffnung. Auf der Fensterscheibe war *Emily's Cookies* zu lesen, und in kleinerer Schrift darunter: *Kekse sind Liebe*. Der Laden war blitzeblank ... und vollkommen leer.

Ken hatte Blumen geschickt. Er hatte sogar Viel Glück auf die Karte geschrieben. Die Blumen und die Karte waren für sie alle, seinen Sohn eingeschlossen, Emily freute sich also, war aber nicht gerührt. Außerdem war sie viel zu beschäftigt damit, sich Sorgen zu machen. Wo war die Kundschaft? Die neuen Öfen liefen doch auf Hochtouren. Zur Mittagszeit musste Peter eine Bestellung an die Mensa der UCLA ausliefern, doch allein davon konnten sie nicht leben, und nach dem Mittag würden die Kekse weiter in der Hoffnung gebacken werden, dass jemand sie kaufte, und wenn niemand kam, wären sie alle umsonst. Emily stellte sich Hunderte mit Liebe gebackener Kekse vor, wie sie allesamt nur dalagen und kalt und hart wurden.

Gegen Mittag trudelten ihre Freundinnen ein. Sie sahen sich

um, teilten Komplimente aus, kauften Kekse, wünschten Emily Glück und gingen wieder. Sie wartete ab.

Am Ende ihres ersten Geschäftstages hatten sie an exakt vier Kunden Kekse verkauft.

»Morgen gehe ich auch in ein Einkaufszentrum«, sagte Emily. »Ich kann nicht einfach hier herumsitzen, ich bin viel zu nervös. Ich übernehme Century City.«

»Du musst schnell sein, Mom«, sagte Peter. Er hatte seine Truppen befragt. »Da gibt es noch andere, die Kekse anbieten, und wenn sie dich erwischen, schicken sie dich weg.«

»Ich werde aufpassen.«

Da war sie also im riesigen Geschäftsbezirk, stiefelte in der drückenden Hitze mit einem Korb voller Kekse herum und sprach völlig Fremde an. Während die Leute von einem klimatisierten Laden in den nächsten eilten oder zur Mittagszeit von ihren klimatisierten Büros in ein klimatisiertes Restaurant oder zu einer Imbissbude liefen, lächelte Emily freundlich und zwängte ihnen ihre Kekse auf. Sie war zu verzweifelt, um Angst zu haben oder dass es ihr peinlich war.

»Ein leckerer, frischgebackener Keks für Sie«, sagte sie fröhlich, als spräche sie mit den Kindern im Krankenhaus. »Sie sind gut. Probieren Sie einen. Gratis.«

An ihrem Korb war ein Schild mit dem Namen und der Adresse ihres Geschäfts befestigt, und auch die Papierserviette, in die der Keks gewickelt war, den sie jedem in die Hand drückte, war mit Name und Adresse bedruckt. Im Geschäft in Westwood gab es noch Unmengen dieser Servietten, allesamt unbenutzt. Emily stellte sich immer wieder an einen neuen Platz und hielt Ausschau nach jedem, der sie verscheuchen mochte. Sie kannte das Einkaufszentrum von Century City gut; sie ging seit Ewigkeiten hier einkaufen, und sie wusste, wo die Leute sich gern etwas holten, um draußen zu essen. Selbst an einem Tag wie heute gab es ein paar eingefleischte Sonnenanbeter, in erster Linie junge, leicht bekleidete Touristen. Emily wusste, dass sie sich freuen würden, wenn sie etwas gratis bekamen. »Hier ist der Nachtisch«, sagte sie und legte ihr mütterliches Lächeln auf.

Stündlich brachte einer der jungen Leute aus dem Laden (Peter nannte sie Die Kuriere) frisch gebackenen Ersatz. Für jedes Einkaufszentrum gab es einen zugewiesenen Kurier. »Verkaufen sie im Laden etwas?«, fragte Emily dann.

»Nein.«

»O Gott.«

Zum Feierabend war sie völlig ausgelaugt, und auch wenn sie schon längst den Überblick verloren hatte, wie viele Kekse sie verteilt hatte, wusste sie, dass es eine Menge gewesen waren. Sie fuhr zurück zum Laden, um sich mit Peter und Jared zu treffen.

»In der Mensa fanden sie sie großartig«, sagte Peter.

»In meinem Einkaufszentrum offenbar auch«, berichtete Emily. »Ich habe in die Mülleimer geschaut, bevor ich gegangen bin, und niemand hatte seinen Keks weggeworfen. Ich glaube, die Leute haben mich für eine Obdachlose gehalten.« Sie bemühte sich um einen heiteren Tonfall, aber in Wahrheit hätte sie losheulen können, als sie all die leeren Papierservietten zerknüllt dort liegen sehen hatte, und sie wusste nicht, weshalb. Möglicherweise eine Mischung aus Stolz und Frustration.

»Wenn es morgen nicht besser läuft, können wir hier auf die Straße gehen und welche verteilen«, schlug Jared vor.

»Wir können sie aber nicht für immer verschenken«, wandte Emily nun wieder verängstigt ein. Wie konnten sie bereits scheitern, bevor sie überhaupt richtig begonnen hatten? Wie lange konnten sie sich das leisten? Sie wagte nicht, danach zu fragen. Um die Jungs aufzumuntern, führte sie sie ins Restaurant aus.

In dieser Nacht konnte sie nicht schlafen. Sie hatte es zugelassen, dass sie daran glaubte, all das wäre möglich, und dann hatte sich das wahre Leben eingemischt. Für die meisten bedeutete das wahre Leben harte Arbeit, die von Erfolg gekrönt wurde. Doch für Emily bedeutete es anscheinend wieder genau das, was ihre Studienberaterin ihr gesagt hatte, nämlich dass sie nicht genügend vorbereitet war. *Wenn Sie sich so sehr für Medizin interessieren, Emily, dann heiraten Sie doch einen Arzt.* Wenn Sie glauben, Sie könnten Kekse verkaufen, dann ... Wie ging doch gleich dieser fürchterliche alte Witz? »Wenn du Brot willst, bums den Bäcker.« Sie fühlte sich elend.

Am nächsten Morgen hörte sie im Wetterbericht, dass es genauso heiß werden sollte. Voller Angst fuhr sie nach Westwood, die Klimaanlage in ihrem Wagen bereits angeschaltet. Als sie in ihre Straße einbog, sah Emily Menschen am Straßenrand. Was ging hier vor sich? Dann entdeckte sie, dass sie Schlange standen.

Sie standen Schlange vor ihrem Laden und warteten darauf, dass sie ihn aufschloss.

Sie standen Schlange für Emily's Cookies.

Aufgeregt und glücklich und ungläubig hielt Emily ihre Freudentränen zurück. Sie wollte lachen, singen, sie alle umarmen. Peter war schon da, drinnen im verschlossenen Laden, und beaufsichtigte die jungen Leute, die sich um das Backen kümmerten. Selbst durch die verschlossene Tür duftete es köstlich. Als Peter Emily aus ihrem Wagen aussteigen sah, kam er an die Tür, und mit einer würdevollen Geste streckte er die Hand aus. Emily hatte ebenfalls einen Schlüssel. Stumm fragte sie: »Ich?«, und er nickte. Schwungvoll holte sie ihren Schlüssel aus ihrer Handtasche und schloss die Ladentür auf, um die lange Schlange Kundschaft hereinzulassen.

Sie fühlte sich wie eine Berühmtheit, die das Band durchschnitt.

Kapitel achtzehn

Zu Beginn des Sommers wurde Kit klar, dass ihre Beziehung mit Tip nirgendwohin führte außer den Bach hinunter, zumindest was sie selbst betraf. Tip ging immer noch davon aus, dass sie »verliebt« waren. Kit aber langweilte sich und war ruhelos und einsam, denn Tip war fast nie da. Es war schon schlimm genug, mit einem Cop zusammen zu sein, der ständig arbeitete, aber ein Cop, der nebenher auch noch Jura studierte ... Er hätte ebenso gut irgendeine Affäre sein können, aber seine Kleider waren bei ihr, und er brachte immer Essen mit, und er kam immer treu und brav zum Schlafen zu ihr, als wäre ihr Haus auch sein Zuhause. Er hatte angefangen, über die Zukunft zu reden. Wohin sie in Urlaub fahren könnten, dass sie doch, wenn sie sich weiter so gut verstanden, eines Tages vielleicht heiraten könnten. Er meinte, ihm stehe eine steile Karriere bevor.

Das Ganze gab Kit das Gefühl zu ersticken.

Bald würde ihr Filmdreh losgehen, und dann wollte sie frei sein. Einmal versuchte sie, Tip das zu vermitteln, doch er reagierte bestürzt. Er sagte, er sei noch keiner Frau begegnet, die so wundervoll sei wie Kit, und er wolle sie nicht verlieren. Auch wenn sie geduldig genug gewesen sei, es nicht zu erwähnen, sei ihm doch bewusst, dass es für sie, für jede Frau, nicht einfach sein konnte, in dieser Phase seines Lebens mit ihm zusammen zu sein, doch wenn sie mit dem Dreh begonnen habe, würden ihr seine langen Arbeitszeiten nichts ausmachen, denn die habe sie dann ja auch, und es wäre so wunderbar, wenn sie ihre freie Zeit gemeinsam verbrächten. Es klang, als wären sie bereits verheiratet.

Das war etwas, was Kit auf keinen Fall wollte: verheiratet sein. Manchmal in Gesprächen sagte sie zwar: »Wenn ich heirate«, aber das war nur eine Wendung, die ihr einfach so herausrutschte und die in keinem Zusammenhang zu dem stand, was sie eigentlich fühlte. Oh, vielleicht würde sie es eines Tages einmal ausprobieren. Vermutlich war die Ehe etwas, das man wie alle anderen Erfahrungen im Leben ausprobieren musste, vor allem, wenn man sich selbst als Schauspielerin bereichern wollte. Aber Kinder wollte sie ganz sicher keine.

Sie dachte an ihre Mutter, die in Kits Alter schon verheiratet gewesen war. Und dann durchdrehte ... Niemand hatte sich je die Zeit genommen, es Kit und Peter zu erklären – immer hieß es nur, ihre Mutter sei krank geworden, Punkt. Aber ihre Mutter war den ganzen Tag über allein mit zwei kleinen Kindern gewesen, während Kits Vater die meiste Zeit nicht da war, sondern für seinen Erfolg arbeitete; und auch wenn es ihr nie jemand gesagt hatte, begriff Kit diesen Teil, zumindest auf Verstandesebene. Allein mit zwei Kindern zu sein, die so aktiv waren wie sie, musste schwer gewesen sein. Auf emotionaler Ebene jedoch konnte Kit das Verhalten ihrer Mutter rein gar nicht entschuldigen. *Sie* war das Kind, das ihre Mutter hätte ertrinken lassen, nicht irgendeine abstrakte Person, über die man in einer Fallstudie las. Kit dachte an sich selbst als bezauberndes kleines Kind; die süße Kate, so lebhaft und neugierig. Wie konnte man seine kleine Kate umbringen? Man sollte ihr keine Angst einjagen. Man sollte sie liebhaben.

Kit konnte von Glück reden, dass sie nichts für ihre Eltern empfand. Ansonsten täte es ihr ungemein weh, dass sie sie so im Stich gelassen hatten.

Ihre Mutter war dabei, mit Peter ein Geschäft für Kekse aufzumachen. Peter war ganz aufgeregt deswegen und plante bereits, wie er das Geld ausgeben konnte, das er verdienen würde. Kit glaubte, die Chancen ständen nicht schlecht, dass es ihm gelänge. Peter war äußerst klug. Ihr Vater war da nicht so gnädig. Hinter ihrem Rücken nannte er ihre Mutter das Krümelmonster, doch er sagte, zumindest versuche sie nicht, einen Film zu produzieren wie all die anderen reichen Gattinnen von Beverly Hills. Gleichzeitig versuchte er, Emily dazu zu bewegen, zu ihm zurückzukommen. Ach, die häusliche Harmonie.

Kits Drehbuch war angekommen. Ihre Rolle war nicht riesig, aber gut, und es gab darin ein paar gute Zeilen, und Kit durfte tatsächlich witzig sein. Sie spielte eine Art zähe, besserwisserische Jugendliche – grr, schon wieder ein Teenager! –, aber sie hatte auch eine Szene, in der sie emotional wurde und weinte. Eine Bandbreite an Emotionen, mit denen sie zeigen konnte, was sie drauf hatte. Sie wusste, dass es noch viele Neufassungen geben würde, aber sie hatte ihren Text trotzdem schon auswendig gelernt. Sie hatte weiß Gott genug freie Zeit.

Emmas Film wurde in Kalifornien und New York gedreht. Einmal kam sie an ihrem freien Tag nachmittags vorbei. Tip war da, aber er schlief, weil er die ganze Nacht gearbeitet hatte. Emma hatte ihn noch nie gesehen, also öffnete Kit die Tür zum Schlafzimmer, und auf Zehenspitzen schlichen sie hinein, Emma sah ihn an, während er schlief, und dann schlichen sie leise wieder hinaus.

»Süß«, sagte Emma.

»Nicht schlecht.« Kit grinste, denn Tip sah wirklich gut aus, und das wusste sie.

Sie setzten sich ins Wohnzimmer und tranken Kaffee. »Lässt er seine Pistole einfach so im Schlafzimmer liegen?«, wollte Emma wissen.

»Er muss sie mit nach Hause nehmen. Er ist Bulle«, erklärte Kit.

»Macht dich das nicht nervös?«

»Ich bin daran gewöhnt.«

»Und, ist es die große Liebe?«, fragte Emma fröhlich.

Kit zuckte die Achseln. »Er liebt mich.«

»Wie immer. Und du?«

»Ich würde mich gern wieder mit anderen treffen.«

»Was ist an ihm nicht in Ordnung?«

»Falscher Zeitpunkt, schätze ich.«

»Das sagst du jedes Mal«, sagte Emma.

»Wann sage ich das?«

»Jedes Mal. Seitdem ich dich kenne.«

»Ich glaube, ich habe etwa noch zehn Jahre lang falsche Zeitpunkte vor mir«, sagte Kit. »Warum wollen Männer immer gleich etwas Ernstes?«

»Viele Männer wollen das nicht.«

Kit dachte darüber nach. »Ja«, stimmte sie zu. »Wie läuft es mit dem Film?«

»Großartig. Zack Shepard ist ein Genie. Ich arbeite die ganze Zeit über direkt an seiner Seite und lerne eine Menge.«

»Und …?«

»Nichts und. Er ist nicht an mir interessiert. Er tut nichts als arbeiten. Er hat nicht einmal eine Freundin am Set. Möglicherweise hat er noch seine Freundin zu Hause, aber sie ist nicht mit uns nach New York gekommen. Oder vielleicht doch, aber sie war nur bummeln oder so.«

»Ich habe entschieden, dass es genauso langweilig wäre, mit jemand Berühmtem verheiratet zu sein wie mit irgendeinem Idioten«, sagte Kit. »Bis auf dass der Berühmte vielleicht bessere Partys schmeißt.«

»*Du* würdest doch die Partys schmeißen müssen«, warf Emma ein. »Die Ehefrau lädt ein. Die Ehefrau bringt auch die Kissenbezüge von Porthault mit an den Drehort, um die vollgesabberten Kissen im Hotel damit zu beziehen.«

»Du drückst dich immer noch genauso eklig aus«, sagte Kit liebevoll.

»Ich muss eben aufmerksam sein. Das ist mein Beruf.«

»Genau wie du auch Tips Pistole bemerkt hast«, sagte Kit. »Im Schlafzimmer liegen sicher eine Million Sachen herum, und du hast sie sofort gesehen.«

»Meine Gabe«, sagte Emma gelassen.

»Habe ich dir eigentlich erzählt, dass mein Vater meine Mutter mit einer geladenen Knarre aus dem Haus gejagt hat?«

»O Gott«, sagte Emma. »Und du hast trotzdem keine Angst?«

»Wovor sollte ich Angst haben? Tip ist nicht mein Vater, und ich bin nicht meine Mutter.«

Andererseits, dachte Kit, eröffnete das allerlei interessante Möglichkeiten ...

Als Tip aufwachte, bestand er darauf, Kit und Emma zum Abendessen in ein mexikanisches Restaurant unten am Jachthafen auszuführen. Sie tranken Margaritas, Kit und Emma jedoch ohne Salz, weil sie kein verquollenes Gesicht haben wollten. Tip fand, es würde den Drink verderben, wenn sie ihn so tranken. *Was für ein Spießer*, dachte Kit gereizt. *Er hat wirklich nichts über mich begrif-*

fen. In letzter Zeit ärgerte sie alles, was er tat oder sagte. Das war ihre übliche Reaktion, wenn sie sich eingeengt fühlte.

Nach dem Essen fuhr Emma direkt nach Hause, da sie am nächsten Morgen früh aufstehen musste. Kit und Tip fuhren zu Kit und hatten Sex. Zumindest das war noch immer überragend.

»Du warst seltsam heute Abend«, sagte er danach.

»Wann?«

»Beim Essen.«

Sie antwortete nicht.

»Warst du sauer auf mich oder so?«, wollte er wissen.

»Nein.«

»Hat es dir etwas ausgemacht, dass ich deine Freundin mit zum Essen eingeladen habe, obwohl es unser einziger Abend allein gewesen wäre?«

»Emma?«, fragte sie ungläubig zurück. »Warum sollte ich deswegen sauer sein? Sie ist meine einzige Freundin.«

»Ich bin auch dein Freund«, sagte Tip gekränkt.

»Das ist, als würde man Äpfel mit Birnen vergleichen«, sagte Kit kühl. Sie wünschte, er würde gehen.

»Nächste Woche arbeite ich wieder tagsüber«, sagte er. »Dann haben wir die Abende für uns. Außer an den drei Abenden, an denen ich Unterricht habe, aber danach komme ich früh nach Hause.«

Sie nickte.

»Dann sitze ich über meinen Jurabüchern, und du bereitest deine Szene für den nächsten Tag vor, das wird doch schön. Ich kümmere mich um dich.«

Das hört sich an, als wäre ich ein Pflegefall, dachte sie, sagte aber nichts. Sie wollte schreien.

Am nächsten Tag erledigte sie ein paar Anrufe; sie kam an die

Oberfläche, um nach Luft zu schnappen, und machte eine Party ausfindig. Als Tip bei der Arbeit war, ging Kit aus und testete ihr ehemaliges gesellschaftliches Leben, was sie nach all den Monaten als Einsiedlerin erstaunlich erfrischend fand. Zuerst, als sie das wunderschöne Haus betrat, in dem die Party stattfand, überkam sie die Angst, dass sie womöglich aufs Neue ihrem Vater begegnete. Doch er war nicht da. Falls sie ihn je wieder ertappen sollte, würde sie dafür sorgen, dass er sie bemerkte, beschloss sie, und das würde ihn dermaßen einschüchtern, dass er derjenige wäre, der sich bedeckt halten müsste. Sie würde es nicht zulassen, dass er ihr den Spaß verdarb.

An der Bar entdeckte sie Seth aus ihrem Kurs, der ein nichtalkoholisches Getränk in der Hand hielt und sich die Frauen ansah. Er war eine Mischung aus umwerfend und entzückend, und er riss eine Frau nach der anderen auf. Kit vermutete, dass sie wohl die einzige unter ihren Bekannten war, die sich noch nicht auf ihn eingelassen hatte, aber sie bewahrte ihn eben auch für schlechte Zeiten auf. Das hier waren die schlechten Zeiten.

»Hi«, begrüßte sie ihn.

»Kit …« Er legte den Arm um sie und murmelte ihren Namen in ihr Haar, gerade so, wie jeder andere einem die Hand geschüttelt hätte.

»Wie geht's dir?«, fragte sie.

»Ich will mit dir nach Hause gehen«, sagte er leise und lächelte sie charmant an. Gelegentlich fragte sie sich, ob er wusste, wie trottelig er war, und ob er sich absichtlich so gewagt verhielt, wenn anderen zwar danach war, sie es aber mit dem Anschein einer dem Vögeln vorausgehenden Unterhaltung zu kaschieren versuchten.

»Tanz mit mir«, sagte sie, »vielleicht sage ich dann Ja.«

Sie tanzten, Kit mit einem Glas Weißwein in der Hand, und währenddessen berührte Seth sie überall. Seine Berührungen fühlten sich gut an, er war verschmust, und die Mädchen aus Kits Kurs behaupteten, er sei phantastisch im Bett. Es wäre nicht schwer, sich von ihm erregen zu lassen, dachte sie, und dann ließ sie es zu.

»Ich will dich am ganzen Körper abschlecken«, sagte er mit einer Stimme wie ein kleiner Junge. »Bitte …«

»Einverstanden«, sagte Kit.

Sie nannte ihm ihre Adresse, und er fuhr ihr in seinem Wagen hinterher. Zu Hause angekommen legte er ruhige Musik auf und zündete ein paar Kerzen an. Dann zog er Kit aus, genau so, wie es die Helden in Romanen und Filmen taten, die Menschen im echten Leben jedoch nie, zumindest nicht in Kits Erfahrung, die beachtlich war. Dann gingen sie in ihr Schlafzimmer, und er schleckte sie tatsächlich überall ab, ganz langsam und geduldig und mit offensichtlichem Genuss, und Kit befand, dass sie schon viel eher zu einem Schäferstündchen mit ihm hätte Ja sagen sollen. Dann stellte er noch jede Menge anderes mit ihr an, was sie ebenso sehr genoss.

Nach ihrem vierten Orgasmus wurde sie allmählich etwas wund. Sie warf einen Blick auf ihren Wecker neben dem Bett und kalkulierte, dass Tip in drei Stunden nach Hause käme. »Wie wäre es, wenn wir ein bisschen schlafen?«, schlug sie vor.

»Schlafen?«

Sie fragte sich, ob er zu den Typen gehörte, die sich mitten in der Nacht, während man schlief, davonstahlen. Davon hatte ihr nie jemand berichtet, alle waren der Ansicht, er sei absolut phantastisch. Typen, die sich davonschlichen, waren das nicht; das waren absolute Mistkerle, und von ihnen hatte Kit erst einen getroffen, und von dem vermutete sie, dass er bisexuell war. »Nur ein bisschen«, sagte sie.

Seth drehte sich auf die Seite und umschlang sie mit seinen Armen und Beinen, bis sie beinahe unter ihm verschwand. »Kannst du so einschlafen?«, erkundigte er sich. »Ich möchte dich halten.«

»Ich versuch's.«

Er knabberte noch sanft an ihrem Ohr, aber Kit war so erschöpft, dass sie auf der Stelle einschlief. Es war ein leichter, aber angenehmer Schlaf, und sie träumte, dass sie in einem Luftballon davonschwebte.

Sie wachte auf, als Tips Wagen vorfuhr, und hörte, wie die Haustür aufging und sich leise wieder schloss. Das Schlafzimmer war von der Morgensonne, die durch die dicken hellbraunen Leinenvorhänge hereinsickerte, in goldenes Licht getaucht. Seth schlief noch, und auch Kits Arm war eingeschlafen. Sie rollte sich zu einer kleinen Kugel zusammen und wartete ab. Sie war aufgeregt, hatte aber keine Angst. Ihr Herz klopfte genau so, wie kurz bevor die Kamera lief. Sie schloss die Augen und tat so, als schliefe sie.

Als sie die Augen wieder öffnete, sah sie Tip, noch in seiner Uniform, in der Tür stehen; seine Pistole steckte im Halfter, groß, schwarz und phallisch. Sie sagte nichts. Auch er blieb stumm, stand einfach nur da und sah sie mit einem Ausdruck an, den sie nicht einordnen konnte. Sein Blick streifte Seth und fiel dann wieder auf sie, als wäre ihr Bettgefährte der Verachtung nicht wert und nur Kit die Person, die Tip betraf.

Dann erwachte auch Seth und erblasste. Der arme Trottel musste glauben, es handele sich um eine Art Razzia. Er gab ein gurgelndes Geräusch von sich.

Dann drehte sich Tip ohne ein Wort um und marschierte aus dem Zimmer und aus ihrem Haus.

Und, wie sich im Laufe des Tages herausstellte, auch aus Kits Leben. Er kam vorbei, als sie, wie er wusste, beim Yoga war (jemand hatte auf ihrem Anrufbeantworter aufgelegt, und sie wusste, dass er es war), und holte seine Kleider und seine anderen Habseligkeiten. Auf dem Küchentisch hinterließ er ihr eine Nachricht, auf der lediglich stand: *Du willst nicht glücklich sein.*

So ein Hobbypsychiater, was wusste er denn schon? Sie war ihn los mitsamt seiner Abhängigkeit und seinen Forderungen, und das fühlte sich gut an. Es war genau das, was sie wollte.

Erst später am Abend, als sie auf dem Stuhl im Schlafzimmer ihren Teddy entdeckte, bekam sie einen Kloß im Hals. Es war traurig, dass sich alles veränderte. Sie wusste nicht, was sie dagegen tun sollte. Sie versteckte den Teddy hinten in ihrem Kleiderschrank und verließ das Haus, um sich mit Emma und ein paar Leuten, mit denen Emma sich am Set angefreundet hatte, zum Abendessen zu treffen.

Kapitel neunzehn

Es war beinahe Sommer in New York, und Annabel fiel auf, dass sie dankbar war; nicht, weil sie glücklich war, sondern weil sie nur so den Kopf nicht hängen ließ. Sie hatte das Gefühl, an einem Wendepunkt in ihrem Leben angekommen zu sein, so wie schon oft zuvor, nur dass sie diesmal nichts unternehmen konnte. Sie konnte lediglich abwarten.

Chris war nun diejenige, die sich auf ein Abenteuer einließ, wenn Ende Juni die Verkaufstagung begann. Emma arbeitete, und sie liebte ihren Job, bei dem sie so viel lernte. Annabel selbst sah den Sommer drohend näherrücken: verplant, arbeitsreich ... einsam. Im Juli begann ihr Sommerschlussverkauf. Dann fuhr sie zu den Modenschauen nach Europa. Die Sonntage konnte sie, wann immer sie wollte, bei Chris und Alexander auf dem Land verbringen, wo sie gemeinsam so tun konnten, als führten die beiden die perfekte Ehe. Andere mochten Annabel beneiden, weil sie schön und frei war, reisen konnte, ihr eigenes Geld verdiente, ihre eigenen Entscheidungen traf. Sie aber fragte sich, ob die anderen wussten, wie begrenzt ihre Wahlmöglichkeiten wirklich waren.

Junge Mädchen kamen in ihre Boutique, um ihr Geld für etwas zu verprassen, das »sexy« war und das sie an ihren Wochenenden in den Hamptons tragen konnten, wo sie gemeinsam Häuser mieteten und nach einem Freund Ausschau hielten, der womöglich noch die Woche darauf aktuell sein würde. Auch die Ehefrauen kamen herein, viele darunter in Annabels Alter, und sahen sich nach etwas Neuem um, das sie für die Sommerpartys anziehen konnten, zu denen sie mit ihren Ehemännern eingeladen waren, ebenfalls auf dem Land oder am Strand, ebenfalls am Wochenende. New York war eine andere Stadt im Sommer; jeder, der es sich leisten konnte, entfloh. Auf den Straßen tummelten sich die Touristen in kurzen Hosen, und die Armen. Annabel dachte darüber nach, im August den Laden samstags zu schließen, aber dann hätte sie nichts zu tun. Sie wollte nicht zu einem festen Bestandteil in Chris' Landhaus werden.

Sie hatte nie viele Freunde gehabt. Da war immer Chris gewesen, und dann Emma, und natürlich Max. Stets hatte es junge Liebhaber gegeben. Tagsüber hatte Annabel die Mädchen im Laden, die sie zum Lachen brachten, aber Maria war verheiratet, und Pamela lebte mittlerweile mit einem Mann zusammen, einem Friseur, der sie jede Woche mit einem neuen Look zur Arbeit schickte. Max war nicht mehr da. Emma war unterwegs, ging eifrig ihrem eigenen Leben nach. Chris war schon immer schwer beschäftigt gewesen. Junge Liebhaber gab es nicht mehr. Annabel war auch nicht sicher, ob sie einen neuen wollte. Reichte es denn nicht, einen Beruf und eine beste Freundin zu haben? Hatten andere Leute denn mehr?

Ja, das hatten sie: Sie hatten Familie.

Menschen mit Familie, die Annabel oft um ihre Unabhängigkeit beneideten, hatten keine langen leeren Abende. Auch die jungen Mädchen nicht, die in die Boutique kamen, um sich ein Kleid zu kaufen, aus dem ein Mann sie herauslocken wollen würde. Annabel wusste, dass sie, wenn sie wollte, jeden Abend mit gesellschaftlichen Ereignissen ausfüllen konnte – sie kannte eine Menge Leute, viele Schwule, viele geschiedene und alleinstehende Frauen, und die gingen überall hin und genossen, was die Stadt ihnen zu bieten hatte. Vielleicht wollten auch sie nicht allein zu Hause bleiben.

Hin und wieder ging sie auf Publicitypartys oder traf sich zum Abendessen mit jemandem, mit dem sie sich zweimal im Jahr verabredete, aber sie konnte sich nicht vorstellen, dass so ihr Leben aussehen sollte. Als sie noch am Radcliffe gewesen war, war sie auf Partys und Tanzveranstaltungen gegangen, um zu flirten und sich zu verlieben. Dann, als sie verheiratet war, ging sie in den Country Club, weil das alle taten, und als sie sich scheiden ließ und nach New York zog, lebte sie jeden Tag wie ein Abenteuer, so wie Emma es jetzt tat. Annabel hatte sich verändert. Sie war schließlich doch zu dem ernsthaften Menschen geworden, mit dem sie Emma halb im Scherz gedroht hatte, und auch wenn es genau die Katastrophe war, die sie vorausgesehen hatte, wusste sie doch nicht, was sie sonst sein sollte.

»Ich wünschte, du würdest einen Traummann kennenlernen«, sagte Emma am Telefon.

»Ich auch«, sagte Annabel bemüht heiter.

»Du hast doch immer einen Mann, wenn du einen willst«, sagte Chris, wenn sie unter sich waren.

»Vielleicht will ich ja keinen«, sagte Annabel leichthin.

Sie wusste nur, dass sie zum ersten Mal einen Mann in ihrem Alter wollte. Sie fragte sich, welche Art älterer Mann ihr wohl gefiele. Attraktiv und sexy müsste er sein, klug und interessant. Auf der Madison Avenue sah sie Dutzende Männer nach der Arbeit, wie sie die Straße entlang marschierten, aus Taxis stiegen, große Wohnblöcke und teure Stadthäuser betraten. Sie sah sie, wenn sie abends das Geschäft schloss und wenn sie nach Hause ging. Manche von ihnen waren gut angezogen, attraktiv, gut in Form, im richtigen Alter. Sie alle hatten den zielstrebigen Blick eines Mannes, der wusste, wohin er wollte. Sie gingen nach Hause zu ihren Familien.

Die Männer waren in Annabels Alter, aber wenn sie nicht ihre Freundin von der Highschool geheiratet hatten, dann waren ihre Frauen meist noch jung. Annabel sah diese Frauen mit ihren Ehemännern und ihren Kindern, und die Frauen waren stets um einiges jünger. Jünger als ihre Ehemänner, jünger als Annabel. Sie fragte sich, ob es sich wohl um die zweite Frau handelte.

Sie selbst wäre zu alt, um die zweite Frau von jemandem in ihrem Alter zu werden. Doch wer wollte schon einen Mann in ihrem Alter, wenn der noch nie verheiratet gewesen war? Männer konnten nahezu jeden heiraten. Ein nett aussehender erfolgreicher Mann, der mit siebenundvierzig noch Junggeselle war, war immer verdächtig. Aber wenn er geschieden war, nachdem er einer Frau das Leben zur Hölle gemacht hatte, schien das die Gesellschaft nicht zu stören. Annabels Exmann hatte schon vor langer Zeit wieder geheiratet.

Sie vermutete, dass sie sich nach der schlechten Erfahrung mit Bill Wood und ihrer miesen Ehe mit Rusty auf so viel jüngere Männer versteift hatte. Sie hatte Angst vor etwas von Dauer gehabt, selbst vor der Aussicht darauf, denn so etwas gab es nicht, und wenn man trotzdem daran glaubte, tat es nur weh. Selbst wenn man nicht daran glaubte, tat es weh.

Im Sommer waren die Abende länger und einsamer, weil es so lange hell blieb. Im Winter konnte man sich zu Hause verstecken und es sich gemütlich machen, etwas Gutes kochen und fernsehen. Im Sommer aber wurde Annabel von einer nahezu wahnwitzigen unruhigen Energie gepackt, und obwohl sie Sport nicht ausstehen konnte, fing sie an, drei Abende die Woche ins Fitnessstudio zu gehen. Das machte sie zumindest müde, und vorbildlich war es ja anscheinend auch.

Und trotzdem, wenn sie allein mit ihrer Sporttasche in der Hand die Madison Avenue entlangging, sah sie immer noch all die Männer, die nach Hause gingen. Manche darunter waren ebenfalls im Fitnessstudio gewesen, andere auf einen geschäftlichen Drink, wieder andere hatten womöglich ihre Frau betrogen; aber sie alle hatten eines gemeinsam: Jetzt gingen sie nach Hause zu ihrem eigenen Leben.

Kapitel zwanzig

Chris packte gerade im Beverly Wilshire Hotel in Beverly Hills ihren Koffer aus, und sie konnte nicht glauben, dass die letzte Verkaufstagung der Cameron-Zeitschriften, die, von der sie geflohen war, erst ein Jahr her war. Es kam ihr wie eine Ewigkeit vor, so viel war ihr in der Zwischenzeit widerfahren. Mit der teils nervösen, teils glücklichen Erwartung einer jungfräulichen Braut sah sie sich in ihrem Zimmer um. Es war eins der besonderen Eckzimmer im »alten Flügel«, der im Grunde inzwischen der neue Flügel war, seitdem er mit einer zentralen Klimaanlage, Marmorbädern und geblümter Stofftapete ausgestattet worden war. Die Aussicht zeigte auf den Rodeo Drive mit seinen teuren Geschäften und dahinter auf die Berge, die im versmogten Dunst violett schimmerten. Chris hatte ein Ankleidezimmer mit einem zweiten Telefon darin, und im Schlafzimmer standen ein breites Doppelbett, ein Schrank, in dem sich ein Fernseher und ein Radio versteckten, noch ein paar weitere Möbelstücke, eine Minibar und eine kleine Flasche Champagner in einem Kühler mit zwei Gläsern daneben sowie ein Obstkorb, beides von der Hotelleitung gesendet.

Die Verkaufstagung sollte in der Innenstadt stattfinden, eine halbe Stunde Autofahrt entfernt, und jeder konnte sich selbst aussuchen, wo er übernachtete. Wer Tennis spielen oder in der Polo

Lounge gesehen werden wollte, übernachtete im Beverly Hills Hotel; für romantische Intimität gab es das Bel-Air; wenn man überzeugter New Yorker war und zu Fuß in einer Gegend herumlaufen wollte, die man auch als Großstadt bezeichnen konnte, wählte man das Beverly Wilshire; und wenn man aus dem Bett fallen und direkt zu den Sitzungen gehen wollte, konnte man sich im Zentrum im neuen Bonaventure einmieten. Chris hatte Cameron gefragt, was er empfehlen würde, und er hatte gesagt, er übernachte gern im Wilshire, also entschied sie sich ebenfalls dafür.

Wie viel offensichtlicher konnte sie noch sein? Sie sagte sich jedoch, dass Cameron Los Angeles eben kannte, und sie nicht; es war eine ganz normale Frage. Sie hoffte, er wüsste, dass sie Hintergedanken hatte ... und dann wieder nicht. Sie betrachtete den Champagner und beschloss, ihn für Cameron aufzuheben, nur für den Fall ...

Sie hatte zu Ende ausgepackt und geduscht, als das Telefon klingelte. »Chris? Bill Cameron.«

Und da waren sie wieder.

»Ich weiß«, sagte sie mit einem Lächeln.

»Ich gehe mit ein paar Leuten um sieben zum Abendessen ins Chasen's, und ich wollte Sie fragen, ob Sie wohl gern mitkommen würden.«

»Sehr gern«, sagte sie.

Und die Wiederholung ging weiter. Aber diesmal würde es vielleicht anders ausgehen.

Cameron hatte auch diesmal vier weitere Gäste eingeladen, und erneut platzierte er Chris neben sich. Niemand konnte ihre Gedanken lesen. Es war eine entspannte, vergnügte Runde. Chris fühlte sich wie im Nebel. Das Restaurant war holzvertäfelt und rosafarben erleuchtet, Stars waren da, es war äußerst teuer.

Cameron hatte seine Gäste in einer Limousine herfahren lassen. Er sagte, seine Zeitschriften liefen so gut, dass er eine neue gründen würde, die *Fashion and Entertainment West* heißen solle, und dass er am nächsten Tag in der Sitzung mehr darüber erzählen wolle. Er wirkte so begeistert und zufrieden, so selbstbewusst, so absolut Herr der Lage; Chris fand ihn unheimlich attraktiv. Es war lange her, dass sie ihn unter Leuten erlebt hatte, wie er auf seine charmante, interessierte Art die Führung übernahm.

Sie bestellte mageren gegrillten Fisch, da sie noch immer auf Diät war, konnte ihn dann aber nicht essen, weil die Emotionen sie viel zu sehr aufwühlten.

»Jetlag?«, erkundigte Cameron sich freundlich, als er es bemerkte.

»Vermutlich«, schwindelte sie.

»Wir bleiben nicht allzu lange. Wir sind alle müde.«

»Ich nicht«, sagte sie tapfer.

»Das kommt noch. Glauben Sie mir.«

Das tat sie, sie vertraute ihm. Wenn das hier eine Affäre werden sollte, dann würde sie es ihm überlassen, es einzufädeln. Er hatte gesagt, er gäbe niemals auf, und dass es bedeutete, was sie wolle; jetzt musste sie nur noch signalisieren, dass sie bereit war.

Nach dem Essen brachte Cameron sie alle in der Limousine zurück zum Hotel. Alle spürten die drei Stunden Zeitverschiebung, und morgen begannen die Sitzungen um neun Uhr früh. Ihre Zimmer befanden sich auf unterschiedlichen Etagen (sie wusste, dass Cameron eine Suite hatte), und er verließ den Aufzug vor ihr. »Gute Nacht«, sagte er fröhlich zu allen, die noch darin standen. *Eine Etage unter mir*, dachte Chris. *Da kann man leicht die Treppe nehmen*. Aber sie wusste, dass heute Abend nichts passieren würde.

Sie hatte keine Nachrichten, und es war zu spät, um in New York anzurufen. Das wollte sie ohnehin nicht, falls Alexander entschieden hatte, bei James zu übernachten. Wenn dem so war, wollte sie es gar nicht wissen. Ein Zimmermädchen hatte die Bettdecke für sie zurückgeschlagen und die Frühstückskarte aufs Kissen gelegt. Sie hatte auch die Vorhänge zugezogen. Chris zog sie wieder auf, damit sie den Ausblick genießen konnte. Funkelnde Lichter, Berge, ein Ort weit weg von New York. Ein Ort, an dem womöglich ihr Abenteuer begann. Sie fragte sich, ob Cameron wohl anriefe. Nein, das würde er nicht, nicht heute Abend, aber sie hoffte, dass er an sie dachte. Sie legte sich ins Bett und spürte auf einmal, wie erschöpft sie war. Im Handumdrehen war sie eingeschlafen, und ihr letzter Gedanke war, dass Cameron wie üblich recht gehabt hatte.

Im Eröffnungsmeeting am nächsten Morgen sprach Cameron von seiner neuen Zeitschrift. Sie würde hier in Los Angeles ihren Sitz haben und wäre der in New York ansässigen *Fashion and Entertainment* ähnlich, aber gleichzeitig auch anders, da der Lebensstil an den beiden Küsten nicht der gleiche sei. Einige der Beiträge und Artikel würden in beiden Magazinen erscheinen, andere eigens für die Leserschaft vor Ort verfasst werden. Jede Redakteurin und jeder Redakteur werde sich mit ihrem oder seinem Pendant absprechen und entscheiden, welches Material für beide Magazine in Frage käme, und die leitenden Redakteure würden in beratender Funktion für beide Ausgaben tätig sein.

In der Kaffeepause sprach Chris Cameron an. »Mir gefällt Ihre neue Idee«, sagte sie. »Bedeutet das, ich bekomme eine Gehaltserhöhung?«

»Ich wusste, dass Sie das fragen würden«, erwiderte er amüsiert. »Wie wäre es mit Mittagessen?«

»Anstatt einer Gehaltserhöhung oder zusätzlich?«, fragte sie lächelnd zurück. Sie flirtete! Chris, die noch nie in ihrem Leben geflirtet hatte, flirtete auf einmal.

»Zusätzlich, wenn Sie das Mittagessen übernehmen.«

»Die Abmachung gefällt mir«, willigte Chris ein. Sie wussten ohnehin beide, dass das Mittagessen gratis war.

Beim Essen setzte Cameron sich absichtlich an einen großen Tisch, so dass sich auch andere zu ihnen gesellen konnten, und schon bald war er in ein geschäftliches Gespräch vertieft. Er werde die neue Belegschaft umgehend einstellen. Er habe bereits weitere Büroflächen in dem Gebäude gesichert, das er bisher für seinen Hauptsitz an der Westküste nutzte. Mehrere ihrer Tischnachbarn hatten Vorschläge für mögliche Redakteure, fähige Kollegen und Kolleginnen, die aufgrund des Engpasses im Verlagswesen momentan keine Arbeit hatten.

Nach dem Essen gingen die Meetings weiter. Auf ihrem Weg dorthin hielt Cameron Chris mit einer sanften Berührung am Arm auf. »Erinnern Sie sich noch an die Party letztes Jahr, die wir sausen lassen haben?«

»Natürlich«, antwortete Chris, und ihr Herz begann heftig zu klopfen. »Die Mariachi-Band und der Esel mit Hut auf dem Kopf.«

»Dieses Jahr gibt es drinnen ein Buffet. Da ist es schwieriger, sich davonzustehlen. Aber ich dachte mir, nach den Cocktails, wenn alle noch umherlaufen, könnte ich Ihnen einen Blick zuwerfen und Sie könnten zur Tür raus und ich komme hinterher, und dann könnten wir irgendwo, wo es anständig ist, etwas zusammen essen.«

»Das fände ich wunderbar«, sagte Chris.

Er nickte und ging. Die restlichen Sitzungen über fühlte sich Chris genauso umnebelt wie am Abend zuvor im Chasen's, sowohl verängstigt als auch entschlossen. Sie wusste, dass es immer noch ihre eigene Entscheidung war. Aber sie wusste auch, dass sie sie schon in New York getroffen hatte. Sie wollte ihn.

In ihrem Zimmer – gebadet, parfümiert, sorgfältig geschminkt, für die Party gekleidet – rief sie Annabel an. »Ich habe Angst«, sagte Chris. »Ich fühle mich wieder wie ein Teenager.«

»Ich verstehe nicht, weshalb dir das Angst macht«, sagte Annabel fröhlich. »Wenn ich mich recht erinnere, konntest du es damals auf dem College, als es noch als Todsünde galt, wenn man bis zum Letzten ging, gar nicht abwarten, mit Alexander zu schlafen.«

»Das war Alexander. Diesmal ist er es nicht. Ich bin seit fünfzehn Jahren verheiratet und habe nie ...«

»Das ist keine Ehe mehr«, warf Annabel ein.

»Außer mit Alexander habe ich in meinem ganzen Leben nur mit zwei Männern geschlafen – mit beiden, bevor ich geheiratet habe. Einer war, als Alexander so lange in Paris gewohnt hat. Und der andere war ein One-Night-Stand.«

»Du verpflichtest dich doch nicht für den Rest deines Lebens«, sagte Annabel. »Kopf hoch. Vielleicht wird es ja auch ein One-Night-Stand.«

»O Gott.«

»Warum stöhnst du denn?«

»Weil ich ihn mag. Cameron ist zu gut für einen One-Night-Stand.«

»Geh es einfach eine Nummer nach der anderen an«, sagte Annabel.

Diesmal stöhnte Chris tatsächlich auf. Aber als sie auflegte, fühlte sie sich besser.

Die Cocktailparty vor dem Buffet war so überlaufen, dass es Chris nicht schwerfiel, sich unbemerkt davonzustehlen. Cameron hatte ein Auto vorfahren lassen, und er fuhr sie zu einem Restaurant, das wie eine winzige Raststätte aussah und Dominick's hieß. Das Leuchtschild vorn war aus, und es sah geschlossen aus, aber Cameron fuhr auf den Parkplatz und trat durch den Hintereingang direkt in die heiße, dunstige kleine Küche, wo er die Köchin mit einer Umarmung begrüßte. Drinnen war es dunkel, es gab mit rotem Kunstleder bezogene Sitznischen, wahrscheinlich nicht einmal zehn an der Zahl, karierte Tischdecken, ein Reserviert-Schild auf jedem freien Tisch, eine Bar und eine Jukebox, die alte Sinatra-Hits spielte. Es erinnerte Chris an die Art Ort, an denen sich die Leute in ihrer Jugend für Verabredungen getroffen hatten; andere Leute, nicht sie selbst. Sie war in die Bibliothek gegangen, um Alexander anzuschmachten.

Dann gewöhnten sich ihre Augen an die Dunkelheit, und sie erkannte ein paar Filmstars in den Sitznischen. Es war doch nicht genau wie die Orte ihrer Jugend, aber sie war eben auch nicht mehr die gleiche Person. Sie bestellten Weißwein, und die Kellnerin brachte ihnen eine gewaltige Karaffe voll.

»Addie, du bringst uns noch um«, sagte Cameron.

»Es ist der letzte Abend, Bill. Getränke gehen aufs Haus.«

»Sie schließen den Sommer über immer«, erklärte Cameron Chris. »Niemand weiß, wann sie im Herbst wieder aufmachen, man ruft also ständig an.«

»Ist deswegen das Leuchtschild draußen aus?«

»Nein, das ist nie an. Dom wollte keine Gäste, die er nicht kannte. Es mussten keine Stars sein, er musste sie nur mögen. Einmal habe ich miterlebt, wie er einen berühmten Filmstar stundenlang an der Bar warten ließ und der immer wütender wurde, weil alle Tische frei waren – und das nur, weil Dom beschlossen hatte, dass er ihn nicht leiden konnte.«

»L.A. ist eine seltsame Stadt«, bemerkte Chris. »Ma Maison steht nicht im Telefonbuch, und dieser Laden hier schaltet sein Leuchtschild aus.«

»Ich sehe da schon Ihren nächsten Artikel vor mir.«

»Oh nein …«

»Oh doch.«

Schweigend nippten sie an ihrem Wein und sahen einander an. Chris' Herz begann wieder heftig zu schlagen, und sie wandte den Blick ab. »Gehen Sie immer früher von Ihren Firmenfeiern?«, fragte sie.

»Wenn es geht. Ich zahle dafür, dann muss ich nicht auch noch hingehen. Das Leben ist zu kurz, um es auf Partys zu vergeuden.«

Sie bestellten gegrilltes Hühnchen und einen gemischten grünen Salat. Chris machte sich nicht die Mühe, darum zu bitten, dass er ohne Dressing serviert würde; sie wusste, dass sie ohnehin keinen Bissen herunterbringen würde. Cameron besaß die Fähigkeit, jedem in seiner Nähe ein gutes Gefühl zu vermitteln, und das hätte er auch bei ihr bewirken können, aber Sex brachte immer alles durcheinander. Chris hatte ihre Sexualität so lange unterdrückt, dass sie sich fragte, ob sie für immer abgestorben war. Anderthalb Jahre … Was würde geschehen, wenn sie losließ und all den Gefühlen freien Lauf ließ, die sie so lange in sich verschlossen hatte?

Sie taten beide so, als würden sie essen. Chris ließ immer wieder etwas fallen. Sie wischte ihre ganzen Pommes von ihrem Teller und kam sich wie eine Närrin vor, als sie versuchte, sie wieder einzusammeln. Dann gab sie auf.

»Ich weiß nicht, was heute Abend mit mir los ist«, sagte sie.

»Ich liebe dich«, sagte Cameron.

Sie starrte ihn an. Wärme durchflutete sie, und sie spürte, wie etwas in ihr schwach zu flattern begann – ihr totes Herz.

»Warum ich?«, platzte es aus ihr heraus. Er lachte.

»Du solltest nicht fragen ›warum ich?‹«, sagt er. »Du solltest fragen ›warum nicht?‹«

»Ich gebe unpassende Antworten«, erklärte sie. »Das hat mir vor langer Zeit mal jemand gesagt. Ein Freund. Er meinte, ich hätte die unpassendsten Antworten, die er bei einem Mädchen je gehört hätte.«

»Ich lasse mich nicht mit jemandem ein, mit dem ich zusammenarbeite«, sagte er. »Mit anderen Frauen manchmal schon. Aber das hier konnte ich nicht verhindern. Ich möchte, dass du weißt, dass ich nie etwas tun würde, das deine oder meine Ehe gefährden könnte.«

»Bedeutet das Nein?«, fragte sie entsetzt. Es sprudelte aus ihr hervor, bevor sie es aufhalten konnte. Die alte Chris, direkt, ehrlich, unerhört. Cameron lachte wieder, ein herzliches, glückliches Lachen, und sah sie dabei zärtlich an.

»Natürlich bedeutet das nicht Nein«, sagte er. »Ich versuche nur, alle wichtigen Punkte anzusprechen.« Er hörte auf zu lachen. »Bedeutet, was du gerade gesagt hast, Ja?«

Sie nickte.

Sie verließen das Restaurant und fuhren zurück ins Hotel. Der Aufzug war leer, und sie stiegen beide auf Camerons Etage aus. Nebeneinander, mit diskretem Abstand, gingen sie in seine Suite.

Er hatte ein großes Wohnzimmer und ein Schlafzimmer, und er hatte eine Bar aufgestellt. Das große Doppelbett war bereits für die Nacht hergerichtet. Als Cameron näherkam, konnte Chris wieder seinen Duft riechen, den Duft, der sie so berührt hatte, als sie an jenem Abend in Arizona das erste Mal Essen gegangen waren. Er legte die Arme um sie und küsste sie zum ersten Mal, und er schien genauso sehnsüchtig wie sie. Chris schlang die Arme fest um ihn und seufzte beinahe auf, so erleichtert war sie, dass er sie festhielt, sie wollte. Sie spürte seine Erregung – und da schwebte Alexander in ihre Gedanken, wie der Mond über die Baumspitzen stieg, und überflutete ihre Welt mit blassem, unheilvollem Licht.

Sie wollte Alexander aus ihrem Kopf verscheuchen. Sie versuchte es mit Wut, mit Groll. Sie bemühte sich, die Liebe und die Schuldgefühle zu verdrängen und sich nur auf den Kuss zu konzentrieren. Sie betrog Alexander, der sie nicht wollte, und sie betrog auch Cameron, der es tat und der keine Ahnung hatte, woran sie gerade dachte. Er führte sie ins Schlafzimmer.

Er war der vollkommene Liebhaber; zärtlich und leidenschaftlich, rücksichtsvoll und nicht scheu. Er war um einiges besser als Alexander. Bei Alexander hatte stets Chris die Initiative ergriffen, jedes Mal in der Hoffnung, dass sie Erfolg hätte, aber jetzt war sie diejenige, die umworben wurde. Sie wusste das zu schätzen, aber sie hätte ebenso gut betäubt sein können. *Ich vergeude all das hier*, dachte sie verzweifelt. *Ich habe solches Glück, niemals hätte ich gedacht, dass mir so etwas passieren würde, er gibt sich solche Mühe; und ich könnte ebenso gut ganz woanders sein*. Sie war sich sicher, dass es Cameron auffallen musste, aber dann merkte sie, dass dem nicht so war, und dieses Wissen löste solch zärtliche Gefühle in ihr aus, dass auch sie Liebe für ihn empfand.

Sie erinnerte sich an das erste Mal mit Alexander, vor so langer Zeit am College. Bis auf die Augenblicke danach, in denen er sie liebevoll im Arm gehalten hatte, war es eine vollkommene Enttäuschung gewesen. Sie erinnerte sich auch daran, gedacht zu haben, dass das erste Mal angeblich immer angespannt ablief. Zwar nicht für Annabel, nicht für andere, aber für Chris, die versuchte, mit einem Mann zu schlafen, während ein anderer ihr nicht aus dem Kopf gehen wollte.

Aber natürlich wusste Cameron das – er musste es wissen. Er war kein Narr, und sie war nicht gut im Vortäuschen.

»Nächstes Mal wird es besser«, sagte er im Anschluss. »Wir haben jede Menge Zeit.«

Wie konnten sie jede Menge Zeit haben? Es gab nur noch morgen, und dann fuhren sie zurück nach New York, und er hatte versprochen, dass dort nichts ihre oder seine Ehe gefährden würde.

Mitten in der Nacht schlich Chris die Treppe hoch zurück in ihr Zimmer. Sie hoffte, dass Alexander nicht angerufen hatte, und als sie sah, dass das rote Lämpchen an ihrem Telefon nicht blinkte, atmete sie erleichtert auf. Sie würde ihn am Morgen anrufen müssen; sie hatten sich noch nie so lange nicht bei einander gemeldet. Dann ärgerte sie sich. Waren sie einander so fremd geworden, ohne es überhaupt zu bemerken? Doch sie musste lächeln, als ihr bewusst wurde, wie albern der Gedanke war. Sie hatten getrennte Schlafzimmer, und jetzt hatten sie beide einen Geliebten – was war das, wenn nicht entfremdet?

Sie legte sich ins Bett und dachte an Cameron, und da klingelte ihr Telefon. *Alexander*, dachte sie besorgt. Aber es war Cameron. Wärme und Glücksgefühle durchströmten sie.

»Ich wollte nur gute Nacht sagen«, sagte er.

»Ich habe dich wohl heraufbeschworen«, sagte Chris.

»Gut. Morgen Abend ... das gefürchtete Bankett. Wir müssen hingehen, weil es Platzkarten gibt, aber können wir uns danach noch treffen?«

»Natürlich.«

»Ich liebe dich«, sagte er. »Schlaf gut.« Er legte auf, bevor sie erwidern konnte, dass sie ihn ebenfalls liebte, und sie fragte sich, ob er wohl Angst hatte, sie würde es nicht erwidern. Sie wählte seine Nummer.

»Hier ist Chris.«

»Ich weiß.«

»Woher weißt du das?«

»Wer sonst würde mich um diese Zeit anrufen?«

»Ich wollte dir nur sagen, dass ich dich auch liebe.«

»Gut«, sagte er.

Nachdem sie aufgelegt hatten, wurde Chris bewusst, was sie getan hatte. Zum ersten Mal hatte sie Alexander betrogen, aber was noch bedeutender war, sie hatte einem anderen Mann gesagt, dass sie ihn liebte, und sie hatte es ernst gemeint. Sie liebte Cameron nicht so, wie sie Alexander liebte, aber die Liebe an sich war der eigentliche Betrug. Das hatte Alexander ihr demonstriert.

Heute Nacht würde sie nicht mehr darüber nachdenken. Sie wollte so lange glücklich bleiben, wie sie konnte.

Am nächsten Tag versuchte Chris, sich während der letzten Sitzungen und beim Festessen am Abend ganz normal zu verhalten. Es fiel ihr leichter, als sie erwartet hatte. Nach dem Essen kehrten die Gäste in ihr Hotel zurück, um zu packen oder um noch einen letzten Drink mit Freunden zu nehmen, und im allgemeinen Aufbruch war es für Chris ein Leichtes, in Camerons Suite zu verschwinden. Er hatte ihr seinen zweiten Schlüssel gegeben, aber er erwartete sie bereits.

Dann lagen sie im Bett, und Chris wusste, es wäre ihre letzte Chance für lange Zeit, aber Alexander schwirrte ihr noch immer im Kopf herum. Sie redete sich wieder gut zu, diesmal mit äußerster Vernunft. *Es bringt nichts, hier zu sein, wenn ich gar nicht richtig hier* bin. Und jetzt, endlich, zum ersten Mal, konzentrierte sie sich vollkommen auf das, was mit ihrem Körper geschah, und nicht auf Alexander, und auf einmal war er verschwunden. Chris tauchte ab in eine Welt der Empfindungen, und nichts anderes war mehr von Bedeutung. Jetzt war es leicht, alles war so leicht, und sie wollte nie wieder aufhören.

»Siehst du?«, sagte Cameron danach.

»Freu dich nicht so hämisch. «

»Tu ich doch gar nicht«, sagte er unschuldig.

»Also ich schon.«

Er schenkte ein Glas Brandy ein, und sie teilten es sich im Bett. Cameron würde noch ein paar Tage geschäftlich in Kalifornien bleiben, und Chris würde am nächsten Tag zur Mittagszeit zurück nach New York fliegen. Sie fragte sich, was nun aus ihnen würde.

»Warum siehst du so traurig aus?«, fragte er.

»Ich kann das hier nicht in New York machen und dann jeden Abend nach Hause zu meinem Mann gehen. Das schaffe ich nicht.«

»Servierst du mich etwa ab?« Er lächelte, aber sie konnte in seinen Augen sehen, dass er traurig war.

»Nein, natürlich nicht«, antwortete sie. Sie liebte ihn wirklich; nie hätte sie es für möglich gehalten, dass sie zwei Männer gleichzeitig lieben könnte. »Ich weiß bloß nicht, was ... wie ...«

»Ich habe alles geplant«, sagte er. »Als Erstes musst du wissen, dass ich in New York nie etwas tue, was meiner Frau wehtun könnte. Es ist wirklich eine kleine Stadt, und die Leute reden. Ich will auch ganz gewiss nichts tun, was dir unangenehm wäre. Ich habe dir ja gesagt, dass ich unsere Ehen nicht aufs Spiel setzen werde. Wie du weißt, reise ich viel. Und du wirst von jetzt an auch reisen müssen. Dachtest du, du könntest per Telefon Beraterin für die neue Zeitschrift sein?«

»Darüber habe ich noch gar nicht nachgedacht«, gab Chris zu.

»Du wirst einmal im Monat für ein oder zwei Tage zu Meetings nach Kalifornien fliegen müssen. Das ist eine anstrengende Reise, ich könnte es also so legen, dass es ein langes Wochenende wird.«

»Und du wärst dann auch da?«

»Natürlich wäre ich das. Ich leite die Meetings.«

»Ich glaube, damit könnte ich umgehen«, sagte Chris.

»Ich weiß, dass du das kannst.«

»So viel Heimlichtuerei«, sagte sie. »So viel Planung.«

Er lächelte. »Du wirst sehen, das macht unsere Beziehung umso romantischer.«

Ihr kam der Gedanke, wie ironisch das Leben doch war, und dass Cameron, obwohl es der komplette Gegensatz von dem war, was sie stets unter Romantik verstanden hatte, vermutlich recht hatte.

Kapitel einundzwanzig

Es war Herbst. Die Bäume in Connecticut färbten sich bunt, die Kinder waren wieder in der Schule, die Leute trugen warme Pullis. Das Wetter veränderte sich, und mit den Jahreszeiten verwandelte es sich wieder zurück, aber Menschen wie Daphne, deren Leben unwiderruflich verändert worden war, konnten das nicht. Sie wusste jetzt, dass sie ein anderer Mensch geworden war, und dass sie Richard nicht mehr liebte.

Er hatte sich von seinem Herzinfarkt erholt, ließ es aber immer noch ruhig angehen und ging nur halbtags ins Büro. Daphne wusste, dass er sich in New York mit Melissa traf. Sein halber Tag war mittags vorbei, aber fast nie war er vor dem Abendessen zurück in Greenwich. Das Bedürfnis, Melissa umzubringen, verspürte Daphne nicht mehr; inzwischen tat Melissa ihr nur noch leid. So ein Gewinn war Richard gar nicht – er war einfach nur charmant.

Immer wieder, so als würde sie in einer Wunde stochern, durchlebte Daphne die gefühlvolle Szene im Krankenhaus, als sie Richard gesagt hatte, dass sie ihn liebte, und er entgegnet hatte, er liebe sie auch, während die andere Frau, mit der er schlief und die er anlog, draußen wartete. Sie und Melissa waren beide die verheimlichte Andere; er hatte sie beide angelogen.

Nicht nur weil Richard sie betrogen hatte, war Daphnes Liebe erloschen; es war alles zusammen. Er war kein Mensch mehr, den sie respektieren oder lieben konnte. Seit Jahrzehnten hatte er im Zentrum ihres Lebens gestanden wie ein halb gütiger, halb grausamer Monarch, der Festspiele für seine Untertanen veranstaltete, ihnen aber das vorenthielt, was sie am meisten brauchten. Er konnte einem eine Million Gründe nennen, weshalb er niemandem Unrecht tat, und er glaubte sie auch. Einst hatte Daphne sie ihm ebenfalls geglaubt.

Sie erinnerte sich an ihren guten Vorsatz, von jetzt an über alles zu reden, und wie schnell er vereitelt worden war. Wann immer sie versuchte, mit Richard ein offenes Gespräch über ihr Leben zu führen, sagte er, sie wühle ihn nur auf, er erhole sich noch, sein Gesundheitszustand sei noch labil. Nicht einmal das gestand er ihr also zu.

Anfang November rief sie Dr. Price an. »Wie lief denn Richards letzte Nachuntersuchung?«

»Sehr gut«, antwortete der Arzt. »Hat er Ihnen das nicht gesagt?«

»Doch, doch, aber manchmal vergisst er auch etwas. Sie kennen ja Richard, er will so stark wie ein Pferd sein, da ist es bequemer, wenn man nicht darüber nachdenkt.«

»Ich habe ihm gesagt, dass er sein normales Leben wieder aufnehmen kann. Allerdings möchte ich, dass er darauf achtet, was er isst: weniger Fett und dunkles Fleisch, ein bisschen weniger Alkohol. Ich möchte, dass er jeden Tag spazieren geht, oder schwimmen im Club, was immer ihm Spaß macht. Sein Gewicht ist völlig in Ordnung.«

»Und Sex?«, fragte Daphne beiläufig. »Kann er auch wieder Sex haben?«

Dr. Price klang überrascht. »Da habe ich ihm schon vor Längerem das Okay gegeben. Hatte er Bedenken …?«

»Oh, nein«, log Daphne, obwohl Richard sie nicht angerührt hatte, seitdem er aus dem Krankenhaus entlassen worden war. Sie hätte es auch nicht zugelassen, hätte er es versucht. »Ich wollte nur sichergehen.«

»Richard kann wieder ein ganz normales Leben führen«, sagte Dr. Price.

»Und wie sieht es aus mit Stress?«

Der Arzt lachte. »Stress ist leider ein unvermeidlicher Bestandteil eines normalen Lebens.«

Als Richard an dem Abend aus der Stadt nach Hause kam, wartete sie bereits auf ihn. Sie hatte ein Glas Weißwein neben sich stehen, aber keine Zigaretten. Sie hatte aufgehört, in seiner Gegenwart zu rauchen, auch wenn es ihr schwerfiel, und wenn sie heute Abend für einen zweiten Herzinfarkt verantwortlich wäre, wollte sie die Schuld nicht dem Rauchen zuschreiben. »Setz dich«, sagte sie liebenswürdig. »Lass uns reden.«

»Daph, lässt du mich erst einmal ankommen?«

»Natürlich.«

Während er oben war, trank sie ihren Wein aus und rauchte am geöffneten Fenster mehrere Zigaretten. Sie wartete. Um viertel nach sieben kam Richard wieder nach unten, denn sie aßen immer um halb acht zu Abend. Er ging schnurstracks an die Bar und machte sich einen Drink. Daphne kommentierte es nicht. Von jetzt an wäre seine Gesundheitsvorsorge seine eigene Angelegenheit.

»Na dann«, sagte sie in dem gleichen liebenswürdigen Tonfall. »Der Arzt hat mir heute einen ausgesprochen guten Bericht abgeliefert. Du bist so gut wie neu.«

»Ich fühle mich tatsächlich jeden Tag ein bisschen besser«, sagte Richard.

»Das freut mich«, sagte Daphne. »Dann können wir nämlich über unsere Scheidung sprechen.«

Er sah sie bestürzt an. »Du willst dich von mir scheiden lassen?«

»Ja. Ab jetzt kannst du die ganze Zeit mit Melissa zusammen sein«, sagte Daphne mit einem winzigen Lächeln. Sie konnte nicht fassen, wie gelassen und beherrscht sie auftrat, aber innen drin fühlte sie sich wie tot, also fiel es ihr leicht.

Richard wurde ein wenig blass. »Ich kann nicht glauben, dass du dich wegen einer kleinen, unbedeutenden Affäre von mir scheiden lassen würdest.«

»Ich bezweifle, dass Melissa die Affäre für unbedeutend hält«, sagte Daphne. »Und außerdem ist das auch nicht der Grund dafür, dass ich mich scheiden lassen will.«

»Aber du liebst mich doch.«

Daphne lächelte.

»Es war ein Ausrutscher«, sagte Richard. »So etwas passiert eben. Ich bin nicht perfekt.«

»Ich auch nicht«, sagte Daphne.

Lange saßen sie schweigend da und sahen sich an.

»Was willst du?«, fragte er.

»Die Scheidung.«

»Und was noch?«

»Das Haus. Für dich ist eine Wohnung in New York ohnehin geeigneter. Unterhalt für die Kinder natürlich. Schulgeld. Elizabeths Unterbringung.«

»Du forderst eine Menge.«

»Mein Anwalt kann das mit deinem besprechen.«

»Du hast dein eigenes Geld«, sagte Richard. »Sogar eine ganze Menge davon, wenn ich mich recht entsinne.«

»Ich verlange nicht von dir, dass du meine Rechnungen bezahlst. Das Haus ist abbezahlt. Die Jungen brauchen ein Zuhause. Genau wie unsere Tochter, auch wenn sie nicht bei uns wohnt. Sie haben alle eine Ausbildung verdient. Sieh es als Ausgleich an.«

»Als Ausgleich wofür?«, wollte er wissen. »Für meine Affäre?«

»Für mein Leben«, sagte Daphne.

»Das verstehe ich nicht«, sagte er. »Was habe ich dir je getan?«

Armer Richard. Daphne dachte an all die guten Zeiten, ihre Jugend, ihre Liebe. Sie hatten sich ihre eigene Traumwelt erschaffen; Stück für Stück war sie angeknackst, bis sie schließlich schlicht und einfach unter dem Gewicht der Wahrheit zusammengebrochen war. Armer Richard. Arme Daphne. Armer Jonathan. Ihre arme Familie.

»Ich habe es auch mir selbst angetan«, sagte Daphne leise. »Und nein, du verstehst es nicht.«

Zwei Tage später war er fort. Er zog in ein Hotel. Er sagte, es sei unangemessen, zu Melissa zu ziehen, aber Daphne vermutete, er war entweder nicht bereit, eine Verpflichtung einzugehen, oder nicht bereit für die kleine Wohnung einer hart arbeitenden jungen Anwältin. Daphne und Richard waren sich einig, es den Jungen erst zu sagen, wenn sie an Thanksgiving nach Hause kamen. Von Angesicht zu Angesicht wäre es einfacher. Der Vater von Daphnes Anwalt hatte Daphnes Vater gekannt, und angeblich war der Anwalt ausgezeichnet. Alle benahmen sich ausgesprochen zivilisiert. Schließlich waren sie auch immer noch Caldwells.

Daphne jedoch nicht. Nicht mehr.

Kapitel zweiundzwanzig

Bis zum Herbst war Emily's Cookies ein etablierter lokaler Erfolg. Emily hatte sich Sorgen gemacht, dass ihr Geschäft in der Stadt der kurzlebigen Trends ebenfalls eine Modeerscheinung wäre, doch stattdessen lief es immer besser. Die Leute erzählten sich von ihr. Emily nahm sogar Bestellungen von Restaurants auf, und täglich eilten die Kuriere mit frischen warmen Keksen dorthin. Und nun war etwas unheimlich Wunderbares, Schmeichelhaftes passiert: Emily würde für die neue Zeitschrift *Fashion and Entertainment West* interviewt werden, und zwar von Christine Spark English, die sie noch von Radcliffe kannte.

Chris Spark, die stets so klug und begabt gewesen war und schließlich Alexander English geheiratet hatte, diesen gutaussehenden jungen Mann, für den Chris die ganze Collegezeit über geschwärmt hatte. Emily fragte sich, ob Chris' Ehe wohl besser geglückt war als ihre eigene. Der Beitrag handelte von Frauen aus Kalifornien, die ihr eigenes Unternehmen gegründet hatten. Chris hatte Emily geschrieben und sie anschließend angerufen, und sie würde für mehrere Tage nach Los Angeles kommen, wo sie im Beverly Wilshire Hotel unterkommen würde. Emily bedauerte, dass sie Chris nicht mehr in ihr altes Haus einladen konnte, aber wenn sie ihr altes Haus noch hätte, hätte sie natürlich auch noch Ken, und dann hätte sie sich gar nicht getraut, Chris einzuladen. Sie würden sich im Geschäft treffen, und dann wollten sie zu Emily in die Wohnung fahren, um dort zu reden.

Peter war geradezu außer sich vor Freude. Immer wieder betonte er, was für eine großartige Chance für mehr Publicity das sei, und er trug Emily auf, phantastisch zu sein. Sie wollte gar nicht darüber nachdenken, aber natürlich dachte sie an nichts anderes mehr. Nie in ihrem Leben hatte sie damit gerechnet, dass man sie interviewen würde, und das schmeichelte ihr nicht nur, es jagte ihr auch eine Heidenangst ein. Was gab es sonst noch Neues? Sie hatte ständig eine Heidenangst. Aber allmählich kam sie auf viele Weise darüber hinweg.

Chris kam morgens, als sie gerade öffneten, ins Geschäft, und sie sah elegant und sehr nach New York aus. Sie und Emily hatten sich auf ihrem zwanzigjährigen Klassentreffen vor sechs Jahren getroffen, und so erkannten sie sich sofort wieder.

»Der Beitrag soll im Dezember in unserer Weihnachtsausgabe erscheinen«, erklärte Chris.

»Oh, das trifft sich gut«, sagte Emily. Sie hatte für Chris ein kleines Werbepaket mit ihrer Weihnachtsdose – schmale rote und grüne Streifen auf den karamellfarbenen und weißen Karos – und den dazu passenden Weihnachtstüten sowie den hübsch aussehenden Flugblättern zusammengestellt, die sie an einen großen Adressverteiler verschicken wollten, den sie gekauft hatten. Natürlich gab es warme Kekse, die Chris probieren sollte, und Emily hatte auch Kaffee dazu mitgebracht. Sie stellte Chris Peter und Jared vor und die jungen Leute, die in der »Fabrik« arbeiteten, und sie gab ihr eine Führung, die ganze fünf Minuten dauerte.

»Ich muss sagen, dass ich mich sehr geehrt fühle«, bemerkte Emily. »Wie bist du eigentlich auf mich gekommen?«

Chris grinste. »Mein Boss hat gesagt, es gibt da diese Lady mit den Keksen in Kalifornien, die mit dir aufs College gegangen ist. Als ich hörte, dass du es bist, fand ich die Idee großartig. Ich hätte nicht gedacht, dass du dich zu einer erfolgreichen Geschäftsfrau entwickeln würdest – als ich dich das letzte Mal gesehen habe, hast du genau dem entsprochen, wozu wir erzogen wurden.«

»Einem Geschirrtuch«, sagte Emily und grinste zurück. »Aber so erfolgreich bin ich noch nicht, es fängt gerade erst an.«

»Wart ab, bis du in der Zeitschrift erschienen bist«, erwiderte Chris.

»Ich kann es noch immer nicht glauben«, sagte Emily, und bei der Erinnerung überströmte sie ein Freudenschauer. »Es ging alles so schnell. Erst dachte ich noch, es würde in einer kompletten Katastrophe enden, aber dann ...« Sie erzählte Chris von den ersten Tagen. Während sie sich unterhielten, füllte sich der Laden, so wie er es inzwischen immer tat. »Warum fahren wir nicht zu mir, da können wir in Ruhe weiter reden?«

Sie nahmen Emilys Wagen, damit Chris sich nicht verfuhr. Emily hatte Blumen gekauft, und überall in der Wohnung lagen Bücher und Zeitschriften, damit es nicht so vorübergehend und unbewohnt aussah, obwohl Emily kaum Zeit dort verbrachte. Sie setzen sich aufs Sofa im Wohnzimmer und tranken noch einen Kaffee, und Emily erzählte von Mengen und Bestellungen und ihren Zukunftsplänen.

»Aber wie hat es angefangen?«, erkundigte sich Chris.

»O Gott. Es war eigentlich fast ein Zufall. Mein Mann hat mich rausgeworfen. Mein Sohn brauchte einen Ferienjob. Ich bin schon immer gewissermaßen berühmt für meine Kekse gewesen ... Nein, schreib nichts darüber, dass Ken mich rausgeworfen hat. Ich war nicht mittellos – ich hatte Geld und Kreditkarten –, es ist nicht so, als wäre ich verarmt auf der Straße gelandet oder so. Im Grunde genommen musste ich gar nichts machen.« Emily war sicher, dass sie das Interview vermasselte, und fühlte sich wie ein Trottel. Dann riss sie sich zusammen und fuhr fort. »Ich plappere wahrscheinlich, aber ich wurde noch nie interviewt.«

»Das macht nichts«, sagte Chris. »Du machst das gut. Du und Ken habt euch getrennt, nehme ich an.«

»Ja. Vielleicht kommen wir wieder zusammen, ich weiß es nicht. Aber jetzt ist das Geschäft mein Leben, und selbst wenn ich zu Ken zurückgehe, wäre es nicht mehr wie früher. Ich meine, dann würde ich nicht nur die Zeit totschlagen und auf ihn warten. Das solltest du vielleicht auch nicht schreiben.«

Chris lachte. »Wenn du weiter darauf bestehst, dass ich die interessanten Einzelheiten weglasse, dann haben wir kein Interview.«

»Findest du es denn interessant?«

»Auf jeden Fall. Wir wurden damals nicht dazu ausgebildet, ins Geschäftsleben einzusteigen. Oder uns um uns selbst zu kümmern, falls unsere Ehe zu Ende gehen sollte. Wir sollten die Gehilfin eines mächtigen Mannes werden und damit glücklich und zufrieden sein bis an unser Lebensende.«

»Ja«, sagte Emily, »das stimmt genau. Bildung um der Bildung willen. Ich habe das vollkommen damit verwechselt, ein perfekter Mensch sein zu müssen. Vielleicht sollten wir das ja auch. Erinnerst du dich noch an den Unsinn über ›kultiviertes Leben‹, den sie uns in Radcliffe beigebracht haben? Manche haben ja darüber gelacht, aber ich habe alles davon geglaubt. Die Hausmutter, wie sie nach dem Abendessen im Gemeinschaftsraum die Mokkatasse einschenkte. Im Speisesaal keine Jeans erlaubt, wir mussten uns fein anziehen. Und in Cambridge durften wir auch keine Hosen tragen, selbst bei Schnee nicht. Wir mussten frieren, damit wir auch ja unser damenhaftes Erscheinungsbild beibehielten.«

»Stimmt«, sagte Chris mit einem Nicken und lächelte.

»Und weißt du noch der Zapfenstreich?«, fuhr Emily fort. »Und das Buch, wo man sich austragen musste? Die Strafen, wenn man gegen die Regeln verstieß, zu spät nach Hause kam, weißt du noch? Und nie, niemals durften wir Jungs auch nur einen kleinen Blick in unsere Zimmer oben werfen lassen. Ein aufregendes verbotenes Serail – lauter Mädchen in Lockenwicklern und mit Pickelcreme.« Jetzt, da Emily einmal angefangen hatte, konnte sie nicht mehr aufhören; es strömte alles aus ihr heraus. Chris nickte einfach weiter zustimmend und hielt ihren aufgeweckten, mitfühlenden Blick auf sie gerichtet. »Ich weiß noch, wie das Mädchen, das Dienst am Eingang hatte, sagte: ›Du hast einen Besucher‹«, sagte Emily, »und wie ich dann herausgeputzt wie eine Prinzessin nach unten kam. Und die Anrufe von ›Mr. X‹ ... Wir durften die Jungen nicht zurückrufen, weißt du noch? Das wurde als zu aufdringlich angesehen. Die Erwachsenen, die Gesellschaft, alle sagten uns, wir wären so klug und intellektuell und besonders, aber gleichzeitig hieß es, wir dürften es niemanden wissen lassen, sonst würden wir die Männer verscheuchen. Wir sollten die perfekte Dame sein, Jungfrau, eine gefügige Heuchlerin; und wenn wir die Regeln befolgten, die zukünftigen Gattinnen von Harvard-Absolventen.«

»Ja«, stimmte Chris ihr zu; ziemlich traurig, beinahe geheimnisvoll, fand Emily. »Die Regeln.«

»Wir beurteilten die anderen danach, ob sie die Regeln befolgten«, sagte Emily. »Die Samstagabendverabredung ... Wenn er Gentleman war, dann rief er am Montag für den Samstag an, spätestens Dienstag. Ken hat das getan. Wir haben beide die Regeln befolgt. Immer. Und wir waren so schnell fest zusammen, weil wir dachten, wir würden uns kennen, eben weil wir beide die Regeln befolgten, und dadurch sollte man schließlich wissen, wie jemand war.«

»So viele Geheimnisse ...«, sagte Chris in dem gleichen seltsamen Tonfall.

»Und weißt du was?«, fragte Emily. »Als Ken und ich geheiratet haben, hatten wir genau dieses kultivierte Leben. Immer frische Blumen, leckeres Essen, hübsche Einrichtung, ich las die richtigen Bücher ...«

»Ein Wochenendhaus auf dem Land«, ergänzte Chris. Ihre Stimme klang verträumt und ironisch. »Ein Feuer im Kamin ... guter Wein ...«

»Ich frage mich, wie es wohl bei manchen der anderen Frauen wie mir aussieht«, sagte Emily. »Ich wette, unter all der Kultiviertheit führen sie ein genauso einsames verkrüppeltes Leben, wie ich es geführt habe.«

»Da bin ich sicher«, sagte Chris.

»Da habe ich aber ganz schön große Reden geschwungen«, sagte Emily mit einem leisen Lachen. »Mir hat zum ersten Mal jemand zugehört.«

»Dich kann man phantastisch interviewen«, sagte Chris.

»War das schon das Interview?«, fragte Emily verblüfft. »Ich dachte, wir unterhalten uns nur.«

»Das auch.«

»Aber ich will nicht, dass du alles druckst, was ich gesagt habe! Den Teil darüber, dass mein Leben furchtbar war. Und wie es zu Anfang vor allem die Umstände waren, die mich hier hineinbugsiert haben. Ich sage dir nämlich, wie es in Wahrheit aussieht: Mein ganzes Leben lang war ich ein Feigling und ein verschreckter

Fußabtreter, aber das will ich nicht mehr sein. Ich will unabhängig sein. Es soll nicht so aussehen, als hätte ich das hier tun müssen; man soll merken, dass ich es mir ausgesucht habe.«

»Aber das hast du doch auch«, sagte Chris. »So hast du es mir erzählt.«

»Es stimmt.«

»Und du hast hart gearbeitet.«

»Das habe ich. Das tue ich noch immer. Und ich mache weiter.«

»Ich gebe dir einen guten Rat, Emily«, sagte Chris. »Wenn du das nächste Mal ein Interview gibst, sei vorsichtig, was du sagst. Ich bin eine Freundin, und mir kannst du vertrauen. Aber einer Berühmtheit liest niemand ihre Rechte vor.«

»Ach, eine Berühmtheit!« Emily lachte. »Das werde ich doch niemals.«

»Man weiß nie«, fand Chris.

»Erzähl mir von deinem Leben heutzutage«, bat Emily. »Ich wette, es ist großartig.«

»Es ist interessant«, sagte Chris verhalten. »Ich hätte auch nie gedacht, dass ich so mit meiner Karriere beschäftigt sein würde.«

»Und bist du immer noch so glücklich mit Alexander, wie du es dir vorgestellt hattest?«

Chris lächelte. »Ich hatte damals von nichts auch nur den leisesten Schimmer. Ich war einfach nur besessen.«

»Und jetzt?«

»Sagen wir einfach ... ich bin älter und realistischer geworden.«

Arme Chris. Emily verstand. Auch Chris war nicht auf das Leben vorbereitet gewesen, genau wie sie alle. Aber womöglich konnte niemand einen auf das vorbereiten, was geschehen würde.

»Hast du heute Abend schon Pläne?«, fragte Emily. »Ich dachte mir, du bist vielleicht allein, ich kenne eine Menge nette Restaurants.«

»Können wir das ein anderes Mal machen?«, fragte Chris. Sie sah ganz und gar nicht aus wie jemand, der allein war.

»Natürlich.«

»Kommst du irgendwann mal nach New York?«

»Ich habe es vor«, antwortete Emily.

»Dann gehen wir auf jeden Fall in New York zusammen essen. Abends oder zum Lunch. Was dir besser passt.«

»Abgemacht«, sagte Emily. »Jetzt kenne ich schon zwei Leute in New York. Da muss ich also wirklich bald hinfahren.«

Der Artikel von Chris erschien Ende November, und Emilys Leben veränderte sich über Nacht. Sie bekam eine Bestellung über fünfhundert Keksdosen von IBM. Per Post und Telefon strömten die Bestellungen herein, und draußen auf der Straße drängelten sich den ganzen Tag die Autos, sie parkten in zweiter Reihe, während die Fahrer in den Laden eilten, um die seit neustem im Trend liegenden Kekse zu kaufen. Die Öfen liefen Tag und Nacht, und Emily musste zusätzliche Mitarbeiter einstellen; glücklicherweise war das Angebot an Leuten vom College, die über die Feiertage einen Teilzeitjob brauchten, schier endlos. Viele darunter wollten auch danach bleiben, und es sah aus, als würde Emily sie auch brauchen. Peter war in Verhandlungen, um die Räumlichkeiten der Pizzeria nebenan zu übernehmen, so dass sie einen Durchbruch machen und erweitern konnten.

»Sind wir nicht womöglich etwas voreilig?«, fragte Emily. »Ich meine, Weihnachten ist doch die Zeit für Kekse.«

»Es ist immer Zeit für Kekse«, fand Peter. »Lass uns den Deal jetzt aushandeln, bevor sie herausfinden, dass wir reich sind, und das Doppelte von uns verlangen.«

»Noch sind wir nicht reich«, sagte Emily, aber sie freute sich und ging insgeheim auch davon aus, dass sie es bald wären.

Sie führte ein neues Rezept ein: Karamelltropfen und Marshmallow, und sie achtete darauf, dass es nicht zu süßlich wurde, was keine einfache Leistung war. Es kam sofort gut an. An dem Tag, an dem sie ihre neue Geschmacksrichtung enthüllte, schickte sie die jungen Mitarbeiter wieder in die Einkaufszentren, und diesmal wurden sie von den Leuten überrannt, statt dass sie sie überreden mussten, einen Keks zu nehmen.

Peter war mittlerweile auf der Suche nach einem guten Presseagent, und er erwähnte nicht einmal mehr, dass er ans College zurückgehen könnte. Er war aus seiner Wohngemeinschaft ausgezogen und hatte nun seine eigene Wohnung; der erste Schritt auf seinem Weg zum Haus am Strand, dem teuren Sportwagen, der umwerfenden Freundin, die bei ihm wohnte, und dem Wahnsinnshund.

Und ausgerechnet dann lud Ken Emily zum Abendessen ein.

Sie dachte: Warum nicht? Er hatte sie regelmäßig angerufen und sich zivilisiert verhalten. Wenn sie darüber nachdachte, zu ihm zurückzukehren, sollten sie ihre Zukunft zumindest von Angesicht zu Angesicht besprechen.

Er holte sie von ihrer Wohnung ab, elegant in Anzug und Krawatte, und führte sie ins Chasen's aus. Sie fand, dass er um einiges besser aussah, als beim letzten Mal, als sie ihn gesehen hatte; nicht mehr so dünn und ausgemergelt. Er bestellte einen sündhaft teuren Weißwein, weil er dachte, der würde ihr gefallen, und war höflich und charmant. »Komm über die Feiertage nach Hause«, sagte er. »An Weihnachten können wir auf eine kleine Insel nach

Hawaii fahren. Eine verlassene Insel, auf der wir uns wieder kennenlernen können.«

»Aber das Weihnachtsgeschäft steht vor der Tür«, warf Emily ein.

»Die Jungs können den Betrieb doch schmeißen.«

Er sagte es sanft und überzeugend, aber es tat weh. Warum dachte Ken immer, sie sei nutzlos? Sie konnte Urlaub nehmen, wenn sie es wollte – sie war nur einen Anruf entfernt, und immer, wenn alles glattlief, war sie tatsächlich das Aushängeschild, auch wenn sie ebenfalls die berühmte Emily war. »Ich weiß nicht«, sagte sie.

»Ich miete ein Boot«, sagte Ken. »Wir können von Insel zu Insel fahren. Würde dir das gefallen?«

Sie dachte darüber nach. Sie mochte Boote nicht, und sie saß auch nicht mehr viel in der Sonne. Ken hatte ihr vorgeworfen, sie sei dick und wabbelig und alt, und jetzt wollte er sie im gnadenlosen Sonnenlicht im Badeanzug anschauen? Da war ihr das Chasen's in einem Kleid lieber. Außerdem, auch wenn Ken seinem früheren zurechnungsfähigen Ich wieder viel mehr ähnelte, fand sie die Vorstellung, allein mit ihm auf einem Boot mitten im Nirgendwo zu sein, eher beängstigend als romantisch. »Mir wäre nur eine Insel lieber«, sagte sie. »Such du sie aus.«

»Einverstanden.« Er sah zufrieden aus. »Die Woche um Weihnachten herum. Das wird wie eine zweite Hochzeitsreise.«

Sie hatten seit einer Ewigkeit nicht mehr so zusammen zu Abend gegessen. Ken redete tatsächlich mit ihr, so wie er sonst nur noch mit anderen Gästen auf Dinnerpartys geredet hatte. Ihr wurde klar, weshalb alle Ken mochten. Der Wein und die in Rosenfarben getauchte Atmosphäre entspannten sie, und allmählich sah sie ihn wieder als Mann vor sich und nicht als das unberechenbare Monster, mit dem sie einst zusammengelebt hatte. Er war immer noch so attraktiv … Sie hatte nie aufgehört, das zu denken, selbst als sie rein gar nichts an ihm gemocht hatte.

Nach dem Essen dachte sie, er würde sie nach Hause bringen, doch stattdessen fuhr er zu ihrem alten Haus, dem Zuhause, das sie einst gemeinsam bewohnt hatten. »Ich glaube nicht, dass …«, setzte Emily an, aber er unterbrach sie.

»Nur für einen Drink.«

Sie setzten sich aufs Sofa, und er schenkte ihr ein Glas Wein ein, weil er wusste, dass sie Brandy nicht mochte. Auf der Stereoanlage lief Musik. Es war genau wie bei einer Verabredung, nur dass sie verheiratet waren … Es kam Emily seltsam vor. Es gefiel ihr besser als die Ehe.

Gewinnend lächelte Ken sie an, und dann lehnte er sich vor und küsste sie sanft. »Du hast mir so gefehlt«, sagte er.

»Oh, Ken, ich wünschte, das wäre wahr.«

»Es ist wahr«, sagte er. Er küsste sie erneut, diesmal eindringlicher. Trotz ihrer Vorbehalte fühlte sie sich enorm geschmeichelt. »Bleib«, murmelte er. »Bitte bleib.«

»Ich …«

»Ich bringe dich morgen früh nach Hause.«

Sie blieb. Sie war wieder in ihrem alten Schlafzimmer, ihrem Bett, mit ihrem Mann, und es fühlte sich sowohl anders als auch vertraut an. Sie liebten sich so, wie sie es immer getan hatten, vielleicht besser, vielleicht inniger, weil er sich Mühe gab. Und währenddessen wurde Emily bewusst, dass der Sex mit Ken ihr nie besonders gefallen hatte. Die Vorstellung davon hatte ihr gefallen, weil es angeblich bedeutete, dass sie sich liebten, aber oft hatte Ken aufgehört, bevor sie zum Höhepunkt gekommen war, und oft hatte sie einen Orgasmus vorgetäuscht, weil sie nicht wollte, dass er dachte, es sei unbefriedigend für sie gewesen, und um ihn nicht zu kränken. Sie hatten im Grunde nie über ihr Sexleben gesprochen, und Emily wäre auch nicht in der Lage gewesen, ihm die Wahrheit zu sagen, selbst wenn sie es versucht hätten.

Er hatte ihr vorgeworfen, sie sei langweilig im Bett, aber das war er auch. Zumindest für sie. Vielleicht war er besser mit den anderen Frauen, oder vielleicht hatte sie tatsächlich nie einen besonders ausgeprägten Geschlechtstrieb gehabt. Womöglich hatten die Warnungen ihrer Mutter Emilys Sexualität ganz einfach vertrieben. Sie seufzte, was Ken als Seufzer der Entspannung und Wonne auffasste. Er löste sich von ihr, und sie wünschte, sie könnte nach Hause fahren.

Am nächsten Morgen fuhr er sie wie versprochen zurück, und sie sagte ihm, sie würde über Weihnachten mit ihm wegfahren. Zu sich selbst sagte sie, Sex sei eben nicht alles, aber dass er vielleicht auf ihrer »zweiten Hochzeitsreise« besser würde.

Sie hatte lediglich zwei Wochen Zeit, um sich auf ihre Abreise vorzubereiten. Das hätte mehr als genug sein sollen, aber Emily spürte eine freudige Erregung, als könnten sie und Ken tatsächlich eine zweite Chance bekommen. Einen ganzen Tag lang verbrachte sie damit, zwei Badeanzüge auszusuchen, die sowohl sexy als auch schmeichelhaft waren. Sie ließ sich die Haare schneiden und ging zur Maniküre und zur Fußpflege. Sie musste auch sicherstellen, dass Peter das Geschäft ohne sie führen konnte. Ob es Peter und Kate etwas ausmachte, dass sie Weihnachten ohne ihre Eltern verbringen müssten, bereitete ihr keine Sorgen mehr: Sie wusste, sie würden sie nicht vermissen. Kate hatte dem Geschäft einen symbolischen Besuch abgestattet, als Emily einen Termin bei ihrem Buchhalter hatte, und Peter hatte anschließend mit hämischem geschwisterlichem Wetteifer berichtet, sie sei von den Angestellten angetaner gewesen als vom Produkt.

»Attraktives Verkaufspersonal hat noch nie geschadet«, bemerkte Emily.

Ihre Freundinnen überraschte es nicht, dass Emily es noch einmal mit Ken versuchen wollte. L.A. war keine leichte Stadt für alleinstehende Frauen in ihrem Alter. Auch wenn Hollywood die Ambitionen vorantrieb, war es doch wie ein Vorort: zersiedelt, abgelegen, und man ging früh ins Bett; ein Ort für Paare, für Abende zu Hause. Das andere Leben hier, das, das Ken ohne sie führte, konnte Emily sich gar nicht vorstellen, und sie hatte auch weder den Wunsch noch die nötigen Voraussetzungen, sich Zugang dazu zu verschaffen. Ihre Freundinnen glaubten an Kompromisse, vor allem, wenn es um die Liebe ging.

Ken hatte vor ihrer Abreise ebenfalls viel zu tun, da etliche seiner Patienten aufgebracht waren, dass er sie allein ließ, selbst wenn es nur eine Woche lang war, und er war komplett ausgebucht. Er rief Emily jeden Tag an, sagte aber, es sei noch mehr wie eine zweite Hochzeitsreise, wenn sie sich nicht mehr sahen, bis sie abfuhren. Emily wusste, dass er damit meinte, sie sollten nicht miteinander schlafen, und das amüsierte sie. Sie fragte sich, ob er sie wohl plötzlich so unwiderstehlich fand, dass er sie nicht ins Restaurant ausführen wollte, weil er die Hände nicht von ihr lassen könnte, oder ob er einfach nur etwas aus ihrer Verlobungszeit wieder aufleben lassen wollte. Wäre es nicht wunderbar, wenn sie etwas wieder aufleben lassen könnten ... irgendwas ... Emily hatte die Absicht, es zu versuchen. Wenn es nicht klappte, wenn es eine Katastrophe wäre, konnte sie sich danach immer noch von ihm trennen. Aber so weit wollte sie gar nicht denken.

Um Punkt sechs traf sie bei ihm zu Hause – ihrem gemeinsamen Zuhause! – ein, den Koffer in der Hand. Er machte ihr auf, ein Drink in seiner. Er wirkte weder betrunken noch missmutig, das beruhigte Emily, und als er ihr ein Glas Wein anbot, fand sie es feierlich. Er gab ihr einen zärtlichen Kuss zur Begrüßung und sagte, er habe noch nicht fertig gepackt, also begleitete sie ihn ins Schlafzimmer und setzte sich aufs Bett, nippte an ihrem Wein und sah ihm beim Packen zu, zufrieden mit sich selbst, dass sie ihm nicht anbot, es für ihn zu erledigen, so wie sie es früher getan hätte.

»Ich hoffe, du hast ein paar Bücher eingepackt«, sagte er. »Es gibt da wirklich nicht viel zu tun. Am Strand liegen, trinken, reden ...«

»Ich habe zwei dabei«, antwortete sie, »aber ich lese dann deine, wenn du sie fertig hast.«

Ken ging ins Bad, um seine Sachen von dort zu holen, und Emily trat unbedarft an seinen Koffer, um nachzusehen, welche Bücher er eingepackt hatte. Sehr gut, all die neuen Romane, für die sie noch keine Zeit gefunden hatte. Sie nahm einen in die Hand, und darunter kam der Rand eines Tütchens Kokain zum Vorschein, das aus Kens gefaltetem Bademantel gerutscht war. Emilys Herz zerschmetterte.

Sie nahm das Tütchen und betrachtete es. Darin war genug Stoff, um Ken die ganze Woche lang zuzudröhnen.

Als Ken aus dem Bad zurückkam, stand Emily immer noch da, aber sie hatte das Kokain zurück in den Koffer gelegt, gut sichtbar oben auf die Bücher, so dass Ken wüsste, dass sie es entdeckt hatte.

»Oh«, sagte er, als wäre es nichts. »Ich habe dir ja gesagt, dass es dort vollkommen verlassen und friedlich ist. Das da ist nur für ein kleines High zwischendurch.«

»Du hast gesagt, du hättest damit aufgehört«, sagte Emily und bemühte sich, ruhig zu klingen.

»Benehme ich mich etwa wie auf Drogen?«

»Nein ...«

»Bin ich aber. Nur ein bisschen. Ich habe dir doch gesagt, dass ich es unter Kontrolle haben werde.«

»Warum musst du dann so viel mitnehmen?«

»Ich bin ein anständiger Bürger. Ich habe nicht vor, an einem fremden Ort auf der Suche nach Stoff herumzulaufen.«

»Warum brauchst du es überhaupt?« Sie wusste nicht, warum sie das fragte. Egal, was er erwiderte, es wäre die falsche Antwort.

»Ich brauche es nicht«, sagte er, und auf einmal klang er gereizt, genau wie der alte, gefürchtete Ken. »Ich will es.«

»Damit du mich ertragen kannst«, sagte sie tonlos. Sie hätte es wissen müssen. Wunder waren begrenzt, sie hatte ihren Anteil schon bekommen. Ken würde sich nicht ändern.

»Sei nicht albern«, sagte er. »Ich will es, damit wir Spaß haben können. Willst du denn keinen Spaß haben?«

Sie fragte sich, ob er wohl auch eine Pistole in seinem Koffer hatte. Sie ging zur Tür. »Ich war bereit, mich auf einen Kompromiss einzulassen«, sagte sie. »Ich war sogar bereit, wieder zu träumen. Aber nicht so. Es geht nicht. Nicht, wenn du das Zeug mitnimmst.«

Sie sahen sich an. Emily wünschte, er würde das Kokain aus seinem Koffer nehmen und ihr sagen, er würde ohne mit ihr wegfahren, aber sie wusste, das würde er niemals tun. Und er tat es auch nicht. »Sag du mir nicht, was ich zu tun und zu lassen habe«, fuhr er sie an.

»Das habe ich auch nicht vor«, sagte sie. In dem Bemühen, ihre Angst zu verbergen, ging sie die Treppe hinunter und nahm ihren Koffer. Ken war ihr gefolgt. Sie warf einen Blick auf ihn und sah, dass er keine Pistole in der Hand hielt. Das letzte Mal würde sich nicht wiederholen. In keinerlei Hinsicht. Diesmal hatte Emily einen Ort, an den sie fahren konnte. »Gute Reise«, sagte sie kühl. Dann ließ sie ihn stehen und trat aus der Tür.

Sie fuhr los, aber diesmal ohne zu weinen, ohne zu zittern, ohne Angst. Alles, was sie fühlte, war tiefe, traurige Enttäuschung. Und während sie zu ihrer eigenen Wohnung zurückfuhr, ebbte selbst die Enttäuschung ab, und zurück blieb, was sie als die Anfänge einer gepanzerten Hülle erkannte. Sie lächelte. Sie würde Ken mit dem verdammten Haus und all den Erinnerungen darin verlassen, mitsamt seinen Drogen, seinen Lügen, und wenn sie schon mal dabei war, ihr Leben zu entrümpeln, dann konnte sie ihm auch gleich Adeline überlassen.

Ja, sie würde ihm auf jeden Fall Adeline überlassen.

Emily lachte, und sie fühlte sich stark und frei und zum ersten Mal in ihrem Leben ein bisschen verrückt, aber auf eine Weise, von der sie wusste, dass sie gar nicht verrückt war.

Am nächsten Morgen ging sie zur Arbeit. Alle waren überrascht, sie zu sehen. Sie nahm Peter beiseite. »Dein Vater nimmt wieder Kokain, und wir lassen uns scheiden«, sagte sie sanft. »Es tut mir leid.«

»So ist das Leben«, sagte Peter. »Willst du dich diese Woche mit dem potentiellen Presseagenten treffen, wo du jetzt doch hier bist?«

»Sicher. Je eher, umso besser.«

»Er heißt Freddie Glick.«

»Oh gut«, sagte Emily. »Wie Sammy Glick.«

»Wie wer?«

»Egal. Jemand aus einem Roman.«

Der Presseagent wollte sie zum Frühstück in der Polo Lounge treffen. Er trug ein rotes Hemd mit offenem Kragen, eine schwarze Sportjacke, drei in seine Brusthaare gebettete Goldkettchen und sah aus wie ein mittelalter Komiker aus Las Vegas. Er bestellte zwei Spiegeleier, die er verschlang, während Emily und Peter einen Kaffee tranken. Emily fand Meetings zum Frühstück barbarisch: Die Leute sollten allein zu Hause und in Ruhe ihr Frühstück essen. Während Glick seinen Kaffee trank, zählte er eine beeindruckende Liste von Stars auf, für die er arbeitete, und enthüllte sein horrendes Honorar. »Aber ich glaube nicht, dass ich irgendetwas für Sie tun kann«, endete er.

»Warum nicht?«, wollte Emily wissen.

»Sie backen also Kekse. Und? Was ist der Aufhänger? Sie sind keine goldige alte Oma, sie sind kein glamouröses junges Ding Mitte zwanzig wie Mrs. Fields. Sie sind ein ganz normaler, durchschnittlicher, echter Mensch. Wie soll ich Sie ins Fernsehen bringen? Selbst Zeitungs- und Zeitschrifteninterviews? Ich kann mit den Lokalzeitungen anfangen, aber irgendwann würde ich schon ein landesweites Publikum erreichen wollen. Wie soll ich einen echten Menschen verkaufen? Ich will ganz offen zu Ihnen sein, ich werde nicht Ihre Zeit verschwenden.«

»Wie glamourös soll ich denn Ihrer Meinung nach sein?«, fragte Emily nach.

»Mom, du bist doch völlig in Ordnung so«, warf Peter ein. »Lass uns gehen.«

»Nein. Ich habe eine Frage gestellt.«

Freddie Glick sah sie abwägend an. »Ein Typ wie Joan Collins könnte zu Ihnen passen. Kriegen Sie das hin?«

»Geben Sie mir zwei Monate?«

Er nickte langsam. »Sie wollen das hier wohl wirklich, was?«

»Wenn ich so aussehe, wie Sie es gern hätten, machen Sie dann Publicity für mich?«

»Sicher. Ich habe den Artikel in der F.E.W. gelesen. Sie geben gute Interviews. Sonst wäre ich auch nicht hier.«

»Dann haben wir in zwei Monaten einen Termin«, sagte Emily und bat um die Rechnung.

Als sie und Peter ins Geschäft zurückkamen, verschwand Emily im kleinen Büro, das sie hinten eingerichtet hatten, und setzte sich ans Telefon. Als Erstes rief sie ihre Freundin Karen an, um den Namen des besten Schönheitschirurgen der Stadt für eine Gesichtsstraffung herauszufinden. Karen war Expertin in solchen Angelegenheiten, genau wie für den besten Stylisten, um sich die Haare färben zu lassen, und den besten Visagisten; aber eins nach dem anderen. Karen erklärte, der beste Schönheitschirurg dieses Jahr sei Dr. Harley Winthrop.

»Ich dachte, du wärst mit Ken auf Hawaii«, sagte sie.

»Planänderung. Ich melde mich später wieder.«

Als Nächstes rief Emily in der Praxis von Dr. Winthrop an. Obwohl es kurz vor Weihnachten war, ging die Sprechstundenhilfe an den Apparat. »Der erste freie Termin für ein Gespräch wäre Ende Februar«, sagte sie.

»Ich brauche sofort einen«, sagte Emily.

»Es tut mir leid.«

Emily holte tief Luft. »Ich bin die Frau von Dr. Kenneth Buchman.«

»Oh. Also dann lassen Sie mich kurz nachsehen, ob irgendjemand abgesagt hat.«

Ein paar Sekunden später war die Sprechstundenhilfe wieder in der Leitung mit einem Termin Anfang der ersten Januarwoche.

Arztfrauen wurden immer bevorzugt behandelt, insbesondere, wenn sie die Frauen solch bekannter Ärzte waren wie Ken. »Und Ihre OP kann ich für die Woche darauf festsetzen«, fuhr die Hilfe mit einer neuen, äußerst freundlichen Stimme fort. »Ich reserviere auch das Zimmer im Krankenhaus. Sie möchten natürlich ein Privatzimmer?«

»Natürlich«, sagte Emily. »Und private Schwestern.«

»Sehr gut, Mrs Buchman. Dann sehen wir uns in zehn Tagen.«

Sie hatte zwei Monate. Das war mehr als genug für alles. Sie betrachtete sich im Spiegel ihrer Puderdose und stellte sich vor, wie es wäre, wenn sie in etwa so aussah wie Joan Collins. Sie fragte sich, ob Ken allein nach Hawaii geflogen war oder mit jemand anderem. Es war ihr völlig egal. Sehr gut, Mrs Buchman. Natürlich, Mrs Buchman. Hier hat gerade jemand abgesagt, da kann ich Sie noch unterbringen, Mrs Buchman. Haben Sie ein Glück, Mrs Buchman!

Emily lächelte ihrem Spiegelbild zu. *Das ist das letzte Mal, dass ich sagen muss, ich sei Kens Frau, damit ich bekomme, was ich will,* dachte sie. *Beim nächsten Mal bekomme ich es, weil ich Emily bin.*

Kapitel dreiundzwanzig

Anfang Dezember fand Kit heraus, dass Zack Shepard die Besetzung für seinen nächsten Film auswählte. Sie brachte ihren Agenten dazu, ihr das Drehbuch zu besorgen, und sobald sie es gelesen hatte, wusste sie, dass sie die Nebenrolle einfach haben musste, sie musste diese junge Frau spielen; wenn sie die Rolle nicht bekäme, würde sie sterben. Die Rolle war ihr auf den Leib geschrieben. Nicht eine dieser schwachköpfigen Püppchen, die sie ständig spielte, oder ein besserwisserischer Teenager – es war eine richtige komplexe Persönlichkeit mit Schwächen, Stärken, allem Drum und Dran. Als Kit das Drehbuch las, weinte sie beinahe, so sehr wollte sie diese Rolle. Bisher hatte sie jede Rolle mit ihrer eigenen Komplexität aufbessern müssen, aber hier war alles schon gegeben. Im Vergleich zu dem hier war selbst der Film Mist, den sie einen Monat zuvor abgeschlossen hatte.

Wenn sie ehrlich war, hatte der letzte Film sie ziemlich enttäuscht. Sie fragte sich, wie er wohl aufgenommen würde, wenn er anlief. Der Regisseur hatte Kits Rolle immer weiter eingestampft, weil die dicke Zicke von einem Star, mit der zusammen sie die meisten Szenen hatte, eifersüchtig auf sie war. Andauernd hieß es von der Zicke: »Also, den Satz kann ich nicht sprechen. Wo steckt da meine Motivation?«

Deine Motivation, hätte Kit am liebsten gesagt, *ist, dass du hier stehst.*

Aber der Regisseur war ein Weichling, der von allen, insbesondere den Stars, geliebt werden wollte, also ließ er die Zicke einen Dialog nach dem anderen ändern oder brachte den Drehbuchautor dazu, es zu tun. Der Arme kaute die ganze Zeit über Maalox und hatte permanent einen weißen Rand um die Lippen. Wenn eine Szene dann zur Zufriedenheit aller (bis auf Kit natürlich) umgeschrieben worden war, stellte sich selbstverständlich heraus, dass Kits beste Sätze herausgeflogen waren, damit der Star seine Motivation haben konnte.

Auf Kits Liste von Dingen, die sie hätte, wenn sie selbst zu einem angesehenen Star geworden wäre, fügte sie hinzu: »Jederzeit Zustimmung zu Besetzung, Regisseur und Drehbuch.« Sie durfte doch schließlich Träume haben.

Momentan war ihr Traum der neue Zack Shepard-Film. Sie fragte sich, ob Zack Shepard sich daran erinnerte, dass sie einmal für eine andere Rolle bei ihm vorgesprochen hatte. Wahrscheinlich traf er tausende Schauspielerinnen. Er hatte den Ruf, gründlich zu sein. Kit erinnerte sich noch sehr gut an ihn. Er war dunkel: dunkle Haare, dunkle knisternde Augen, schmal, aber sehr gut gebaut, und er hatte sowohl eine intellektuelle als auch eine erotische Intensität an sich, und da war noch etwas, das Kit nicht ganz einordnen konnte. Sie dachte, es könnte vielleicht mit seiner leidenschaftlichen Hingabe zu seiner Kunst zu tun haben. Der Gedanke gefiel ihr. Er war nur knapp eins achtzig groß, aber das kam, weil er nicht in Kalifornien aufgewachsen war. Er war unglaublich attraktiv, und zwar auf eine Weise, der man nicht so schnell überdrüssig würde. Kit dachte, mit ihm zusammen könnte sie rundum glücklich und zufrieden sein. Er würde sie zum Star machen, und ihr gemeinsames Leben wäre niemals langweilig.

Sie würde ihn sogar heiraten …

Ihr wurde bewusst, dass ihre Phantasie mit ihr durchging. Jedenfalls hätte sie nichts dagegen, ihn zu vögeln. Das zumindest war plausibel. Wesentlicher jedoch war, dass sie zum Casting eingeladen wurde. Ihr Agent leitete es ohne Probleme in die Wege.

Alle sprachen für die gleiche Szene vor: eine Auseinandersetzung zwischen Mutter und Tochter. Es war die Art Auseinandersetzung, die Kit nie gehabt hatte, auf die sie aber unbestritten vorbereitet war, schon ihr ganzes Leben lang. In der kurzen Szene sprachen die beiden Frauen darüber, wie sie das Vertrauen der anderen enttäuscht hatten, die Mutter, als ihre Tochter noch ein Kind war, die Tochter dann im Gegenzug, als sie älter wurde. Kit war bewusst, dass sie keine besonders liebende Tochter in ihrem eigenen Leben war, aber sie hatte sich nie die Mühe gemacht, eingehender darüber nachzudenken, bis sie mit den Proben für die Szene begann. Was für eine Rolle! Es war zwar die Nebenrolle, aber sie war ebenso wichtig wie die Hauptrolle. Kit wusste, wenn sie die Rolle bekam und irgendeine Egomanin die Rolle der Mutter, würde Zack Shepard die andere Schauspielerin niemals am Drehbuch herumbasteln lassen. Er hatte nämlich Schneid.

Sie sah phantastisch aus, als sie zum Casting kam. Zack Shepard schien sich sofort an sie zu erinnern; er lächelte und stand auf, um ihr die Hand zu geben, und sagte, es sei schön, sie wiederzusehen. Er vermittelte ihr das Gefühl, sie könne sich wohlfühlen und sei talentiert. Ihr war klar, dass das wahrscheinlich zu seinen eigenen Talenten gehörte, und dass sie ihm nichts bedeutete, aber es funktionierte trotzdem: Sie entspannte sich und lieferte das ab, was sie für ihre beste Arbeit hielt. »Großartig!«, sagte er danach, und er lächelte, als er sie entließ, aber Kit wusste, dass die meisten das taten. Es war genau der gleiche höfliche, bedeutungslose Mist, wie wenn sich die Leute zur Begrüßung und zum Abschied Küsschen gaben. Trotzdem war sie in Hochstimmung. Sie war gut gewesen, das wusste sie. Wie benebelt fuhr sie nach Hause.

Sie wünschte, Emma würde bei diesem Film zur Crew gehören, damit sie sie fragen konnte, wie sie angekommen war, aber seitdem sie im Abspann von Zack Shepards letztem Film gestanden hatte, war sie direkt als Produktionsmanagerin bei einer Low-Budget-Produktion eingestiegen. Emma wollte groß im Abspann stehen. Man musste wählen: Entweder man blieb bei derselben Person und arbeitete sich hoch, wenn diejenige einen mochte, oder man arbeitete mal hier, mal da und kletterte so weiter nach oben. Emma war ungeduldig. Außerdem hatte Zack Shepard ihr anscheinend gesagt, sie könne jederzeit wieder für ihn arbeiten.

Jetzt begann der schwerste Teil: das Warten.

Jeden Tag rief Kit bei ihrem Agenten an. Er mochte sie, sonst hätte er es nicht erduldet. Hatte jemand etwas über ihr Vorsprechen gesagt? War die Rolle vergeben worden? Würden sie nochmals einladen? Nein, nein, und er wusste es nicht. Kit sagte sich, Zack (so dachte sie inzwischen an ihn, »Zack, mein Freund«) müsse zuerst die Rolle der Mutter besetzen, bevor er die Tochter besetzen konnte. Die Mutter war die Hauptrolle, und sie mussten gut zusammenpassen.

Aber Kit war perfekt – und sie würde mit jedem perfekt zusammenpassen.

Vielleicht mochte er sie doch nicht.

Vielleicht hätte sie sich passend für die Rolle wie eine Vogelscheuche anziehen sollen und nicht wie sie selbst. Die Schauspielerin vor ihr hatte ein schlabberiges Kleid mit einer Stickerei an der Passe getragen und lange Haare unter den Achseln gehabt. Rote Haare. Vielleicht suchten sie nach einer Rothaarigen, nicht nach jemandem mit dunklen Haaren wie Kit. Aber sie hatte so helle Haut, und graue Augen; sie konnte sich die Haare färben, wenn sie das wollten. Was machte es für einen Unterschied? Zählte nicht schließlich die Qualität?

Kit dachte, es sei wahrscheinlich besser, dass sie gerade keinen Freund hatte, sie war momentan so reizbar und getrieben, dass sie niemanden um sich ertragen hätte. Wann immer sie Lust auf Sex zum Vergnügen hatte, fand sie problemlos wie sonst auch jemanden auf einer Party. Seth aus ihrem Kurs hatte überall herumerzählt, wie ein Cop sie beinahe in flagranti erwischt habe, aber das hatte die Quelle auch nicht versiegen lassen. Womöglich hofften die Männer, auch mal in die Schusslinie zu geraten.

Während Kit so bange über ihre Laufbahn nachgrübelte, erhielt sie von einem Produzenten aus ihrem Bekanntenkreis eine Einladung zum Brunch auf einer schicken Poolparty in Bel-Air. Alle taten so, als wäre es Winter, bloß weil Weihnachten vor der Tür stand. Santa Claus und silberne Sterne schwebten über dem Rodeo Drive. Kit wusste, dass um den Pool herum Kübel mit Weihnachtssternen stehen würden und dass das Becken anständig beheizt wäre, damit sie baden konnten. Sie trug ihren Bikini und um die Hüften geschlungen einen hauchdünnen Sarong.

Sie ging hinaus an den Pool, und dort zwischen der Weihnachtsdekoration und der Pastete, dem Champagner, dem frischen Obst und dem glänzenden Truthahn, der so groß war wie ein kleines Kind, und den fünfzig Gästen, die aufgrund ihres Ruhms oder Könnens, ihrer Schönheit oder ihres Charmes eingeladen worden waren, stand Zack Shepard.

Im echten Leben hatte Kit ihn noch nie gesehen; Castings

gehörten für sie nicht zum echten Leben, sondern waren lediglich eine Erweiterung dieser anderen Dimension, die die Filmwelt darstellte. Dort, direkt vor ihr, stand er in seiner knappen Badehose: sowohl der Gott des Vorsprechzimmers als auch der unbekleidete Sterbliche. Die Leute, mit denen er gerade sprach, wandten sich ab, um weitere Gäste zu begrüßen, und in dem Bruchteil der Sekunde, in dem er allein war und Kit ansah, lächelte sie. Er lächelte freundlich zurück. Sie ging zu ihm. Er hatte nicht nur keine Freundin an seinem Arm hängen, Kit sah auch keine, die sich zwar mit jemand anderem unterhielt, ihren Blick aber so aggressiv und paranoid umherschweifen ließ, wie es Freundinnen immer taten, wenn ihr dürftiges Besitztum mit einer attraktiven Frau sprach.

»Hi«, sagte Kit.

»Hi.«

Ein Kellner mit einem Tablett Champagnergläser kam vorbei. Sie nahm sich eins. Zack stellte sein leeres Glas ab und nahm sich ein volles. Er sah vollkommen nüchtern, aber entspannt aus. »Ich bin Kit Barnett«, sagte sie.

»Ich weiß.«

Nur einen kurzen Moment lang kam Panik in ihr auf. Sie hatte sich noch nie um einen Mann, der so wichtig für ihr Leben war, bemühen müssen. Dann erinnerte sie sich, dass sie auch noch nie von einem Mann abgewiesen worden war, es sei denn, er war offensichtlich wertlos und sie hatte ihn ohnehin nicht besonders gewollt, und so riss sie sich zusammen und blieb einfach sie selbst. »Die Blumen sind angeblich giftig«, sagte sie und zeigte auf die roten Blüten der Weihnachtssterne.

»Ich hatte nicht vor, sie zu essen«, sagte Zack.

»Nein«, sagte sie, »das dachte ich mir.« Dann sah sie ihn mit einem Blick an, der unmissverständlich besagte, dass ihr da etwas anderes einfallen könnte, wovon er vielleicht kosten wolle, und dass er das auch dürfte, wenn er es wollte.

»Kit Barnett«, sagte er unverbindlich, fast wie zu sich selbst.

»Ja«, sagte sie. Sie ließ ihren Blick über seinen Körper wandern und richtete ihn dann wieder auf sein Gesicht. »Amüsieren Sie sich?«

»Ich bin noch nicht sicher.«

Sie tranken einen Schluck Champagner und sahen einander immer noch an. Kit stand sehr dicht vor ihm.

»Wollen Sie mit mir schwimmen gehen?«, fragte sie.

»Jetzt?«

»Warum nicht? Sie können doch schwimmen?«

»Ich kann schwimmen«, sagte er amüsiert.

Kit ließ ihren Sarong zu Boden fallen und stieg aus ihren Schuhen. Jetzt betrachtete Zack Shepard ihren Körper; sehr gut. »Wer schneller ist«, sagte sie. Sie leerten ihre Gläser, traten zusammen an den Beckenrand und sprangen ins Wasser.

Kit war schwindelig vom Champagner und der Euphorie ihrer Eroberung. Zacks Haare breiteten sich unter Wasser aus, und seine langen, schlanken Beine bewegten sich geschmeidig und waren von winzigen Bläschen bedeckt. Kit und er tauchten auf, schüttelten sich das Wasser aus dem Gesicht und schwammen ans andere Ende des Beckens. Kit hatte vor, ihn gewinnen zu lassen, aber das war gar nicht nötig; er war schnell.

»Gewonnen!«, sagte er.

Kit lächelte.

Sie schwammen weiter, diesmal langsamer. Kit tauchte und schlängelte sich so anmutig wie ein Delfin zwischen Zacks sich bewegenden Beinen hindurch. Als sie wieder an die Oberfläche kam, konnte sie sehen, dass er beeindruckt war. Sie ließ ihre Haare sich auf der Wasseroberfläche ausbreiten wie die einer Meerjungfrau, und dann vollführte sie eine Rolle rückwärts und schwamm wieder unter ihm durch. Langsam ließ sie ihren Atem entweichen, das Wasser umschmeichelte sie sinnlich, und sie spürte die beginnende Erregung, während sie sich zusammen bewegten. Ah … Sie wollte ihn jetzt, nicht nur als Zack Shepard, sondern als Mann. Sie streckte die Hand aus und legte sie ihm sanft auf seinen Schwanz.

Zack Shepard schwamm weg. Nicht im Spiel, sondern wirklich weg: Er ließ Kit im Wasser zurück und kletterte aus dem Becken. Kit sah auf seine Badehose, und er war kein bisschen erregt, und dann sah sie in sein Gesicht, und der Ausdruck dort jagte ihr einen Schrecken ein. Es war Verachtung.

Er sah sie an, als hätte er jede schöne Frau auf der Welt gehabt und sie wäre nichts als eine schäbige Nutte. Er sah sie an, als wäre sie rein gar nicht attraktiv, sondern noch schlimmer: aufdringlich, unbeholfen, ungewollt. Er sah sie an, als wäre sie ein Kind. Dann griff er ein Handtuch, drehte sich um und ging.

Kit hatte das Gefühl, sie hätte vergessen, wie man schwamm. Ihre Arme und Beine wurden schwer, sie bekam Wasser in die Nase und den Mund, sie ging unter, sie hatte keine Kontrolle mehr. In schrecklicher Panik schlug sie um sich, geräuschlos, zu verängstigt, um zu schreien, und in dem Wissen, dass es ohnehin nichts nützte, denn sie war allein. Und dann ging der Augenblick vorüber, und sie tauchte sicher wieder auf, schnappte nach Luft, das Herz wild klopfend. Alle standen noch am Beckenrand und aßen und tranken, und niemand hatte irgendetwas Ungewöhnliches bemerkt.

Sie schwamm an den Rand und hielt sich dort fest, bis ihr

Herz und ihr Atem sich wieder beruhigt hatten. Als sie aufsah, entdeckte sie Zack, der sich die Haare trockenrubbelte und sich mit einer Gruppe von Leuten unterhielt, nickte und sogar lachte und ein Glas Champagner entgegennahm. Sie hatte es vergeigt. Jetzt würde sie die Rolle niemals bekommen. Es war vorbei. Vielleicht hatte er es einst erwägt, sie zu engagieren, aber jetzt würde er es niemals in die Tat umsetzen.

Die restliche Party überstand sie nur, weil der Gedanke, allein nach Hause zu fahren und darüber nachzugrübeln, wie dumm sie gewesen war, unerträglich schien. Sie ging Zack Shepard aus dem Weg, was ein Leichtes war, denn jeder wollte mit ihm reden, und er wollte nicht mit ihr sprechen. Sie wickelte sich ein Handtuch um den Kopf und ließ ihren Körper von der Sonne trocknen, und sie war nett zum Produzenten, der der Gastgeber war. Es war niemand da, mit dem sie hätte schlafen wollen, sie fühlte sich vollkommen leer und ohne jegliches Begehren. Als die ersten Gäste sich schließlich verabschiedeten, tat Kit es ihnen gleich.

Zu Hause kuschelte sie sich in ihre Steppdecke eingewickelt vor den Fernseher und sah den ganzen Abend lang MTV. In ihrem Kopf schrieb sie die Handlung ihrer Szene mit Zack Shepard um, der nun nicht mehr »Zack, mein Freund« war und es auch nie wieder sein würde, und in diesem neuen Drehbuch schwammen und lachten und spielten sie unschuldig miteinander, und sie berührte ihn nicht. Sie schwamm zwischen seinen Beinen hindurch und dann weg. Nein, noch besser, nicht einmal das machte sie – sie lieferten sich lediglich ein Wettschwimmen, und er gewann.

Natürlich gewann er. Sie hätte wissen müssen, dass er nicht aus ihrer Welt stammte und sie eine verdammte Idiotin gewesen war, ehe sie überhaupt angefangen hatte, sich um ihn zu bemühen. *Wie hatte sie nur so unprofessionell sein können?*

Am nächsten Tag war Gott sei Dank Montag, und Kit konnte zu ihrem regulären Leben zurückkehren, in dem Kurse ihre Zeit ausfüllten und sie fit hielten, wenn sie nicht arbeitete. Sie rief nicht bei ihrem Agenten an. Sie hielt die Ohren auf, ob es andere Filme gab, für die Schauspieler gesucht wurden.

Am Dienstag rief ihr Agent sie an. »Sitzt du gerade?«, fragte er sie.

»Ja.«

»Du hast die Rolle im neuen Zack Shepard-Streifen.«

»Was? Du machst Witze!« Vor Freude schrie sie. »Oh, ich kann es nicht glauben! Oh mein Gott!« Sie war so aufgeregt, dass sie gar nicht zuhörte, als ihr Agent ihr erzählte, wie viel sie verdienen würde, und sie nochmals nachfragen musste. »Was hat er über mich gesagt?«

»Was hätte er schon sagen sollen? Du warst offensichtlich die Richtige für die Rolle.«

Offensichtlich. Trotz allem, was passiert war.

»Wer spielt die Mutter?«, wollte Kit wissen.

»Setz dich wieder hin.«

»Ich sitze.«

»Sarah Very.«

»Wowww ...«, sagte sie ehrfürchtig. Sarah Very: zwei Academy Awards. Was für eine Chance, mit ihr zusammenarbeiten zu können.

»Ach ja«, sagte ihr Agent verschmitzt, als wäre es ihm eben erst wieder eingefallen. »Zack Shepard hat doch noch etwas über dich gesagt.«

»Was denn?«

»Er hat gesagt, dass er glaubt, dieser Film würde einen Star aus dir machen.«

Kits Augen füllten sich mit Tränen. Sie hatte schon immer gewusst, dass er das tun würde.

Kapitel vierundzwanzig

New York ist ein riesiger Süßwarenladen voller verlockender Dinge, die man kaufen kann, und zu keiner Zeit gilt das mehr als zu der zwischen Thanksgiving und Neujahr, wenn Liebe, so wird einem gesagt, das Kaufen und Weitergeben von Geschenken bedeutet. Aus jedem Schaufenster schlägt einem Heiterkeit entgegen. Natürlich ist es die schlimmste Zeit, um allein zu sein. Deswegen war Annabel, die allein war, umso dankbarer, dass Emma an einem Film in New York arbeitete und bei ihr wohnte anstatt in einem Hotel.

Es tat so gut, in der wenigen Zeit, die sie miteinander hatten, mit Emma zu reden, ihre Habseligkeiten in der Wohnung verteilt zu sehen, wieder Lebensmittel für zwei einkaufen zu können, ja, sich überhaupt darum zu kümmern, dass es etwas zu essen in der Küche gab. Jeden Sonntag verbrachten sie einen Teil des Tages zusammen, selbst wenn Emma noch eine Verabredung hatte, und das bewahrte Annabel davor, vollends in einer Feiertagsdepression zu versinken. Sie hatten Spaß zusammen – das war schon immer so gewesen.

Annabel hatte eine Neuheit erfunden und in Auftrag gegeben, die sie zu Weihnachten in ihrer Boutique anbieten wollte. Als sie im Supermarkt die Regale voller Limonade ohne Zucker, Limonade ohne Koffein, Limonade ohne Zucker und ohne Koffein, Limonade ohne Zucker, Koffein und Saccharin und schließlich Limonade ohne Zucker, Koffein, Saccharin und auch ohne Salz sah, hatte sie beschlossen, der nächste unweigerliche Schritt sei keine Limonade. Sie hatte eine Firma damit beauftragt, eine leere Dose mit weißen Tupfen darauf zu entwerfen, auf der in schlichter weißer Schrift *Keine Limo* stand, und darunter: *Minimalismus ist alles*. Im Schaufenster baute sie neben der Kleidung, die ebenfalls weiß und für Feste gedacht war, eine Pyramide aus den Dosen auf. Ansonsten machte sie keine Zugeständnisse für die Feiertage, bis auf die schmalen Scheiben Früchtekuchen, die sie um Weihnachten herum zum Nachmittagstee servieren wollte.

Emma fand die *Keine Limo* Idee großartig, und sie nahm einige Dosen mit ans Set und stellte sie aufs Buffet zum tatsächlichen Essen, das für die Darsteller und die Crew serviert wurde.

»Es ist schon Mitte Dezember«, beschwerte sie sich. »Mom, bitte nimm dir nächsten Samstag frei und geh mit mir dein Weihnachtsgeschenk aussuchen.«

»Warum überraschst du mich nicht?«

»Weil du nur Zeit in den Umtausch stecken müsstest, wenn es dir nicht gefällt, da kannst du also ebenso gut Zeit dafür investieren, es selbst auszusuchen.«

»Womit habe ich nur eine so vernünftige Tochter verdient?«, fragte Annabel fröhlich.

»Bedeutet das ja?«

»Das tut es.«

Einmal als Käuferin und nicht als Verkäuferin in der Stadt unterwegs! Aber was noch wichtiger war, ein Tag mit Emma, an dem sie die Straßen entlang schlenderten und in den Läden herumbummelten, gemeinsam zu Mittag aßen, redeten. Ihr eigenes

Weihnachtsgeschenk hatte Emma bereits ausgesucht: eine Zusammenstellung von Designerpullis aus Annabels Boutique, was eine Verbesserung ihres gewöhnlich legeren Geschmacks darstellte, auch wenn es Annabel nicht gelungen war, Emma davon zu überzeugen, sich auch noch einen passenden Rock dazu auszusuchen. Was Emma betraf, so trug sie alles mit Jeans, und Jeans trug sie überallhin. Samstag war es sonnig und schön. Überall waren Familien unterwegs für ihre Weihnachtseinkäufe, die Menschenmassen drängten sich, und heute machte Annabel das rein gar nichts aus. Sie zog es in die Länge, bis sie sich etwas ausgesucht hatte, weil sie nicht wollte, dass der Tag zu Ende ging. Nach einem gemütlichen und feierlichen Lunch schließlich zog Emma sie zu Tiffany's.

»Ich weiß, was du unbedingt brauchst«, sagte Emma.

Es war eine Halskette von Elsa Peretti: eine feine goldene Kette mit einem winzigen Diamanten daran. »Die ist zu teuer«, wandte Annabel ein.

»Ist sie nicht. Man kann den Diamanten doch kaum sehen. Und außerdem habe ich gespart. Ich möchte dir Schmuck schenken. Schmuck bleibt für immer.«

Annabel wandte den Blick ab, als sie an Deans Kette zu ihrem Geburtstag dachte, und dann sah sie Emma wieder an und lächelte. »Dann ist es genau das, was ich mir wünsche«, sagte sie.

Emma wies sie an, sich in einem anderen Teil des Geschäfts umzusehen, während sie selbst die Kette bezahlte und als Geschenk einpacken ließ. Sie war immer noch ein Kind, sentimental und lustig ... *Wie ich,* dachte Annabel. *Ein Teil von uns beiden steckt auch in der anderen, und zwar der beste Teil, auch wenn der von mir sich versteckt hält.*

Sie gingen wieder auf die Straße, Emma mit triumphierendem

Blick, und kämpften sich durch die Menge der Weihnachtseinkäufer in Richtung ihrer Wohnung. Dann schrie Emma auf und winkte und umarmte einen gutaussehenden, dunkelhaarigen Mann mit einer durchdringenden Ausstrahlung in einer Schaffelljacke.

»Mom«, sagte sie, als hätte sie eine wunderbare Entdeckung gemacht, »das ist Zack Shepard! Für den ich gearbeitet habe, weißt du noch? Zack, das ist meine Mutter.«

Sie gaben sich die Hand. »Emma hat ständig von Ihnen erzählt«, sagte Annabel.

»Von Ihnen auch«, sagte er.

»Von mir?«

»Oh ja.«

»Na gut«, sagte Annabel. Sie lächelten sich an, freundlich und etwas vorsichtig. Er wirkte so eindringlich, dachte sie. Als würde unablässig ein Motor in ihm laufen. Und das wurde wiederum überlagert von einer entspannten Körperhaltung. Eine interessante Kombination. Emmas Gott höchstpersönlich. So so.

»Ich kann nicht glauben, dass du hier bist, in New York«, sagte Emma. »Was machst du hier?«

»Ein paar Meetings mit den Leuten vom Studio«, erklärte er. Er lächelte Emma väterlich an. »Ihre Tochter hat mich einfach sitzenlassen«, sagte er zu Annabel. »Sie hat es auf meinen Job abgesehen.«

Emma wurde tatsächlich rot. »Habe ich nicht«, sagte sie.

»Ich bin kein eifersüchtiger Typ Mensch«, sagte er sanft.

»Du hast auch keinen Grund dazu, eifersüchtig zu sein«, sagte Emma. »Auf niemanden.«

»Wohin seid ihr beiden denn unterwegs?«, erkundigte er sich. »Sollen wir etwas trinken gehen?«

»Warum nicht?«, sagte Annabel. Auf einmal fühlte sie sich wieder unbändig, wie die Person, die daran glaubte, dass das Leben voller unerwarteter Abenteuer steckte. »Wo sollen wir hingehen?«

»Es gab da mal dieses Lokal auf der East Side ... das Metropol oder so. Ein bisschen wie ein Bistro. Das mochte ich.«

»Le Metropole«, sagte Emma.

»Oh nein«, bemerkte Annabel. Das Lokal, in dem sie ihre erste Verabredung mit Dean hatte. Warum mussten Menschen, mit denen man schlechte Erfahrungen gemacht hatte, eigentlich immer über einem schweben und einem alles verderben? Geschenke, Restaurants, neue Begegnungen.

»Ist es nicht mehr gut dort?«, wollte Zack Shepard wissen.

»Doch, es ist toll«, sagte Emma. »Da ist gute Stimmung.«

»Mir soll es recht sein«, willigte Annabel ein.

Zack Shepard beäugte sie; der Blick eines Regisseurs, der alles erfasste. Emma hatte erzählt, er sei fünfundvierzig. Fast so alt wie Annabel. Sie würde dem Metropole mit ihrer Tochter und diesem interessanten Mann die bösen Geister austreiben; sie würde einen schönen Nachmittag verbringen. Zack Shepard schob sich zwischen Annabel und Emma und nahm sie beide am Arm, und dann marschierten sie los.

Das Restaurant war auch jetzt noch gut gefüllt mit überschwänglichen Weihnachtseinkäufern, die ein spätes Mittagessen zu sich nahmen oder einen frühen Drink. Es ging laut und fröhlich zu, nicht so romantisch wie damals, als Annabel mit Dean zum Mittagessen hier gewesen war. Sie wollten alle Weißwein, und Zack bestellte eine Flasche. Er strahlte eine Wärme und Spontaneität aus, die Annabel gefiel, und sie begann, sich zu entspannen und es zu genießen. Dean ließ sie ganz einfach aus ihren

Gedanken davonsegeln. Zack erzählte begeistert von dem neuen Film, an dem er arbeitete.

»Eine gute Freundin von mir spielt da mit«, sagte Emma. »Kit Barnett. Ihre Mutter ist mit dir in Radcliffe gewesen, Mom – Emily Buchman.«

»Oh, ja, Chris hat sie interviewt«, sagte Annabel. »Die mit den Keksen. Früher war sie Emily Applebaum, und wir hatten alle unser Zimmer auf der gleichen Etage in Briggs Hall.«

»Sie schreibt immer etwas über ihre Tochter im Absolventinnen-Rundbrief«, neckte Emma. »Du schreibst nie etwas über mich.«

»Ich lese das doch nicht einmal«, erklärte Annabel. Sie lächelte Zack an. »Ich halte meine Collegezeit nicht gerade in teurer Erinnerung.«

»Ich hatte wenig damit zu tun«, sagte er. »Die meiste Zeit habe ich wie ein Maulwurf im Dunkeln gehockt.«

»Und was getan?«

»Entweder habe ich Filme bearbeitet oder bin ins Kino gegangen.«

»Und waren Sie beliebt?«, fragte Annabel.

»Ich glaube, darauf habe ich gar nicht geachtet.«

Sie lachte. »Ich wünschte, ich hätte Sie damals gekannt. Sie scheinen vernünftiger gewesen zu sein als ich.«

»Ich glaube, ich war ein Langweiler«, sagte er mit einem Lächeln.

»Sie könnten niemals ein Langweiler sein«, entgegnete Annabel.

Sie flirtete wieder, und sie war glücklich. Zack gab ihr ein wundervolles Gefühl. Kein Wunder, dass Emma ihn so schätzte. Sie hatte noch nie jemanden mit so viel Energie getroffen.

»Haben wir noch Zeit für eine zweite Flasche?«, fragte er.

»Aber sicher«, sagte Annabel, ohne überhaupt auf ihre Uhr zu schauen. Sie hatten keine Termine, und das hier fühlte sich an wie ein Fest. Wie schade, dass ein so attraktiver Mann so weit weg in Kalifornien leben musste, wo er sicherlich mit jemandem zusammen war. Jeder schien mit jemandem zusammen zu sein. Annabel fragte sich, ob er dasselbe wohl von ihr dachte. Emma saß still bei ihnen, ein zufriedener, nein, ein schelmisch selbstzufriedener Ausdruck auf ihrem Gesicht, weil ihre Mutter sich so gut mit Zack verstand. Die Kupplerin. Annabel fiel auf, dass sie vor Dean nie auch nur einen Gedanken daran verschwendet hatte, ob ein begehrenswerter Mann, dem sie gefiel, zu Hause eine andere Frau hatte, die auf ihn wartete. Wenn dem so gewesen wäre, hätte es ihr auch nichts ausgemacht. Sie hätte sich selbst und auch die andere Frau nicht als irgendeine Form von Bedrohung für die jeweils andere gesehen.

Aber jetzt war sie auf einmal verwundbar geworden, und das änderte alles. Allerdings hielt das sie nicht davon ab, Zack Shepard extrem sexy zu finden.

Emma stand auf, um einen Anruf zu erledigen, und ließ die beiden allein. Zack sah auf die Uhr.

»In einer halben Stunde habe ich ein Meeting«, sagte er, »aber ich habe mich gefragt, ob Sie wohl heute Abend Zeit für ein gemeinsames Abendessen hätten.«

»Das hätte ich in der Tat«, sagte Annabel.

»Gegen acht?«

»Das wäre schön. Was soll ich anziehen?«

»Was Sie jetzt tragen ist gut«, antwortete er. »Ich wollte nur zu einem kleinen Italiener downtown gehen, den ich gern mag. Es ist mein Geheimtipp, ich erzähle niemandem davon. Macht man ein Restaurant erst einmal berühmt, bekommt man keinen Tisch mehr.«

»Sie sehen nicht aus wie ein ernsthafter Esser«, bemerkte Annabel.

»Ich bin ernsthaft bei allem«, entgegnete er.

Emma war begeistert. »Komm heute Nacht nicht nach Hause, Mom«, sagte sie. »Wenn doch, dann betrachte ich diesen Abend als einen Misserfolg.«

»Lebst du etwa durch mich?«, wollte Annabel wissen.

»Nein, nein, er will nicht mich, er will dich. Unser Verhältnis ist rein beruflich. Ihr beide seid perfekt füreinander. Du wirst einen wunderbaren Abend haben.«

»Und was wirst du unternehmen?«

»Ich sollte eigentlich schlafen, aber ein paar Freunde, die ich länger nicht gesehen habe, haben mich überredet, mit ihnen tanzen zu gehen.«

Zack kam eine Viertelstunde zu spät, entschuldigte sich und entführte Annabel in einem Taxi ins Village. Sie setzten sich an einen großen Tisch in einem kleinen, hell erleuchteten Restaurant, und er bestellte unglaublich viele Gerichte. »Sie müssen nicht alles aufessen«, sagte er, »nur probieren.«

Ah, Knoblauch, dachte sie nach dem ersten Bissen. *Das war's dann wohl mit der Romantik*. Aber es hieß, dass man es nicht merkte, wenn beide Beteiligten Knoblauch gegessen hatten. Außerdem hatte sie ihre Zahnbürste und ihre Schminksachen dabei, da Emma sie für die Nacht aus der Wohnung verbannt hatte. Zack sah sie an.

»Ich muss Ihnen einfach sagen«, sagte er, »dass Sie umwerfend schön sind.«

»Danke«, sagte sie amüsiert und berührt.

»Und jetzt essen Sie«, sagte er. »Schmeckt es nicht himmlisch?«

»Ja, das tut es.« Das Kalbfleisch war so zart, dass Annabel es mit ihrer Gabel zerteilen konnte, der Salat war knackig und frisch, die Pasta perfekt. Sie erinnerte sich an ihr erstes Essen mit Dean. Sie hatten nichts herunterbekommen. Es war augenblickliche, wahnsinnige, liebestolle, jugendliche Leidenschaft gewesen. Bei Zack hatte sie das Gefühl, dass er jeden Augenblick für sich genoss. Er hatte es ernst gemeint, als er sagte, er sei ernsthaft bei allem. Sie fragte sich, ob er auch ein ernsthafter Liebhaber war.

»Waren Sie mal verheiratet?« erkundigte sie sich.

»Einmal, als ich noch jung war. Keiner von uns wollte Kinder, und als sie dann irgendwann ihre Meinung änderte, konnten wir uns nicht mehr genug leiden.«

»Und haben Sie Ihre Meinung auch geändert?«

»Nein. Nie.«

»Wie erfrischend«, sagte Annabel.

»Die meisten Frauen würden es egoistisch nennen«, sagte er.

»Ich bin nicht die meisten Frauen.«

»Das sieht man auf den ersten Blick«, sagte er. Sie lächelten sich an. »Ich glaube, Sie hatten recht: Ich wünschte auch, wir hätten uns schon vor zwanzig Jahren gekannt. Ich wäre womöglich nicht in der Lage gewesen, damit umzugehen, Sie hätten mir zu viel Angst eingejagt, aber Sie hätten mein Leben ungemein bereichert.«

»Es wären fünfundzwanzig Jahre«, sagte Annabel, »und ich hätte Ihnen keine Angst eingejagt. Ich habe nie irgendjemandem Angst eingejagt.«

»Das kann ich mir nicht vorstellen«, sagte er.

»Ich war immer zu nahbar«, sagte sie ruhig. »Und ich war anders als die anderen.«

»Und das finden Sie nicht angsteinflößend?«

Sie dachte darüber nach. »Vielleicht war es das. Gerade in dieser Zeit, als alle so steif und kleinkariert waren, als wären sie direkt dem Mittelalter entsprungen ...«

»Wissen Sie, was den Leuten am meisten Angst macht?«, fragte er. »Ich meine, ohne so etwas mitzuzählen wie eine Neutronenbombe oder arm zu sein oder krank oder zu sterben; wissen Sie, womit die Leute wirklich nicht umgehen können?«

»Womit?«

»Zu glauben, dass sie die falschen Entscheidungen getroffen haben.«

»Oder es zu wissen«, ergänzte Annabel.

Er war im Carlyle Hotel untergekommen. Wie selbstverständlich gingen sie nach dem Essen gemeinsam dorthin, weil sie beide nicht wollten, dass der Abend zu Ende ging. Zack lud sie auf einen Drink nach oben in seine Suite ein. Sie war geräumig, das Wohnzimmer französisch möbliert, das Schlafzimmer englisch, und bis zur Bar schaffte Annabel es gar nicht mehr.

Er war ein ernsthafter Liebhaber. Annabel war hocherfreut: Das war die beste Sorte. Schon sehr lange war sie nicht mehr so glücklich gewesen. Zack hatte ihr die Freude am Augenblick zurückgegeben, und obwohl ihr bewusst war, dass er wieder abreisen würde, wollte sie dieses Gefühl bewahren, so lange sie konnte. Offenbar empfand er genauso.

»Ich bin noch fünf Tage hier«, sagte er. »Treffen wir uns oft. Sättigen wir uns.«

»Ja ...« Nährstoffe. Wasser für die Wüste, die ihr bevorstand.

Sie verbrachten jeden Abend zusammen, jede Nacht, die

ganze Nacht, und tagsüber trafen sie sich, wann immer Zack keine Meetings hatte. Er kam in der Boutique vorbei, um Annabel abzuholen, oder er rief an und bat sie, sich mit ihm zu treffen. Im Geschäft war vor Weihnachten Hochbetrieb, aber Maria und Pamela waren mittlerweile erfahren und schafften es allein.

»Es ist im Gespräch, ob wir einen Teil des Films in New York drehen«, sagte Zack. Ihr Herz machte einen Freudensprung.

»Wir haben uns gegen New York entschieden«, sagte er am nächsten Abend. Sie fühlte sich, als wäre sie verlassen worden.

Annabel war dabei, sich in ihn zu verlieben. Es war töricht, das wusste sie. Sie hatte herausgefunden, dass er im Moment mit keiner anderen Frau zusammen war, es niemanden gab, der zu Hause auf ihn wartete und ihn ihr wegnahm, und deswegen fühlte sie sich noch verwundbarer, denn es gab nichts, was Zack davon abhalten konnte, sie ebenfalls zu lieben, es sei denn, er empfand einfach nicht das Gleiche für sie. Die Tage vergingen so schnell; nur noch drei, noch zwei, noch einer ... Es war der Anfang der letzten Woche vor Weihnachten. Über die Feiertage würde Zack zurück nach Kalifornien fliegen. Im Grunde gab es dafür keine echte Notwendigkeit, er konnte hierbleiben, oder er konnte Annabel einladen, mitzukommen und die Feiertage mit ihm zu verbringen. Aber er erwähnte es mit keinem Ton. Er schien davon auszugehen, dass sie ihr Leben hatte und er seins, und obwohl das zwischen ihnen wundervoll war, war es doch nur ein Intermezzo.

Annabel wollte kein Intermezzo mehr. Sie wollte keinen Abschied mehr. Keinen Schmerz. Die Erinnerung an Dean war noch zu frisch, und am Rande dieser Erinnerung schwebten sämtliche Männer, von denen sie über die Jahre verlassen worden war, wie gehässige Geister. Es kam Annabel vor, als würde sie sich ständig mit einem Lächeln auf den Lippen verabschieden und einen gelungenen Abgang hinlegen, nur um sich zu Hause zu verkriechen und ihr gebrochenes Herz zu verstecken. Was wären ihre letzten Worte an Zack? Gute Reise? Frohe Weihnachten?

Ruf mich an, wenn du wieder in der Stadt bist, falls du nichts gegen eine Fortsetzung hast?

»Was schenkst du Zack zu Weihnachten?«, fragte Emma sie.

»Warum sollte ich ihm irgendetwas schenken?«

»Na ja, ich meine ...«

»Ich werde Weihnachten ja nicht einmal mit ihm zusammen verbringen«, erklärte Annabel.

»Stimmt, das ist schade«, sagte Emma. Dann hellte sich ihre Miene auf. »Du könntest ihm etwas schenken, das ihn an dich erinnert.«

»Er hat genug, was ihn an mich erinnert«, entgegnete Annabel zuckersüß.

»Ich verstehe nicht, warum ihr nie darüber geredet habt, was aus euch werden soll«, sagte Emma.

»Findest du, dein Leben ist anders als meins?«

»Mittlerweile ja«, antwortete Emma.

»Nein«, sagte Annabel. »Die Abstände zwischen den kleinen Affären sind nur größer.«

Was für eine flapsige Bemerkung. Annabel wünschte, sie müsste nicht daran glauben. Aber heute war ihr letzter gemeinsamer Abend, und Zack hatte vorgeschlagen, etwas vom Zimmerservice in seine Suite zu bestellen. Annabel vermutete, dass das für ihn die vollendete Sättigung wäre. Sie hingegen fand es zu schmerzhaft, um es in Erwägung zu ziehen.

Sie beide hatten in allem, was sie taten und sagten, ihre Liebe gezeigt, aber keiner von ihnen hatte es je in Worte gefasst. Annabel musste Zack anrechnen, dass er nicht versucht hatte, sie hinters Licht zu führen. Dean hatte ihr ständig gesagt, dass er sie liebte, und trotzdem hatte er sie verlassen. Zack würde unbescholten abreisen.

Aber zu wissen, dass er Integrität zeigte, war keine besondere Entschädigung dafür, dass Annabel von einer Klippe stürzte.

Sie sollte um halb sieben zu ihm ins Hotel kommen. Um fünf rief sie an. In seiner Suite nahm niemand ab. Sie traute es sich nicht zu, noch ein zweites Mal anzurufen. »Ich würde gern eine Nachricht hinterlassen«, sagte sie. »Bitte richten Sie Herrn Shepard aus, dass Annabel Jones ihn heute Abend nicht treffen kann; es ist etwas dazwischengekommen. Vielen Dank.«

Dann rief sie Chris an. »Kann ich heute bei dir übernachten? Ich muss mich verstecken, und ich brauche moralische Unterstützung.«

»Sicher«, sagte Chris.

»Ich komme in zehn Minuten zu dir ins Büro.«

Und dann rannte sie zu ihrer Freundin, die sie verstehen würde.

Annabel saß bei Chris in der Küche und trank einen Screwdriver. Das passte zu ihrer Heimlichtuerei und ihrer Trauerstimmung. Die Haushälterin hatte sich den Abend freigenommen, Alexander, nach wie vor in seine Affäre mit James verwickelt, war nicht da, und Chris' Sohn Nicholas verbrachte ein paar der Ferientage bei Schulfreunden, was man bei den seltsamen Verhältnissen zu Hause gut nachvollziehen konnte.

»Du kannst in Nicholas' Zimmer schlafen«, sagte Chris.

»Danke. Ist es nicht merkwürdig? Als du weglaufen wolltest, habe ich dir gesagt, das sei albern, und jetzt laufe ich selber weg.«

»Willst du, dass ich dir sage, es sei albern?«

»Nein. Ich will nur, dass du mir noch einen extra Schuss Wodka hier rein gibst.«

»Morgen hast du einen Kater und fühlst dich nur noch schlechter«, sagte Chris, als sie die Flasche holte.

»Noch schlechter geht gar nicht.«

»Warum hast du dich nicht einfach mit ihm getroffen und dich dann erst morgen schlecht gefühlt?«, wollte Chris wissen.

»Weil das noch schlimmer gewesen wäre, als ich hätte ertragen können.«

Als Annabel zur Genüge betrunken war, steckte Chris sie ins Bett. »Bist du glücklich mit Cameron?«, nuschelte Annabel.

»Ja.«

»Und sagt ihr euch, dass ihr euch liebt?«

»Ständig.«

»Meinst du es ernst?«

»Ja«, sagte Chris.

»Was ist mit Alexander? Sagt er dir auch, dass er dich liebt?«

»In letzter Zeit hat es keine Gelegenheit dafür gegeben, aber ich weiß, dass er es tut.«

»Was ist denn seine Vorstellung von einer Gelegenheit?«

»Schlaf jetzt«, sagte Chris.

»Ich wünschte, Zack Shepard würde mich lieben, dieser Mistkerl«, sagte Annabel noch und schlief dann ein.

Am nächsten Tag fühlte sie sich alles andere als prächtig. Chris war schon zur Arbeit aufgebrochen, als Annabel aufstand, aber der Kaffee in der Maschine war noch heiß, und daneben stand eine Dose mit Aspirin mit einem Zettel daran: *Komm zum Abendessen wieder, wenn du noch am Leben bist.* Die liebe Chris. Annabel riss sich zusammen und ging nach Hause, um sich umzuziehen.

Als Annabel die Wohnungstür aufmachte, stand Emma mit einem seltsamen Ausdruck auf dem Gesicht vor ihr, beinahe so, als hätte Annabel etwas getan, das sie verletzt hatte.

»Hallo«, sagte Annabel. »Heute dreht ihr erst abends, was?«

Emma nickte. »Du siehst aus, als hättest du dich gestern betrunken«, sagte sie.

»In der Tat, das habe ich.«

»Das war wirklich gemein, was du da gemacht hast.«

»Was habe ich denn gemacht?«

»Zack an seinem letzten Abend sitzengelassen. Ihn betrogen.«

»Betrogen? Hast du etwa betrogen gesagt? Meine Verfassung ist zu labil, als dass ich mir das im Stehen anhören kann.« Annabel ging in ihr Schlafzimmer, und Emma folgte ihr. »Was hat er gemacht, angerufen?«

»Er war hier.«

»Ah.« Das tat weh. Es war ihm wichtig genug gewesen, um nach ihr zu suchen. Oder vielleicht hatte er auch so kurzfristig niemand anderen mehr gefunden, mit dem er zu Abend essen konnte.

»Er kam um Mitternacht«, sagte Emma. »Er wollte wissen, ob du schon zurück seist. Ich habe ihm gesagt, dass ich dachte, du wärst bei ihm. Wie eine Idiotin habe ich mich gefühlt. Deine Sachen waren nicht hier – ich wusste also, dass du über Nacht wegbleiben wolltest. Ich bin einfach davon ausgegangen, dass du mit ihm zusammen wärst. Sonst bringst du sie immer mit nach Hause. Ich habe versucht, dich zu decken, aber er wusste es. Er wusste, dass du nicht nach Hause kommen würdest.«

»Woher wusste er das?«

»Er hat mich gefragt, und ich habe es ihm gesagt«, gab Emma betreten zu. »Ich habe mich schrecklich gefühlt, aber er wollte warten. Er dachte wirklich, du hättest einen Geschäftstermin. Er konnte sich einfach nicht vorstellen, dass du dich an seinem letzten Abend mit jemand anderem treffen würdest.«

»Ich war bei Chris«, sagte Annabel. »Ich hatte zu große Angst vor noch einem Abschied.«

»Na, dann schau mal auf deiner Kommode nach«, sagte Emma. Sie wartete nicht ab, bis Annabel aufgestanden war, sondern stürzte selbst zur Kommode und schnappte sich etwas, das wie ein Briefumschlag aussah. »Er hat mich gebeten, es dir zu geben. Dein Weihnachtsgeschenk. Ich schätze, er wollte es dir beim Abendessen geben. Er war wirklich aufgewühlt; er hat es einfach auf den Tisch geworfen und ist gegangen.« Emma reichte es Annabel.

Es war kein Briefumschlag. Es war eine Hülle, in der ein Flugticket nach Kalifornien steckte, ausgestellt auf Annabels Namen.

Annabel rief bei ihm im Hotel an, aber er hatte bereits ausgecheckt. Sie rief in der Flughafenlounge an und ließ ihn ausrufen, aber er war nicht da. Am Abend fing sie an, bei ihm zu Hause in Los Angeles anzurufen. Entweder er war nicht zu Hause, oder er ging nicht ans Telefon. Am nächsten Morgen probierte sie es erneut, und dann besorgte sie sich von der Auskunft seine Büronummer und rief dort an, als die Geschäftszeiten anfingen. Dort sagte man ihr, er sei nicht in der Stadt. Am Abend rief sie wieder bei ihm zu Hause an, und am nächsten Abend nochmals. Sie probierte es aufs Neue bei ihm im Büro. Er war immer noch nicht zurück. »Wo ist er?«, fragte sie. Sie wüssten es nicht, aber er würde sich im Büro melden. Annabel hinterließ eine Nachricht. Er rief nicht zurück.

Wie konnte er sie nicht zurückrufen, wenn sie sich doch entschuldigen wollte, erklären wollte? Aber das konnte er nicht wissen. Sie hatte es vermasselt.

Emma und Chris mussten ihr das nicht sagen; sie wusste es selbst gut genug. Irgendwie überstand sie Weihnachten, und um Emmas Willen bemühte sie sich, so zu tun, als ginge es ihr nicht elend. Selbst wenn Zack über die Feiertage auf eine verlassene Insel gefahren sein sollte, würde er zurückkommen müssen, um mit seinen Dreharbeiten zu beginnen. Annabels Elend hielt sie im Schraubstock, und sie bewegte sich nur noch mechanisch durch ihre Tage, Stunden, Minuten. Hin und wieder, wenn sie abends nicht schlafen konnte, rief sie bei ihm an, einfach nur, um das Telefon in dem Haus klingeln zu hören, in dem er wohnte. Sie fragte sich, wie es bei ihm zu Hause wohl aussah. Wäre sie nicht so ein Feigling gewesen, wäre sie jetzt mit ihm dort.

Wo auch immer Zack abgeblieben war, sie fragte sich, ob er wohl eine andere Frau mitgenommen hatte. Wahrscheinlich. Die Auswahl hatte er jedenfalls. Und womöglich würde diese Frau ihm allmählich etwas bedeuten, so wie Annabel ihm etwas bedeutet hatte. Er und Annabel hatten nur sechs Tage zusammen gehabt. Nein, fünf… Fünf Tage machten noch kein Leben. Aber es war ein Anfang gewesen, und Annabel hatte es zunichtegemacht.

Sie hatte das Flugticket. Vielleicht würde sie eines Tages einfach bei ihm vor der Tür stehen. Die junge Annabel, die wilde Annabel von so vielen Jahren zuvor, hätte genau das getan. Sie stünde dort mit einem Strauß Rosen in der Hand.

Aber das hier war die ältere, weisere, verletzte Annabel, die es vermutlich nicht täte. Die Annabel, die vor einem Abschied zu viel davongelaufen war, würde es niemals riskieren, von einem ehemaligen Geliebten hinausgeworfen zu werden.

Zack hatte sie mit einem Weihnachtsgeschenk überraschen

wollen, das sie sich mehr als alles andere gewünscht hatte: mit der Einladung, Teil seines Lebens zu werden. Sie hingegen hatte ihm nicht einmal ein Geschenk besorgt. Wenn er ihr vorwarf, ihn nicht zu verstehen, hätte er recht damit. Aber weshalb musste er auch bis zum letzten Moment mit seiner Überraschung warten? Sie war nicht das Fräulein im Burgturm, das darauf wartete, vom edlen Ritter gerettet zu werden. Sie hatte ein Leben, eine Karriere, Gefühle. Er verstand sie genauso wenig.

Was war für ihn überhaupt das Leben – einer seiner Filme? Erwachsene machten Pläne, Erwachsene spielten keine Spiele. Aber sie wusste, dass er ihr das Gleiche sagen konnte. Es machte diese Zeit, in der sie nichts von ihm hörte, lediglich erträglicher, wenn sie wütend auf ihn war.

Kapitel fünfundzwanzig

In diesem Jahr, 1983, fiel Weihnachten auf einen Sonntag, so dass die meisten Büros am Freitag früh Feierabend machten und für ein langes Feiertagswochenende bis Dienstag geschlossen blieben. Für alle, die etwas vorhatten, war das eine Freude; für jene, die nichts und niemanden hatten, würde das Wochenende endlos sein. Für diejenigen, die in jemanden verliebt waren, der mit jemand anderem verheiratet war, bedeutete es, dass sie vermutlich am Freitag, dem dreiundzwanzigsten beim Mittagessen Weihnachten feierten.

Chris' Büro schloss an jenem Freitag mittags, und sie und Cameron wollten zusammen essen gehen. Nach einiger Überlegung hatte Chris ihm goldene Manschettenknöpfe gekauft. Sie waren schlicht und würdevoll, und sollte seine Frau nachfragen, konnte er antworten, er habe sie selbst gekauft. Am Donnerstag ging Cameron mit Chris zu Cartier. Sollte irgendjemand anders nachfragen, konnten sie vorgeben, sie suchten eine Überraschung für seine Frau aus.

Tatsächlich, das hatte er Chris gesagt, schenkte er seiner Frau einen Pelzmantel. Er kaufte Chris ein Armband, das aus drei goldenen und miteinander verbundenen Ringen bestand, einer weiß, einer gelb und einer rosafarben. Es war teuer, aber falls

Alexander fragte, würde sie einfach sagen, Annabel habe es ihr geschenkt.

James war schon vor ein paar Tagen zu seinen Eltern gefahren. Alexander trug neue Manschettenknöpfe. Chris fragte nicht nach.

Ah, dachte sie, *Der Reigen*.

Sie schenkte Alexander eine neue Aktentasche; schwarz, aus feinem Leder, elegant. Und sie wusste, dass er ihr das gleiche schenken würde, denn er hatte sie gefragt, was sie sich wünschte. Ihre Tasche war jedoch tabakbraun. Identische, praktische Geschenke schienen zu ihrer neuen Beziehung zu passen. Einander so nah wie Zwillinge, liebten sie sich, aber platonisch, sie waren aufeinander angewiesen ... und, auch wenn Alexander das nicht wusste, beide in jemand anderen verliebt.

Chris erstaunte es noch immer, dass sie zwei Männer gleichzeitig lieben konnte. Und sie wusste, dass sie niemals mit Cameron umgehen könnte, wäre da nicht auch Alexander, und nicht mit Alexander, wäre da nicht Cameron. Sie hatte es versucht. Aber sie war jetzt eine andere. Der Traum von der perfekten Liebe, den sie ihr Leben lang gehegt hatte, war für immer vorbei. Erstaunlich war nur, dass sie trotzdem in letzter Zeit oft ziemlich glücklich war.

»Frohe Weihnachten«, sagte Cameron bei ihrem Festessen. Sie bemühten sich, die Tatsache zu ignorieren, dass ihr Weihnachten, und vermutlich auch alle anderen wichtigen Feiertage, stets an einem anderen Tag stattfinden würde als für den Rest der Welt.

»Frohe Weihnachten.«

Cameron hatte Chris ganz selbstverständlich und offen in eins der Restaurants ausgeführt, in das sie auch gegangen waren, bevor ihre Affäre begonnen hatte. In New York machten sie nichts anders. Nur auf ihren Geschäftsreisen nach Kalifornien schliefen sie miteinander. Cameron rief Chris zu Hause an, wann immer ihm danach war, denn es war bekannt, dass er ein Workaholic war. Sie rief nicht bei ihm zu Hause an, da sie nur seine Angestellte war, obwohl sie ihn natürlich anrufen würde, gäbe es eine dringende berufliche Angelegenheit.

Sie tranken Champagner, weil Weihnachten war und weil sie sich liebten. Sie gaben sich ihre Geschenke. Beide hatten sie eine verschlüsselte Nachricht auf eins der weißen Kärtchen geschrieben, die Geschäfte wie Tiffany's oder Cartier verteilten; diese würdevollen weißen Kärtchen, die sich für jede Gelegenheit eigneten und auf die man entweder etwas Kurzes und Triviales schreiben konnte oder etwas Geheimes und Verfängliches, das man in seinem Geldbeutel verstecken musste und nur lesen konnte, wenn man allein war.

Beide hatten geschrieben: *Danke*. Es bedeutete alles.

»Manchmal wünschte ich, die Dinge lägen anders«, sagte Cameron.

»Ich auch«, stimmte Chris ihm zu. »Aber das tun sie nicht, und deswegen denke ich nicht daran.«

»Das mit uns funktioniert gut so«, sagte er. »Anders wäre es gar nicht möglich.«

»Warum nicht?«

»Weil wir beide das wollen, was wir vorher schon hatten, und einander.«

»Ich weiß nur«, sagte Chris, »dass ich sehr glücklich mit dir bin.«

»Das freut mich«, sagte er. »Ich liebe dich nämlich.«

»Ich liebe dich auch.« Einen Augenblick lang hielten sie sich unter dem Tisch an den Händen. Es fühlte sich fremd an, unangenehm, hier, wo andere Regeln galten. Dann entspannte Chris sich und ließ die Wärme seiner Hand in ihre strömen. »Ohne dich würde ich sterben«, sagte sie.

»Du musst niemals ohne mich sein.«

»Gut.«

Sie hatte ihm erzählt, dass ihr Mann jemand anderen liebte. Sie hatte nicht erwähnt, dass es sich nicht um eine Frau handelte, also war Cameron natürlich davon ausgegangen, dass es eine war. Er erkundigte sich nie nach ihrer Ehe, und auch sie fragte ihn nicht nach seiner aus, denn sie hatten beide das Gefühl, es wäre nicht nur schmerzhaft, darüber zu reden, sondern auch ein Verrat an ihren jeweiligen Ehepartnern. Außerdem schotteten sie sich gern in ihrer eigenen Welt zu zweit ab.

Um halb drei waren sie mit dem Essen fertig. »Ich muss noch ein paar Geschenke besorgen«, sagte Cameron. »Das schiebe ich immer bis zum letzten Moment vor mir her. Ich rufe dich am Wochenende an.«

Sie hätte ihn gern gefragt, ob sie ihn begleiten dürfe, aber sie unterließ es. Auf der Straße gaben sie sich zum Abschied einen leichten Kuss auf die Wange, so wie Freunde und Kollegen das überall machten, und wünschten sich nochmals frohe Weihnachten. Dann machten sie sich auf den Weg in entgegengesetzte Richtungen. Chris drehte sich noch einmal um, aber Cameron war verschwunden. In der Hoffnung, dass Alexander schon auf sie wartete, ging sie nach Hause.

Sie hatten beschlossen, über Weihnachten nicht wegzufahren. Nicholas wäre noch eine Woche bei ihnen, und direkt nach Neujahr fuhr er wieder mit einem Schulfreund und dessen Eltern zum Skifahren. Chris und Alexander hatten für sich und Nicholas und wen auch immer Nicholas gern mitnehmen wollte Theaterkarten für einige der aktuellen Vorstellungen besorgt. Am ersten Weihnachtstag waren sie alle zu einer Feier eingeladen. Zu Hause konnten sie zumindest so tun, als wäre alles ganz normal, trotz der Tatsache, dass Chris und Alexander getrennte Schlafzimmer hatten. In einem Resort oder Hotel wäre das zu einem Problem geworden. Chris würde nicht im selben Zimmer schlafen wie Alexander; sie konnte nicht. Nicht einmal als Freunde. Dafür war ihr Verhältnis noch immer zu kompliziert.

Alexander kam kurz nach Chris nach Hause, genau wie Nicholas. Ihr Sohn schien jedes Mal, wenn sie nur kurz weggeschaut hatte, wieder ein Stück gewachsen zu sein; er war kaum sechzehn und schon so groß wie sein Vater. Auch auf emotionaler Ebene war er gewachsen – er war permanent schwer beschäftigt, und er schien sich immer mehr von ihnen abzunabeln. Andere Mütter konnten das als normal für sein Alter abstempeln, aber Chris konnte nicht umhin, sich zu fragen, ob er den sonderbaren Verhältnissen zu Hause entfloh.

»Ich brauche ein Gastgeschenk für Steves Eltern, wenn ich mit ihnen Ski fahren gehe«, erklärte Nicholas. »Was soll ich ihnen mitbringen?«

»Na ja«, sagte Chris, »wie sind sie denn so?«

»Reich«, sagte Nicholas. »Sie haben alles.«

»Sind sie etwa auch zu reich, um zu lesen?«, fragte Alexander. »Wie wäre es mit Büchern?«

Wo war der kleine Junge abgeblieben, der mit seinen Eltern nach Afrika gefahren war, um die Tiere anzuschauen, der mit seinen Eltern durch ganz Europa getingelt war, Chris näher als ein Baby im Tragetuch? Jetzt brachte er der Mutter von jemand anderem ein Geschenk mit. Hatten Chris und Alexander ihn vertrieben?

»Hilfst du mir, welche auszusuchen?«, fragte Nicholas seinen Vater. »Ich weiß nicht, was ihnen gefallen könnte.«

»Unbedingt«, sagte Alexander. »Und falls sie sie schon haben oder nicht wollen, können sie sie umtauschen.«

»Können wir das morgen machen?«

»Wenn, dann früh. Es ist Heiligabend, da werden die Geschäfte überfüllt sein.«

»Wie früh? Ich bin heute Abend auf einer Party eingeladen.«

»Du musst aber auch zu einer bestimmten Zeit wieder zu Hause sein«, entgegnete Alexander.

Nicholas ignorierte das. »Wir drei könnten erst die Bücher aussuchen und dann Mittagessen gehen.«

Alexander sah Chris an und lächelte. »Chris?«

Sie lächelte zurück. »Das wäre schön.«

Nicholas mochte dem Tragetuch entwachsen sein, was Chris auch richtig fand, aber er brauchte trotzdem Zeit gemeinsam als Familie, und das war gut.

Am Abend schmückten sie den Baum. Er sah zauberhaft aus. Chris und Alexander hatten für sich jeweils nur ein Geschenk besorgt, doch es lagen zusätzliche Geschenke unter dem Baum für Freunde, die über das Wochenende bei ihnen vorbeischauen würden. Und natürlich gab es einen riesigen Stapel Geschenke für Nicholas.

Er schüttelte die verpackten Schachteln, um herauszufinden, was darin sein mochte; noch immer ein Kind, zumindest an Weihnachten, ganz egal, wie seltsam seine Eltern waren.

Chris fragte sich, ob Alexander an James dachte, und ob er ihn wohl sehr vermisste. Sie wusste, dass James aus Angst, dass sie ans Telefon ginge, nicht anrufen würde, aber Alexander würde sich vermutlich bei ihm melden. Nur ein Freund, der anrief, um ihm frohe Weihnachten zu wünschen. James' Eltern wussten sicher nicht, dass ihr Sohn schwul war.

Als sie mit dem Baum fertig waren, machte Alexander eine Flasche Champagner auf. Nicholas ging auf seine Party und ließ die beiden allein. Chris fragte sich, was Cameron wohl gerade machte.

Sie und Alexander saßen vor ihrem Baum und betrachteten die blinkenden Lichtlein, hörten Weihnachtslieder und tranken ihren Champagner. Es hätte sich einsam anfühlen können, doch es war gemütlich und schön.

»Wir haben gute Arbeit geleistet«, sagte Alexander.

»Ja, das haben wir.«

Aus irgendeinem Grund erinnerte sie sich an den Abend in Paris vor so vielen Jahren, als sie zum ersten Mal Alexanders Wohnung gesehen hatte, und an all die Glasgegenstände, die im Halbdunkel auf seinem Couchtisch gefunkelt hatten. Sie erinnerte sich an die unablässige, hohle Sehnsucht, die sie damals für Alexander empfunden hatte, und auch noch all die darauffolgenden Jahre über, in denen sie sich so sehr wünschte, Teil des besonderen Mysteriums zu sein, das sein Leben darstellte. Inzwischen waren sie zu so anderen Menschen geworden ...

Funkelnde Gegenstände, kleine Lichtlein ... Das hatte sie nie gewollt, nur ihn.

»Woran denkst du?«, fragte er sie.

»Wie angenehm es ist, hier mit dir zu sitzen, wenn alles still ist.«

»Uns geht es nicht so schlecht, oder?«, fragte Alexander. »Wir haben kein schlechtes Leben.«

Das war seine Art, sie zu fragen, ob sie glücklich war. Und tatsächlich war sie rein gar nicht unglücklich.

Sie lächelte ihn an. »Du bist mein bester Freund«, sagte sie. »Und das wirst du auch immer bleiben. Ich liebe dich.«

»Ich liebe dich auch«, sagte er. »Das weißt du.«

Sie fragte sich, ob sie und Cameron jemals beste Freunde sein würden.

Am ersten Tag zurück im Büro nach ihrem schönen Feiertagswochenende erhielt Chris einen Anruf von Emily Buchman aus Kalifornien. »Weißt du noch, dass du gesagt hast, wir sollten uns treffen, wenn ich mal in New York bin?«, fragte Emily. »Nun ja, ich komme morgen Abend. Sollen wir uns am Samstagnachmittag auf einen Drink treffen?«

»Silvester ...« Cameron fuhr mit seiner Frau und seinen Kindern weg. Chris und Alexander waren zu einer späten Dinnerparty eingeladen. Vorher um vier wollte Chris Annabel zum Anstoßen aufs neue Jahr in ihrer Boutique treffen. Sie schätzte, sie könnte Emily mitbringen. »Sicher, das passt mir gut.«

»Oh, großartig!«, sagte Emily. »Abends gehe ich mit Daphne Caldwell ins Musical, sie hat Karten für *Cats*. Erinnerst du dich noch an sie vom College? Ich dachte mir, wir könnten alle zusammen etwas trinken.«

»Daphne, das Golden Girl?«, fragte Chris entsetzt nach.

»Nein, sie ist jetzt richtig nett«, erklärte Emily. »Sie hatte ziemlich viel Kummer in ihrem Leben. Und der letzte Stand ist, dass sie und Richard sich gerade scheiden lassen haben.«

»Na, das sagt immerhin etwas Gutes über sie aus«, bemerkte Chris. »Dass sie Richard losgeworden ist, meine ich. Ich treffe mich an dem Nachmittag mit Annabel Jones und wollte dich mitbringen, aber ich weiß nicht, wie sie und Daphne aufeinander reagieren würden. Auf dem College konnten sie sich nicht leiden.«

»Findest du, dass *ich* anders bin?«, fragte Emily. »Findest du, dass du dich verändert hast? Na, dann warte mal ab, wie sehr Daphne sich verändert hat!«

»Ich schätze, Annabel ist auch nicht mehr die Alte«, sagte Chris und nannte Emily die Adresse.

Um vier war es schon fast dunkel. Chris ging etwas früher zu Annabel, damit sie noch ein wenig Zeit zu zweit hatten, bevor die anderen eintrafen. Annabel hatte Zack noch immer nicht erreicht, ließ sich aber wie immer nichts anmerken, doch Chris wusste, dass sie Liebeskummer hatte. Neben Arbeit, Familie und ihrer Affäre blieb Chris über die Feiertage nicht so viel Zeit für ihre Freundin, wie sie gern gehabt hätte. Ihre kleine Feier an diesem Nachmittag veranstalteten sie nicht nur, damit sie sich am letzten Tag des Jahres sahen, sondern auch, um Annabel aufzumuntern.

Annabel machte eine Flasche Champagner auf. Sie erwartete keine Kundschaft an diesem Spätnachmittag an Silvester, die Boutique war im Grunde geschlossen. Pamela und Maria hatte Annabel nach Hause geschickt. Sweet Pea schlief in ihrem Körbchen. Auf dem Teetisch waren für ihre private Feier dünne Sandwiches mit Räucherlachs angerichtet.

Annabel hob ihr Glas und stieß mit Chris an. »Noch ein Jahr, das wir überstanden haben«, sagte sie.

»Immer«, entgegnete Chris.

Sie tranken auf vergangenes und zukünftiges Überleben. »Schon komisch, dass wir uns mit Daphne und Emily treffen«, sagte Annabel. »Und seltsam, dass die beiden sich überhaupt gut verstehen. Ich frage mich, ob Daphne und ich wohl auch miteinander auskommen. Wenn nicht, kann ich ihr immer noch ein paar anständige Kleider verkaufen, dann ist es immerhin keine komplette Zeitverschwendung gewesen. Kannst du dich noch an das goldene Kleid erinnern, das sie auf unserem Klassentreffen getragen hat? Daphne, das Golden Girl, nur falls wir es vergessen haben sollten. Schönes Halloween.«

Chris lachte. »Ich frage mich, weshalb sie sich von Richard getrennt hat.«

»Vielleicht hat er sich auch von ihr getrennt.«

»Daran habe ich noch gar nicht gedacht. Ich bin einfach davon ausgegangen ... Ich meine, Daphne schien immer alles unter Kontrolle zu haben. Wie die Art Frau, die ihren Mann verlässt, wenn er sich danebenbenimmt.«

»Hmm.«

Die Tür schwang auf, und da standen Emily und Daphne, beide mit einem Lächeln im Gesicht – Emilys enthusiastisch, Daphnes höflich, so kühl und unabhängig wie sie schon immer gewesen war. »Oh, ihr trinkt Champagner!«, rief Emily. »Wisst ihr, woran mich das erinnert? An den ersten Tag in Radcliffe, an dem wir uns alle kennengelernt haben und in Annabels Zimmer Champagner getrunken haben. Wisst ihr noch? Er war *warm*, und wir haben ihn aus unseren Zahnputzbechern getrunken, und ich hatte eine Heidenangst, dass wir Ärger bekommen, weil es gegen die Vorschriften war, Alkohol im Zimmer zu haben.«

»Nun ja, diesmal ist er kalt«, sagte Annabel, und sie schenkte ihnen allen etwas ein.

»Was für eine wunderbare Boutique du hier hast, Annabel«, sagte Daphne. Sie spazierte umher und sah sich alles an, wobei sie kleine begeisterte Bemerkungen vor sich hin murmelte. Chris erinnerte sich daran, dass Daphne künstlerisch veranlagt war.

»Oh ja, das ist sie«, stimmte Emily zu. »Die Kleider sind wundervoll. Annabel, weißt du, was ich großartig fände? Ich will mich komplett umstylen für mein neues Unternehmen, weil ich Publicity machen muss, und vielleicht könntest du mir ja helfen, mein neues Image zu kreieren?«

»Sehr gern«, willigte Annabel ein.

»Ich möchte glamourös sein, so wie du. Ich meine, mir ist klar, dass ich kleiner bin als du …«

»Du meinst, du möchtest so glamourös sein wie *du*«, sagte Annabel. »Das wird ein Kinderspiel.«

»Donnerstagabend fliege ich wieder«, sagte Emily. »Könnten wir uns Dienstagmorgen treffen?«

»Natürlich.«

»Was für ein schönes Extra«, sagte Emily. »Und ich dachte, wir würden nur unser eigenes kleines Klassentreffen abhalten.«

Daphne ist nicht abgehoben, dachte Chris auf einmal. *Sie fühlt sich unwohl. Es ist, als hätte sie alles verloren, woran sie jemals geglaubt hat, und jetzt muss sie etwas Neues finden*. Sie wusste nicht, warum sie sich so sicher war, dass Daphne sich so fühlte; vielleicht der Instinkt einer Reporterin, oder einfach ihr eigener.

»Wir arbeiten alle vier«, sagte Daphne. »Stellt euch das vor. Ich bin wieder in der Galerie. Ich hatte nicht damit gerechnet, dass sie mir meinen alten Job zurückgeben, aber das haben sie. Allein im Vorort zu leben, vor allem, wenn die Kinder nicht zu Hause wohnen, war ein großer Fehler.«

»Es ist bestimmt öde«, sagte Annabel.

»Es ist tödlich, genauer gesagt.«

»Allein in der Stadt zu leben kann auch ziemlich einsam sein«, sagte Annabel.

»Ja«, sagte Daphne mit einem Lächeln. »Einsam war eigentlich das Wort, nach dem ich gesucht habe.«

Sie lächelten sich an. *Annabel, die Daphne freundlich anlächelt*, dachte Chris. *Sieh an. Und Daphne, die das Lächeln erwidert und einen*

Neuanfang macht. Daphne, das war ihr gerade aufgefallen, rauchte nicht mehr. Sie hatte Daphne immer mit einer Zigarette in der Hand in Erinnerung gehabt, und zwar derart, dass es schon fast zu einem festen Bestandteil ihrer Person geworden war. Vielleicht hatte Daphne, nachdem sie sich von Richard verabschiedet hatte, beschlossen, ihr Leben komplett aufzuräumen.

Sie aßen die Sandwiches und tranken noch mehr Champagner, und sie fingen an, sich aus ihrem Leben zu erzählen. Chris berichtete, wie sie so sehr zugenommen hatte und es ihr dann schließlich gelungen war, wieder abzunehmen. Sie sprach nicht über ihr Liebesleben, und auch nicht über das von Alexander, sondern sagte lediglich, sie sei unglücklich gewesen. Daphne erzählte von ihren Kindern; von ihrem Sohn, der sich umgebracht hatte, und von ihrer Tochter mit Behinderung. Die Scheidung von Richard zählte sicher nicht zu ihren größten Sorgen. Emily erzählte Annabel, wie das Paradies, das sie nach ihrem Collegeabschluss vermeintlich erschaffen hatte, zur Hölle geworden war. Und Annabel (die ihnen nach allem, was sie ihr am College angetan hatten, noch immer nicht vollkommen über den Weg traute und es deswegen als lustige Anekdote verpackte) erzählte, wie Bill Wood sie kurz vor der Hochzeit abserviert hatte und sie mit Dean auf der Vernissage endlich, Jahre später, Rache üben konnte.

Doch obwohl sie manche Geschichten nicht erzählten und manche Wahrheiten umgingen, um die Männer zu schützen, die sie alle kannten, bemerkte Chris, wie etwas Außergewöhnliches geschah: Innerhalb dieser kurzen Zeit lernten sie einander hundertmal besser kennen als in den vier Jahren, die sie zusammen in Radcliffe gewesen waren. Möglicherweise, weil sich damals keine von ihnen wirklich selbst gekannt hatte.

»Gott, wir waren ja solche Babys in Radcliffe!«, sagte Emily.

»Wenn man daran denkt, dass wir Entscheidungen fürs Leben treffen durften ...«

»Mussten«, sagte Daphne. »Das wurde von uns erwartet. Und wir waren davon überzeugt, dass wir wussten, was wir taten.«

»Euch ist schon klar, dass wir seit unserem Abschluss länger gelebt haben als bis zum College«, sinnierte Annabel. »Wir haben für Fehler bezahlt, die wir als bloße Kinder gemacht haben. Wenn das hier eine Gerichtsverhandlung wäre, würden wir Bewährung bekommen.«

»Ich finde, wir sollten uns selbst Bewährung geben«, sagte Daphne. »Ich möchte dich um Verzeihung dafür bitten, dass ich in Radcliffe so gemein zu dir war, Annabel. Ich war einfach eifersüchtig, weil du vor mir mit Richard geschlafen hast.«

Annabel grinste. »Du hättest mir danken sollen«, sagte sie. »Was meinst du, weshalb er so gut war?«

Alle lachten. Annabel machte noch eine Flasche Champagner auf, um ihren Waffenstillstand und ihre neugewonnene Freundschaft zu feiern. Die Lichter im Laden waren hell erleuchtet, und die Tür war für unwillkommene Fremde verschlossen. Draußen war es dunkel und kalt, aber hier drinnen war es warm, und sie fühlten sich alle vier äußerst wohl. Jeder, der draußen auf der kalten winterlichen Straße vorbeigegangen wäre, hätte nicht geahnt, von welchen Geistern sie sich verabschiedet hatten, und auch nicht, dass das hier ein Klassentreffen von unendlich höherer Bedeutung war als das, das sie sechs Jahre zuvor auf dem Gelände ihrer ehemaligen Schule begangen hatten. Der Vorbeikommende hätte lediglich vier attraktive Frauen gesehen, die offensichtlich einen wunderbaren Abend zusammen verbrachten.

Kapitel sechsundzwanzig

Januar 1984

Die Feiertage dieses Jahr waren für uns alle sehr merkwürdig. Meine Eltern haben sich scheiden lassen. Mein Vater ist vorbeigekommen und hat mir und meinen Brüdern Geschenke mitgebracht, und eine Flasche Wein und Früchtekuchen für meine Mutter. Sie hat ihm nichts geschenkt. Sie sind ganz höflich und aufmerksam miteinander umgegangen, als hätten sie irgendwie Angst voreinander. Es herrschte eine andere Nervosität als vorher, wenn alle immer so angespannt waren, weil jeder versuchte, fröhlich zu sein. Mein Vater hat eine Menge Fotos von uns geknipst und ist dann wieder gefahren. Wir mussten nicht Touch Football mit ihm spielen, weil er immer noch von seinem Herzinfarkt spricht, und ich war insgeheim erleichtert darüber, weil ich nicht mit ihm Sport machen will. Es macht nie wirklich Spaß, weil er bei allem immer gleich so ernst wird.

Meine Mutter und ich haben ein paar gute Gespräche gehabt, seitdem ich für die Ferien nach Hause gekommen bin. Das haben wir vorher nie gemacht. Wir reden viel über Jonathan, darüber, wie sehr er uns fehlt, und was er gern gemacht hat. Wir reden auch über mich, und was ich so denke und fühle. Wenn ich ihr meine persönliche Meinung über etwas sage, hört sie mir auch richtig zu.

Ich habe gesagt, dass ich nächstes Jahr nicht mehr ins Internat will. Sie hat gefragt, warum nicht, und da habe ich ihr die Wahrheit gesagt, nämlich, dass unsere Familie in letzter Zeit immer mehr auseinanderbricht, und dass ich Angst habe, dass noch etwas Schlimmes passiert, wenn ich weg bin. Sie hat gesagt, es wurde immer davon ausgegangen, dass wir unseren Abschluss am St. Martin's machen, weil unser Vater und unser Großvater auch dort zur Schule gegangen sind, aber wenn ich nicht wolle, sei das in Ordnung. Sie meinte, es wäre schön, mich als Gesellschaft zu Hause zu haben. Ich war so überrascht, dass ich gesagt habe, ich würde darüber nachdenken. Jetzt denkt sie wahrscheinlich, ich sei verrückt.

Ich bin jetzt vierzehn, so alt wie Jonathan, als er sich umgebracht hat, aber ich verstehe immer noch nicht besser, warum er es getan hat. Eine Zeitlang hatte ich Angst, es würde mir genauso gehen, aber jetzt weiß ich, dass das nicht passieren wird. Meine Mutter hat mich gefragt, ob ich zur Therapie gehen will, um über alles zu reden, was bei uns in letzter Zeit vorgefallen ist, aber ich habe Nein gesagt. Kannst du dir vorstellen, dass irgendjemand aus *unserer* Familie zur THERAPIE geht??? Da würde mein Vater erst so richtig einen Herzinfarkt bekommen. Aber das ist nicht der Grund, weshalb ich Nein gesagt habe. Mir geht es gut. Zum ersten Mal in meinem Leben ist meine Mutter wie eine Freundin für mich und nicht diese weit entfernte Person, die sich Meine Mutter nennt, und ich glaube, dass ich ihr auch helfe. Ich dachte immer, ich wäre nur lästig, aber jetzt habe ich das Gefühl, ich bin etwas wert.

Ich habe mich auch entschieden, was ich später mal werden will: Schriftsteller. Es ist eine enorme Erleichterung, diese Entscheidung getroffen zu haben. St. Martin's hat ein richtig gutes

Institut für Englisch, vielleicht sollte ich also doch dort bleiben. Mal sehen.

Hier zu Hause über die Feiertage ist mir auch aufgefallen, wie einsam es hier für meine Mutter seit der Scheidung sein muss. Manche der Leute, von denen sie dachte, sie wären ihre Freunde, melden sich nicht mehr. Aber ihre Arbeit gefällt ihr. Das einzige Schlechte daran ist, dass ihre Chefin ihr keinen Urlaub gibt, um mit uns Ski fahren zu gehen, weil sie gerade erst angefangen hat, deswegen können wir dieses Jahr nicht hin. Mein Vater fährt auch nicht mit uns, weil er mit seiner Freundin in die Karibik fährt. Matthew und Sam können mit ihren Freunden Ski fahren gehen, weil sie alt genug sind, aber ich muss einfach hierbleiben.

Ich schätze, ich werde ein paar gute Bücher lesen und mich auf meine zukünftige Karriere vorbereiten. Und natürlich treffe ich mich auch mit meinen Freunden. So schlimm wird's also nicht.

Dieses Jahr sind wir an Jonathans Geburtstag zu Hause. Ich habe meine Mutter gefragt, ob wir ihn besuchen können, sein Grab, meine ich, und sie hat Ja gesagt. Ich kann kaum glauben, dass wir beide mittlerweile über so etwas reden können. Ich kann einfach nicht glauben, wie weit wir es gebracht haben.

Kapitel siebenundzwanzig

Es war Februar. Die Schaufenster auf der Madison Avenue, an denen Daphne auf ihrem Weg zur Arbeit vorbeikam, waren mit Geschenkideen für den Valentinstag dekoriert: Süßigkeiten, Grußkarten, Kissen mit Rüschen und rührseligen Beschriftungen darauf. Es erinnerte sie immer an ihre Kindheit. Sogar nachdem Daphne selbst Kinder bekommen hatte, erinnerten manche Anlässe sie mehr an sie selbst als an sie. Heutzutage war sie ganz sicher von niemandem der Schatz zum Valentinstag.

Seit der Scheidung schienen die Frauen, die sie für ihre Freundinnen gehalten hatte, Angst vor Daphne zu haben. Sie wusste auch weshalb. Sie war jetzt wieder Single und zu attraktiv; das machte sie zu einer Bedrohung. Und ihre »perfekte« Ehe war zerbrochen, was wiederum die Ehen ihrer Freundinnen bedrohte. Wenn es Daphne passieren konnte … Vermutlich dachten sie, dass ihre Ehemänner etwas mit Daphne anfangen wollen würden, jetzt, da sie allein war. Sie gaben vor, es tue ihnen leid, dass sie keine netten Männer kannten, die sie ihr vorstellen konnten, und schlossen sie dann von ihren Dinnerpartys aus, weil sie nicht mehr die Hälfte eines Paars darstellte. Daphne schätzte, dass sie selbst einladen sollte, dann würden die Frauen ein schlechtes Gewissen bekommen und sie ebenfalls einladen müssen, aber sie war nicht sicher, ob sie sie überhaupt noch genug leiden konnte, um sich die Mühe zu machen.

Am Wochenende vorm Valentinstag gab es einen gewaltigen Schneesturm. Alle waren eingeschneit. Für Daphne war es nichts weiter als wieder mal ein Wochenende allein mit den Hunden, ihren Büchern und dem Zeichenblock. Der einzige Unterschied bestand darin, dass sie nicht für ihren wöchentlichen Einkauf zum Supermarkt fahren konnte, aber da die Jungen wieder im Internat waren, hatte sie auch nur wenig Bedarf.

Teddy schickte ihr eine Valentinskarte. Er hatte sie selbst gebastelt. Tagelang trug Daphne sie in ihrer Handtasche mit sich herum. Es war ihr nicht in den Sinn gekommen, den Jungen Karten zu schicken, mittlerweile waren sie zu alt dafür, aber als sie Teddys Karte erhielt, musste sie weinen. Sie musste sich immer wieder daran erinnern, wie sensibel und liebevoll er war, ihr Genie von einem Sohn mit dem geheimen Tagebuch, der sich so sorgfältig als unbekümmerter typisch amerikanischer Junge verkleidete. In letzter Zeit, seitdem sie die Verletzlichkeit zuließ, die sie sich so viele Jahre lang abgesprochen hatte, brach sie oft in Tränen aus.

Sie hatte zwar keine Freunde im Vorort, dafür aber neue Freundinnen in der Stadt: Chris und Annabel, und Emily, auch wenn sie Emily nicht gesehen hatte, seitdem sie nach Kalifornien zurückgeflogen war. Und jetzt hatte Chris sie zu einer Dinnerparty eingeladen, ohne Verabredung, ohne Ehemann und ohne den zweckmäßigen Hintergedanken, einen neuen Gatten für Daphne zu finden. Die Party fand heute Abend statt, Freitag, und Daphne hatte das Auto genommen, anstatt mit dem Zug in die Stadt zu fahren. Die Gäste kämen alle direkt von der Arbeit, das Kleid, das sie trug, wäre also passend. Sie hatte ihr Schminkzeug dabei und machte sich in der Angestelltentoilette der Galerie zurecht. Es war eine ziemlich dürftige Toilette, und sie erinnerte Daphne an die auf dem College. Wie deprimierend …

Damals war sie zuletzt ungebunden gewesen, und sich für eine Party oder einen Tanzabend zurechtzumachen, war aufregend gewesen, hatte die Verheißung auf ein Abenteuer bedeutet. Daphne war unheimlich beliebt gewesen. Auf jeder Party hatte sie Männer kennengelernt, die sie zu Footballspielen mitnahmen und zum Tanzen und zu anderen Feiern ausführten, auf denen sie wiederum andere Männer kennenlernte, die sie umwarben. Heute aber spürte sie nichts als Erleichterung darüber, dass sie noch nicht nach Hause fahren musste, dass sie an einen Ort gehen konnte, an dem sie nicht alleine wäre. Sie erwartete nicht mehr, dass etwas Aufregendes passierte, und das gab ihr das Gefühl, alt zu sein.

Chris und Alexander wohnten in einem sehr eleganten Wohnhaus auf der Fifth Avenue. Daphne hatte Alexander seit dem College nicht mehr gesehen, da er nicht zum Klassentreffen gekommen war, aber sie erkannte ihn sofort. Er war immer noch außergewöhnlich gutaussehend, vielleicht sah er sogar noch besser aus. Im College hatte sie ihn nicht besonders gut gekannt, aber sie erinnerte sich daran, dass er immer mürrisch und düster gewirkt hatte; jetzt war er weltmännisch und charmant. Und er schien Chris äußerst ergeben.

Ihre Wohnung war sowohl stilvoll als auch gemütlich. Eine Hausangestellte in Uniform öffnete Daphne die Tür und nahm ihr den Mantel ab, und eine zweite Angestellte bot ihr ein Getränk und warme Häppchen an. Chris führte Daphne herum und stellte ihr die anderen Gäste vor. Sie waren zu neunt. Annabel war da und Chris' früherer Ernährungsmediziner, Dr. Michael Fields, dann Chris und Alexander, zwei weitere Paare und Daphne selbst.

Neun. *Jemand ist ohne Verabredung hier*, dachte sie, *und das bin höchstwahrscheinlich ich.*

Etwas eingeschüchtert hielt sie ein Glas Weißwein in der Hand und unterhielt sich mit Annabel. Die wirkte verhalten, nicht so kokett, wie Daphne sie in Erinnerung hatte. Aber das war so lange her.

»Dr. Fields ist attraktiv«, sagte sie zu Annabel. »Ist er mit dir hier?«

»Nein. Wir sind beide allein hier. Chris ist Gott sei Dank über das Stadium hinaus, in dem sie zu Partys einlädt, bei denen man unweigerlich an die Arche Noah denkt.«

Dr. Fields hatte braunes Haar mit grauen Strähnen darin, freundlich blickende blaue Augen und markante Züge. Kein Gesicht wie aus dem Bilderbuch wie bei Richard, sondern nahbarer, menschlicher. Und Daphne fiel auf, dass er schlank und gut gebaut war, ein ermunterndes Beispiel für seine Patienten, aber nicht so drahtig aussah wie ein Fanatiker. Es war lange her, dass Daphne einen Mann so genau in Augenschein genommen hatte, aber es war ihr natürlich auch niemand so nahe gekommen, als dass sie ihn hätte eingehend mustern können.

»Er ist nicht vergeben«, sagte Annabel. »Beziehungsweise nicht verheiratet. Ob er auch nicht vergeben ist, weiß ich nicht. Seine Frau ist letztes Jahr gestorben. Wahrscheinlich hat er irgendwo ein paar Zwanzigjährige versteckt; das haben schließlich die meisten.«

»Oder Dreißigjährige«, ergänzte Daphne und dachte an Melissa.

»Er hat auch zwei Kinder«, fuhr Annabel fort. »Einen Sohn und eine dicke Tochter. Der Arme – ein Ernährungsmediziner mit einem übergewichtigen Kind. Und es muss die Hölle sein, einen

Ernährungsmediziner als Vater zu haben. Wahrscheinlich haben sie nichts als fettarme Milch im Kühlschrank.«

Daphne lachte. »Woher weißt du das alles?«

»Chris hat es mir erzählt. Als sie bei ihm in Behandlung war, hat sie total für ihn geschwärmt. Sie hat von seiner Sprechstundenhilfe alles über ihn herausgefunden.«

»Nicht ganz ...«

»Stimmt«, sagte Annabel. »Wie erbärmlich wir uns aufführen, da jagen wir ihm nach, als wäre er der letzte Mann auf Erden.«

»Ich jage ihm nicht nach«, wandte Daphne ein. »Ich habe noch nicht einmal mit ihm gesprochen.«

»Das wirst du noch. Chris hat ihn fürs Essen zwischen uns platziert. Wenn er dir gefällt, schnapp ihn dir gern, ich bin noch in jemand anderen verliebt.«

»Oh«, sagte Daphne. »Wo ist er denn?«

»Ich habe keinen Schimmer«, sagte Annabel leichthin. »Und wieder ein gebrochenes Herz, das alte Spiel.«

»Das Spiel kenne ich gut«, sagte Daphne.

Es fühlte sich so ungefährlich an, über Dr. Fields zu phantasieren und sich darüber zu amüsieren, und Daphne war auch völlig zufrieden damit, dass es fast störte, als er sie beide dort stehen sah und zu ihnen herüberkam.

Er lächelte sie an. »Ich geselle mich nur kurz zu Ihnen, damit die anderen ihre Häppchen essen können«, erklärte er mit einem vergnügten Blick auf das Paar, das er hatte stehenlassen. »Die Leute haben immer Angst, vor mir zu essen, bloß weil ich Ernährungsmediziner bin.«

Daphne sah hinüber, wo das Paar kleine gefüllte Pilze vom Dienstmädchen entgegennahm und sie sich mit einem ausgehungerten und zugleich erleichterten Ausdruck in den Mund steckten. »Dabei sind sie doch gar nicht übergewichtig«, sagte sie. »Sind Sie so ein Monster?«

»Überhaupt nicht. Mir ist es egal, was die Leute essen, solange sie nicht bei mir in Behandlung sind.«

Das Dienstmädchen kam zu ihnen, und Daphne und Annabel nahmen sich vom Käsegebäck, nur um zu beweisen, dass sie sich nicht einschüchtern ließen, und dann sahen sie erst sich an und dann Dr. Fields und lachten, denn sie waren doch eingeschüchtert. »Wie fürchterlich«, sagte Annabel. »Das ist ja, als würde man einen Psychiater treffen und sich bemühen, ganz normal zu tun.«

»Sie sollten erst einmal sehen, wie es ist, wenn ich mit Freunden essen gehe«, sagte Dr. Field. »Alle haben Angst, ihre Bestellung aufzugeben, bis sie wissen, was ich nehme. Oder sie entscheiden sich für den mageren gegrillten Fisch. Diese übergewichtigen Leute, von denen man weiß, dass sie noch nie im Leben ein Stück mageren gegrillten Fisch gegessen haben.« Er lächelte.

»Was Chris uns wohl heute Abend servieren wird?«, sagte Daphne.

»Ich bin sicher, es wird das sein, worauf sie Lust hat«, sagte er. »Darüber haben wir schon gelacht. Am lustigsten ist die Sache mit dem Möhrenkuchen. Jedes Mal, wenn ich eingeladen bin, serviert die Gastgeberin zum Nachtisch Möhrenkuchen, weil sie aus irgendeinem Grund glaubt, das sei gesund oder diätetisch, schließlich sind ja Möhren darin. Dabei gehört er zu den reichhaltigsten Desserts, die man essen kann. Wenn ich nochmal bei einem Abendessen ein Stück Möhrenkuchen angucken muss ...«

»Das ist wirklich lustig«, sagte Daphne. Sie sah ihn an. Sie hatte schon so lange keinen Mann mehr attraktiv gefunden, sie konnte sich nicht einmal erinnern, wie lange es her war. Während ihrer Ehe mit Richard war sie gar nicht auf den Gedanken gekommen, in dieser Hinsicht über andere Männer nachzudenken. Aber jetzt musste sie aufhören, an ihre Jahre mit Richard zu denken; sie waren vorbei, und sie wollte sie nicht zurück. Sie lächelte Dr. Fields an. »Werden Sie lieber Michael oder Mike genannt?«

»Michael, bitte.«

»Es ist angerichtet«, sagte Chris.

»Das passt sich gut«, sagte Michael zu Daphne und Annabel. »Mir sind nämlich gerade meine besten Anekdoten ausgegangen.«

Er war schüchtern ... Aber er überspielte es gekonnt, und er stand dazu. Daphne hoffte, er wäre nicht geistlos. Nun ja, wenn er es war, hatte sie genug Übung in Smalltalk; sie war so lange eine gute Gastgeberin und ein guter Gast gewesen.

Er war nicht geistlos. Beim Essen fand Daphne heraus, dass er etwas von Kunst verstand, belesen war und einen Sinn für Humor hatte. Sie fühlte sich wohl in seiner Gegenwart, und sie spürte, wie sie sich zu ihm hingezogen fühlte. Weil sie nur zu neunt waren, unterhielten sich alle in der Runde miteinander, und es wurde zu einem gelungenen Fest. Es gab Kalbsbraten, der so zart und saftig war, dass er ohne Sauce gereicht wurde, und dazu einen üppigen grünen Salat mit Feta. Und dann ...

Möhrenkuchen. Chris sah Michael an, und er blickte zurück, und dann brachen beide in Gelächter aus. Die anderen beiden Paare hatten keine Ahnung, was vor sich ging. »Der ist für dich«, sagte Chris.

»Dankeschön.«

»Oh, der Arme«, flüsterte Annabel, und dann kam das Dienstmädchen mit Crème brûlée.

Sie saßen noch eine Weile am Tisch und gingen dann für einen Brandy in den Salon. Daphne trank keinen, weil sie noch zurück aufs Land fahren musste. Da kam ihr auf einmal der Gedanke, dass sie allein in ihr leeres Haus zurückkehren würde, und mitten im warm erleuchteten Zimmer voller sympathischer Menschen, traf sie ein Schlag der Verzweiflung.

Sie spürte, dass sie gefährlich kurz davorstand, wieder einmal in Tränen auszubrechen. Unter dem Vorwand, ins Badezimmer gehen zu wollen, lief sie blindlings den Flur entlang, bis sie ein Zimmer fand, das wie ein Wohnzimmer aussah, und ließ den Tränen freien Lauf.

Sie konnte die Einsamkeit nicht länger ertragen. Es war noch schlimmer, nachdem sie Zeit mit anderen verbracht hatte. Es fühlte sich an, als hätte man ihr nur für einen Augenblick eine Rettungsboje hingeschoben und sie ihr sofort wieder entrissen. Was war nur mit ihr los? Im Grunde war sie noch nicht lange allein, aber es kam ihr vor wie eine Ewigkeit. Nichts hatte sie auf ein Leben wie das hier vorbereitet.

Michael stand in der Tür und sah sie an.

»Ist alles in Ordnung bei Ihnen?«

»Es geht schon«, log sie.

Sie warf ihm einen Blick zu, peinlich berührt, mit laufender Nase, roten Augen und verschmierter Wimperntusche, vollkommen unangebracht; und dann sah sie, dass er sie anblickte, als wäre sie das wunderschönste Wesen auf der Welt. »Kann ich irgendetwas für Sie tun?«, erkundigte er sich.

Ja, lassen Sie mich nicht allein, dachte sie. Laut sagte sie: »Nein ... vielen Dank.«

»Die anderen gehen«, sagte er. »Kann ich Sie nach Hause bringen?«

»Ich bin mit dem Auto da. Ich muss noch nach Connecticut.«

»Warum begleite ich Sie dann nicht zu ihrem Parkhaus?«

»Danke«, sagte Daphne. »Das wäre sehr freundlich.«

Während Michael im Salon auf sie wartete, richtete sie im Badezimmer ihr Make-up, damit niemand Fragen stellte. Alle anderen Gäste hatten sich bereits verabschiedet. Daphne bedankte sich bei Chris und Alexander für den schönen Abend, und dann nahmen sie und Michael ein Taxi zu ihrem Parkhaus.

»Ich habe mich sehr gefreut, Sie kennenzulernen«, sagte er.

»Ich mich auch.« Sie stieg aus dem Taxi, und auf einen Impuls hin beugte sie sich zum geöffneten Fenster hinunter, bevor er weiterfahren konnte. »Hätten Sie Lust, morgen zum Mittagessen zu mir aufs Land zu kommen? Sie könnten Ihre Kinder mitbringen, wenn Sie möchten. Es gibt einen See in der Nähe, auf dem man Schlittschuh laufen kann ...«

»Meine Kinder sind äußerst beliebt und haben Verabredungen, aber ich komme sehr gern«, sagte er.

»Sie können den Zug nach Greenwich nehmen. Es gibt einen, der um halb eins ankommt. Passt Ihnen das? Ich hole Sie ab.«

»Das wäre großartig«, sagte er fröhlich.

»Dann bis morgen«, sagte Daphne.

Noch nie in ihrem Leben hatte sie etwas Vergleichbares getan.

Am nächsten Morgen besorgte sie im hiesigen Feinkostladen Leckereien zum Mittagessen. Sie kam früh am Bahnhof an und wartete. Als Michael aus dem Zug stieg, war sie erleichtert, dass er bei Tageslicht noch genauso attraktiv aussah wie am Abend zuvor. Er hatte eine Flasche Wein mitgebracht und einen Strauß Rosen.

»Erst dachte ich, es wäre überflüssig, Blumen aufs Land mitzubringen«, sagte er, »aber dann dachte ich: nicht im Februar.«

»Sie machen mir ein schlechtes Gewissen«, entgegnete sie. »Ich hätte Sie übers Wochenende einladen sollen.«

Vor dem Essen machten sie den obligatorischen Rundgang über das Grundstück. Anschließend gingen sie wieder hinein, um sich vor dem Feuer aufzuwärmen, das Daphne im Kamin im Wohnzimmer gemacht hatte. Sie hatte sich nicht entscheiden können, wo sie das Essen servieren sollte. Das Esszimmer war so groß, da wirkte es leer, wenn nur zwei Personen drin saßen. Aber die Küche war vielleicht zu informell. Sie wollte Michael entscheiden lassen.

»Vorm Kamin«, sagte er sofort. »Ich helfe Ihnen, die Sachen herzutragen.«

Schon mischte er ihr Leben auf. Das gefiel ihr.

Stundenlang saßen sie beim Essen und redeten. Daphne fiel es leicht, Michael von sich zu erzählen, und sie erzählte ihm alles, was sich bei ihr angesammelt hatte, ohne dass sie es jemandem hätte anvertrauen können, all das, was sie geheim gehalten hatte. Sie erzählte ihm von ihrer behüteten, privilegierten Kindheit und dem Stigma ihrer Epilepsie, als sie mit Jungs ausging, von ihrer Ehe, von Elizabeth, von Jonathan; dass es ihrem Sohn womöglich schlecht gegangen war und er es ihnen nicht hatte sagen können, weil sie alle so tun mussten, als wären sie so verdammt glücklich – doch das würde sie nie erfahren –, und sie erzählte ihm von ihren anderen Söhnen, vor allem von Teddy, ihrem Wunder. Michael erzählte ebenfalls von seinem Leben, seinen hart arbeitenden jüdischen Eltern aus der Mittelschicht, seinem Medizinstudium, seiner Ehe, dem Tod seiner Frau an Krebs, und seinen Kindern: das unglückliche übergewichtige vierzehnjährige Mädchen, das zum Trost aß, egal, wie viel Trost er ihr anbot, und sein Sohn, der zwölf war und dem es gut zu gehen schien. Sie erzählten sich von ihren Gefühlen und ihren Gedanken, und währenddessen wurde Daphne bewusst, dass es ihr vorkam, als würden sie sich schon ein Leben lang kennen, obwohl sie aus so verschiedenen Hintergründen stammten.

Sie waren im gleichen Alter und kamen beide aus New York, doch sie wären sich nie begegnet, als sie noch jung und Single waren, und selbst wenn, hätten sie nie in Erwägung gezogen, sich zu verabreden. Nein, nicht in den Fünfzigern. Ihr Leben damals folgte einem von anderen vorgegebenen Muster. Sie hätten ebenso gut an entgegengesetzten Enden der Welt aufwachsen können.

Und doch schien Michael all ihre Gedanken zu kennen, und es gab nichts, was sie ihm nicht mitteilen konnte. Er empfand offensichtlich das Gleiche für sie.

Es wurde dunkel, und sie räumten das Geschirr weg, Daphne setzte frischen Kaffee auf und sie unterhielten sich weiter. Es war wie eine Stunde der Begegnung. Sie redeten die ganze Nacht. Er erzählte ihr sogar vom ersten Mädchen, in das er sich verliebt hatte, und sie erzählte ihm, dass sie geglaubt hatte, sie würde sich nie verlieben, bis sie Richard kennengelernt hatte. Keiner von ihnen hatte Hunger oder war müde. Ihre mitternächtlichen Geständnisse waren ihre Art und Weise, die verlorene Zeit aufzuholen, und es war auch ein Flirten. Als die Sonne aufging, lagen sie noch immer im Wohnzimmer auf dem Boden vor dem verglimmenden Feuer, Kissen im Rücken, endlich zur Ruhe gekommen und erschöpft.

In der Nacht hatte es geschneit. Die Hunde waren durch ihr Türchen hinausgelaufen und tollten in den Verwehungen. Daphne und Michael gingen ebenfalls hinaus und atmeten die frische kalte Luft ein. Atemwölkchen stiegen vor ihnen auf. Es war noch sehr früh und ganz still. Michael nahm Daphnes Hand, und dann drehten sie sich zueinander um und küssten sich. Es war, als würden sie einen Pakt besiegeln, auch wenn Daphne nicht sicher war, was für einen.

Sie machte Rührei und Toast, und sie verschlangen es hungrig. Dann richtete sie Matthews ungenutztes Schlafzimmer für Michael her, gab ihm Rasierzeug, eine Zahnbürste und frische Handtücher, und ging in ihr eigenes Schlafzimmer. Sie schliefen bis zum frühen Nachmittag. Tag und Nacht hatten sich vertauscht. Sie tranken ein Glas Wein. Die Sonntagszeitung war da, zusammengeschnürt in einem dicken Bündel. Daphne sah Michael an und dachte, dass sie sich noch nie jemandem so nah gefühlt hatte, und dabei hatten sie noch nicht einmal miteinander geschlafen ... Aber das würden sie noch. Dessen war sie sich sicher. Doch jetzt musste sie ihn zum Zug bringen.

»Können wir uns nächste Woche zum Abendessen in der Stadt treffen?«, fragte er.

»Das fände ich wunderbar.«

»Ich muss morgens immer sehr früh aufstehen ... Wie wäre es mit Freitag? Ich habe ein Auto, du könntest also mit dem Zug in die Stadt fahren, und ich bringe dich zurück.«

»Perfekt.«

Und dann würde er bei ihr übernachten.

Am Montag schickte Daphne Chris Blumen und schrieb auf die Karte: *Danke für das wunderbare Abendessen und einen neuen Freund.*

Bis Mittwoch hatten sowohl Chris als auch Annabel angerufen, um herauszufinden, was im Gange war. Daphne sagte, es bedeute wohl, dass sie sich wieder verabredete. Sie lachte, als sie das sagte, denn sie hatte immer gedacht, als Erwachsene würde es mit den Verabredungen ganz anders ablaufen.

Am Freitag traf sie Michael nach der Arbeit in seiner Praxis, und sie gingen ins Woods, ein schlichtes, hübsches kleines Lokal mit teurem, schlichtem, hübschem Essen. Sie redeten, als wären die fünf Tage, die sie getrennt gewesen waren, eine Ewigkeit gewesen, und als hätten sie unheimlich viel aufzuholen, obwohl Daphne nicht viel erlebt hatte. Sie hatte nur die ganze Woche lang alles, worüber sie nachgedacht hatte, für Michael aufgespart.

Nach dem Essen fuhr er sie zu ihr nach Hause nach Connecticut. Sie war davon ausgegangen, dass sie nervös sein würde, schließlich war dies das Bett, das sie so viele Jahre mit Richard geteilt hatte, und sie hatte auch nie etwas mit jemand anderem als ihm gehabt. Doch sie war rein gar nicht nervös. Michael war derjenige, der aufgeregt wirkte, aber nur im ersten Moment, bevor er sie berührte.

Als sie danach warm und glücklich neben ihm lag, dachte Daphne, dass sie sich womöglich in ihn verliebte. In ihrer früheren Welt hätte das bedeutet, dass auch er in sie verliebt war und ernsthafte Absichten hatte. Was es in dieser neuen Welt bedeutete, wusste sie nicht.

Sie hatten beide Kinder. Seine gingen nicht aufs Internat, er hatte demnach andere Verpflichtungen als sie. Sie lebte auf dem Land, da gab es also das Problem der Pendelei. Sie konnte wegen der Kinder nicht bei ihm in der Wohnung übernachten, und er hatte so lange Arbeitszeiten, dass er unter der Woche nicht bei ihr bleiben konnte. Natürlich würden sie mehrmals die Woche zusammen zu Abend essen, aber das war alles. Sie hatten nur das Wochenende. In vielerlei Hinsicht war es so, als wären sie wieder am College, und das war äußerst seltsam.

»Woran denkst du?«, fragte er sie.

Obwohl sie ihm alles erzählen konnte, wusste sie nicht, wie sie das in Worte fassen sollte, denn keiner von beiden konnte etwas daran ändern. Sich verbindlich auf jemanden einzulassen, mit dem sie sich erst zweimal getroffen hatte, erinnerte sie stärker ans College, als sie ertragen konnte.

»Ich denke an dich«, sagte sie und schmiegte ihren Kopf an seine Schulter. Mehr sagte sie nicht.

Kapitel achtundzwanzig

Während der Termin für ihre Operation näher rückte, verbrachte Emily immer mehr Zeit damit, sich im Spiegel zu betrachten. Sanft schob sie die Haut an ihren Wangen hoch, strich sich den Hals glatt und versuchte sich vorzustellen, wie sie mit ihrem neuen Gesicht aussähe. Sie konnte nicht umhin, an die Zeit vor so vielen Jahren zurückzudenken, als sie während ihres Nervenzusammenbruchs ihre eingebildete Narbe begutachtet hatte, das Resultat ihrer Wut und Verwirrung, und das Gefühl nicht loswurde, sie sei entstellt. Jetzt würde es echte Narben geben, aber sie wären winzig und der Großteil davon unter ihren Haaren verborgen. Dr. Winthrop hatte Emily gewarnt, dass sie nicht wieder wie zwanzig aussähe, sondern lediglich wie sie selbst, nur frischer und besser. Daraufhin hatte sie entschieden erwidert, sie verspüre auch nicht den Wunsch, wie zwanzig auszusehen oder gar zu sein.

Er würde sich alles vornehmen: ihre Stirn, die Augenlider und den unteren Teil ihres Gesichts inklusive ihren Hals. Als er ihr sagte, dass er das alles machen könne, war sie leicht gekränkt, weil sie nicht fand, dass so viel an ihr nicht in Ordnung war, doch dann beschloss sie, wenn sie es schon über sich ergehen lassen musste, konnte sie ebenso gut so viel wie möglich machen lassen. Obwohl die Schwester ihr drei getippte Seiten mit einer

Beschreibung dessen, was sie zu erwarten hatte, gegeben hatte, forderte Emily Dr. Winthrop auf, ihr alles zu schildern, was er vornehmen würde, und zwar in allen Einzelheiten. Er schien etwas überrascht, und Emily nahm an, dass die meisten zu zart besaitet waren, um es wissen zu wollen. Sie aber wollte es wissen; es war ihr Gesicht.

»Ziehen Sie einfach nur die Haut straff oder die Muskeln darunter auch?«

»Die Muskeln auch, natürlich.«

Gut. Dann würde die Verbesserung länger anhalten. Er fragte sie, ob sie eine Vollnarkose oder örtlich betäubt werden wolle, und sie sagte örtlich. Er sah zufrieden aus und erzählte ihr, die meisten Patienten würden sich ohnehin danach an nichts mehr erinnern. Sie wäre drei Tage lang im Krankenhaus, und dann würde Peter sie nach Hause bringen. Sie füllte die Vorratsschränke mit weicher Kost auf, weil das Kauen unangenehm sein würde, und stellte sich vor, dass sie wie ein Backenhörnchen aussehen würde. Dr. Winthrop meinte, drei Wochen nach der Operation würde sie wieder einen normalen Anblick bieten. Das hörte sich nicht allzu schlimm an. Sie hatte nicht einmal Angst.

Aber es passierte auch alles so schnell, dass sie gar keine Zeit hatte, sich Sorgen zu machen. Auf einmal war sie im Krankenhaus, um die neue Emily zu werden. Niemand hatte sich die Mühe gemacht, ihr Blumen zu schicken, so dass ihr Zimmer farblos und unpersönlich aussah. Vermutlich bekam man nur Blumen, wenn man krank war; sich liften lassen zählte nicht. Es war merkwürdig, ganz allein hier zu hocken, auf morgen zu warten und sich dabei vollkommen gesund zu fühlen, wenn man wusste, dass einem am nächsten Tag hundeelend zumute wäre. Sie konnte es kaum erwarten.

Am nächsten Morgen gab die Schwester Emily in aller Frühe eine Spritze und wies sie an, nicht aus dem Bett aufzustehen. Dann kamen sie und schoben Emily auf einer Bahre den Flur entlang zum Aufzug, und schon war sie im Operationssaal. Ihr Arzt musste sich ihr vorstellen, denn er war komplett von seiner hellgrünen OP-Kleidung verhüllt, so dass Emily nur seine Augen sehen konnte. Er bat sie, die Hände einen Augenblick lang herunterzunehmen, und sie sagte selbstverständlich, schob sie sogar unter sich, weil sie glücklich war und sich unbedingt kooperativ zeigen wollte. Hinter und über ihr unterhielten sich die Ärzte und Schwestern darüber, was sie am Wochenende unternommen hatten, scherzten miteinander und verhielten sich wie Menschen im Büro; sie benahmen sich, als wäre Emily gar nicht anwesend. Für sie alle war es etwas Alltägliches, aber Emily würde man aufschneiden, und das machte sie ein wenig nervös. An der Wand hing eine große Uhr, aber Emily konnte die Zahlen nicht erkennen, alles verschwamm. Näher dran konnte sie ihre Vorher-Bilder aufgehängt sehen …

Sie hörte Instrumente klappern und Menschen reden, nur dass sie jetzt darüber sprachen, was sie mit Emily machten. Sie schwebte auf ihrer Medikamentenwolke und spürte rein gar nichts.

»Dreh sie auf die Seite, bitte …«

Ihr wurde langweilig, und sie döste ein. Als sie aufwachte, hörte sie noch etwas weiter zu.

»Jetzt nehme ich mir die Augen vor.«

Das will ich ganz bestimmt nicht mitbekommen, dachte sie und stellte sich vor, sie würde Blut sehen, dann schlummerte sie wieder ein.

»Wunderschön«, sagte der Arzt. »Wunderschön.«

Das bin ich, dachte Emily, und zufrieden schlief sie ein.

Als sie in ihrem Zimmer aufwachte, legte ihre private Schwester ihr gerade Eiswürfel auf die Augen. Emilys Kopf war derart bandagiert, dass sie das Gefühl hatte, sie trüge einen Footballhelm aus Gaze. Sie bestand darauf, zur Toilette zu gehen, aber als sie ins Bad kam, von der Schwester gestützt, weil sie noch immer taumelig auf den Beinen war, trat sie als Erstes an den Spiegel. Mit dem Verband sah sie aus wie der Osterhase, und sie entdeckte so wenig von ihrem Gesicht, dass sie nicht erkennen konnte, wie es aussah, bis auf dass es in verschiedenen eigenartigen Farben schillerte und ihre Augen zu schmalen Schlitzen zugeschwollen waren.

»Wunderschön«, sagte sie.

»Sehen Sie nicht hin«, sagte die Schwester.

Emily fühlte sich nicht gut, aber es ging ihr auch nicht miserabel. Der Druckverband juckte. Ihre Schwestern verabreichten ihr Schmerzmittel und gaben sich hocherfreut, als Emily nach mehr Eiscreme verlangte.

Die ganze Nacht lang sah sie fern. Es war, als wäre sie wieder Kind, krank und deswegen zu Hause und nicht in der Schule, und dürfte alles haben, was sie wollte.

Am dritten Tag wurde ihr morgens der Verband abgenommen, ein paar der Fäden wurden gezogen, und Peter holte sie ab. Er war höflich genug, sie nicht entsetzt anzustarren. Inzwischen war ihr Gesicht so angeschwollen, dass es wie ein runder flacher Teller mit einem exotisch geschminkten Gesicht darauf aussah. Es hatte noch immer verschiedene Farben, keine davon ansprechend. Ihre Ohren waren geschwollen und riesig. An ihren Schädel waren Metallklammern geheftet, und schwarze Fäden im Kreuzstich umgaben ihre Ohren und waren an mehreren Stellen auf ihrer

Kopfhaut verknotet. Ihre Haare waren strähnig und fettig, bedeckt von antibiotischer Salbe. Emily fühlte sich sehr verwundbar.

Dr. Winthrop kam vorbei, um nach ihr zu sehen. »Sehr gut«, sagte er zufrieden. »Bleiben Sie zu Hause und ruhen Sie sich aus, und dann am Montag kommen Sie zu mir in die Praxis, und ich ziehe noch ein paar Fäden.«

»Ich habe nur eine Frage«, sagte Emily. »Haben Sie mir die Ohren abgenommen und wieder angenäht?«

Er lachte. »Nein, wieso?«

»Weil ich dachte, Sie hätten sie mit denen von Lyndon Johnson ausgetauscht.«

Und sie hatte angenommen, sie würde lediglich wie ein Backenhörnchen aussehen!

Eine Woche lang musste sie auf dem Rücken schlafen, gestützt von drei Kissen, und die Nähte schmerzten. Selbst danach fragte Emily sich, ob sie jemals wieder bequem auf ihren Ohren würde liegen können. Aber es war es wert. Nach zehn Tagen war sie beinahe wieder hergestellt, und nach zwei Wochen konnte sie allmählich erkennen, wie sie schließlich aussehen würde. Alle Fäden und Klammern waren entfernt worden, und sie fühlte sich nicht mehr, als hätte Dr. Winthrop sie zusammengenäht wie Frankensteins Monster. Nach drei Wochen bewunderte sie sich selbst. Sie sah aus wie sechzehn. Das kam daher, weil ihr Gesicht noch so geschwollen war, dass ihre normalen Fältchen noch nicht wieder aufgetaucht waren, das wusste sie, aber selbst dann würde sie ganz anders aussehen als vor der Operation.

Ihr rosiges, unschuldiges Gesicht, auf dem nahezu keine Poren zu sehen waren, lächelte sie im Spiegel an. Ihre Augen wirkten riesig. Im Grunde brauchte sie all die Kosmetikartikel gar nicht, die Karen mit ihr zusammen gekauft hatte und deren Verwendung sie Emily gezeigt hatte; aber für das Fernsehen und für Fotos für die Zeitung würde sie sie benutzen. Die glamourösen neuen Outfits, die Emily zusammen mit Annabel in ihrer Boutique ausgewählt hatte, warteten im Kleiderschrank. Diese Kleider waren definitiv anders als die, die Ken in seiner Wut an jenem Abend in Fetzen gerissen hatte. Endlich hatte Emily auch die letzten Rückstände der Salbe aus dem Krankenhaus aus ihren Haaren gewaschen bekommen. Und dann, einen Monat nach der Operation, ging sie zum Friseur, weil sie sich inzwischen gut genug fühlte, um hinzugehen, wohin sie wollte, und ließ sich einen komplett neuen Haarschnitt verpassen und als letzten Akt der Verwandlung die Haare ein wenig aufhellen, denn die Friseurin hatte ihr gesagt, dunkle Haare wirkten auf Fotos wie ein Klumpen.

Die Erweiterung von Emily's Cookies in Westwood lief wunderbar. Emily schien auf einmal umgeben von Buchhaltern, Anwälten und Beratern zu sein. Jareds Vater stellte ihnen noch mehr Geld zur Verfügung, und alle sprachen davon, eine zweite Filiale von Emily's Cookies in Beverly Hills zu eröffnen. Man stelle sich das nur vor: Beverly Hills! Einst war es ihr wie ein Traum erschienen, das endgültige Zeichen von Erfolg. Jetzt kam es ihr vor wie ein selbstverständlicher nächster Schritt.

Ein anderer nächster Schritt war der zum Presseagenten. Die zwei Monate, um die Emily gebeten hatte, waren um.

Sie konnte es kaum erwarten, sein Gesicht zu sehen, wenn er ihres sah.

»Gut gemacht, Kleine«, bemerkte Freddie Glick mit einem Nicken, als er sie begutachtete, nachdem sie ihm die Tür zu ihrer Wohnung aufgemacht hatte. »Wirklich gute Arbeit.« Emily fragte sich, ob sie jetzt, da sie in ihrer neuen Verkörperung steckte, von nun an als Kleine angesprochen werden sollte. »Damit kann ich arbeiten«, sagte er.

»Na, dann«, sagte Emily, »wann fangen wir an?«

Als Erstes vermittelte er ihr Interviews für kleine Lokalzeitungen. Die waren nicht schwer für Emily; sie erinnerte sich daran, was Chris ihr geraten hatte, und erzählte im Grunde das Gleiche, was sie Chris für *Fashion and Entertainment West* erzählte hatte, nur dass sie all das ausließ, was sie nicht gedruckt sehen wollte. Die Frauen, die sie interviewten, waren jünger als Emily und fanden offenbar alles, was Emily zu sagen hatte, einen interessanten Blick auf die Geschichte. Emily vermutete, dass die damaligen Ansichten, die ihr Leben geformt – und ruiniert – hatten, in der Tat ein Teil der neueren Geschichte waren, und sie begann, ihre Vergangenheit in einem bedeutenderen Licht zu sehen. Aus Fotokopien dieser Zeitungsausschnitte, dem Interview von F.E.W. und einer von Freddie verfassten Vita sowie einem neuen, äußerst glamourösen Foto von Emily stellte Freddie Pressemappen zusammen, die er verschickte. Das brachte Emily die »Frage und Antwort«-Spalte auf der Titelseite des *Herald-Examiner*, ein echter Durchbruch, und dann begann sie mit Lokalradio.

Sie hatte keine Ahnung gehabt, wie viel Radio gemacht wurde. Sie gab Interviews, bei denen sie in einem Kämmerchen in ein Aufnahmegerät sprach, und dann saß sie in anderen Kämmerchen, in denen sie in ein Mikrophon sprach. Als sie zum ersten Mal live auf Sendung ging, hatte sie unglaubliche Angst. Sie erzählte keiner von ihren Freundinnen davon, denn wenn sie wusste, dass niemand aus ihrem Bekanntenkreis zuhörte, machte es das einfacher für sie, so zu tun, als würde überhaupt niemand zuhören. Ihr Gesprächspartner war ein Mann in ihrem Alter, und sie fürchtete, er wäre gekränkt, wenn sie darüber sprach, wie absurd die Regeln der Fünfziger für Frauen gewesen waren, aber zu ihrer Überraschung stimmte er ihr zu und sagte, sie seien ebenso ungerecht für Männer gewesen. Schon bald führten sie ein richtiges Gespräch, und Emily hatte sogar Freude daran, auch wenn ihre Handflächen feucht waren und der Gedanke in ihrem Hinterkopf sie nicht losließ, dass alle Welt es hörte, wenn sie etwas Ungeheuerliches und Fürchterliches und Widerwärtiges sagte.

Peter zeigte ihr die Verkaufszahlen und sagte, die Publicity zeige Wirkung. Sie hatten mit den Renovierungsarbeiten in ihrer zukünftigen Filiale in Beverly Hills begonnen, und es war wichtig, dass die Geschäfte gut liefen, wenn sie dort eröffneten, denn die Pacht war hoch.

»Ich will ins Fernsehen«, sagte Emily zu Freddie Glick. »Sie haben darauf bestanden, dass ich mich verwandele – und tja, ich habe das nicht fürs Radio gemacht, wo mich niemand sehen kann.«

»Ich versuche es ja«, beteuerte er. Eine Woche später rief er sie triumphierend an, um ihr mitzuteilen, dass er sie für eine lokale Interview-Sendung gebucht hatte. Sie sah sich die Sendung vorher an, um herauszufinden, was dort von ihr erwartet würde. Wie in den meisten dieser Sendungen trat ein Gast nach dem anderen auf, jeder für etwa fünf bis zehn Minuten, und keiner von ihnen sah nervös aus. Warum waren sie nicht nervös? Emily war es.

Wie immer fuhr sie mit Pat, der jungen Frau aus Freddies Büro, zum Interview. Freddie begleitete einen nie persönlich, es sei denn, es handelte sich um eine bedeutende Sendung. Allerdings ließen die Produzenten Pat aus Platzmangel jedes Mal draußen warten, Emily war also trotzdem völlig auf sich allein gestellt, bis auf dass sie jemanden hatte, der sie hin- und auch wieder zurückbrachte und ihr sagen konnte, dass sie nicht fürchterlich gewesen war.

Emily und Pat saßen auf Stühlen im Flur vor dem Studio und verfolgten die Sendung auf dem Fernseher neben der allgegenwärtigen Kaffeemaschine. Emily trank vor einer Sendung nie etwas, weil sie Angst hatte, sie würde mitten drin zur Toilette müssen, und was sollte sie dann tun? Der Gast unmittelbar vor ihr war ein Mann, der sich selbst hypnotisierte und dann einen langen Spieß erst durch die eine und danach durch die andere Wange bohrte, ohne einen Tropfen Blut zu vergießen oder Schmerz zu verspüren. Seine Vorstellung kam Emily endlos vor, und ihr wurde ganz flau. Wie konnte sie nach dem hier über Kekse reden? Am liebsten wäre sie weggelaufen.

»Und Sie wollten ins Showbusiness?«, fragte Pat.

Jetzt war Emily an der Reihe. Auf dem Weg ins Studio kam sie am Mann mit dem Spieß vorbei, der aus seiner Hypnose erwacht war und sich einen kleinen Tropfen Blut aus dem Gesicht wischte. Sie wandte den Blick ab. Steif setzte sie sich neben den Moderator, der blass unter seiner Schminke aussah, und sie lächelten sich an.

»Das war ja *widerlich*«, sagte Emily.

»Wie hätte es Ihnen wohl gefallen, direkt neben ihm zu sitzen? Ich weiß nicht, ob ich weitermachen kann – mir ist zu übel.«

»Oh, nein«, sagte Emily, und plötzlich war sie so besorgt um den armen Mann, dass sie vergaß, wie viel Angst sie eigentlich hatte. »Wir unterhalten uns einfach nur … Ich erzähle Ihnen vom Knutschen auf dem College … Ich erwähne Emily's Cookies nicht einmal.«

»Ach ja, Knutschen«, sagte er. »Ich bin Ende der Sechziger auf dem College gewesen; da haben wir so etwas nicht mehr gemacht.«

Emily lachte, und irgendwo in der Dunkelheit vor ihr hörte sie auch die Mitarbeiter lachen. »Wann geht es los?«

»Es ist schon losgegangen. Sehen Sie das rote Lichtlein da?« Er zeigte auf die Kamera, die Emily im Dunkeln natürlich nicht sehen konnte, weil sie von so vielen hellen Strahlern geblendet wurde, aber da war das herzlos filmende kleine rote Auge.

»Oh du liebe … Güte.« Beinahe hätte sie »du lieber Gott« gesagt, aber sie fing sich gerade noch rechtzeitig. Wahrscheinlich durfte man so etwas im Fernsehen nicht sagen; womöglich beleidigte man damit die Zuschauer. Sie riss sich zusammen; sie fühlte sich wie ein völliger Trottel. Sie konnte sich nicht einmal an den Namen ihres Gesprächspartners erinnern – er war ihr völlig entfallen. Aber er sah sie so unbefangen und freundlich an, dass sie dachte, solange sie ihn einfach nur weiter anblickte, würde sie es schon überleben. »Ich bin zum ersten Mal im Fernsehen«, erklärte sie.

»Ja, Ihr ganzer Erfolg ging ziemlich schnell für Sie«, sagte er freundlich. »Erzählen Sie uns davon.«

Zumindest wie sie das machen sollte, wusste sie. Das hatte sie bereits getan. Und sie tat es wieder.

Als das rote Lämpchen ausging und die Werbung eingeblendet wurde, wischte sie sich die verschwitzten Hände an ihrem Rock ab, denn ihre Handtasche mit dem Taschentuch darin hatten sie ihr aus einem ihr unverständlichen Grund abgenommen, bevor sie aufs Set gegangen war, und dann schüttelte sie dem Moderator die Hand. »Danke«, sagte sie. »Es tut mir leid, dass ich so schlecht war.«

»Sie waren ganz reizend«, sagte er. »Und ich habe Ihnen zu danken.«

Sie kehrte zu Pat zurück, die ihre verschwundene Handtasche

in der Hand hielt, und sie verließen das Studio. »Ich war miserabel«, sagte Emily beschämt. »Freddie Glick bringt mich um.«

»Ich fand Sie bezaubernd«, sagte Pat. »Die Zuschauer mochten Sie. Sie waren ein echter Mensch.«

»Genau das will Freddie ja nicht, einen echten Menschen.«

»Na, dann scheiß auf Freddie«, sagte Pat.

Offenbar hatte Emily sich doch nicht allzu sehr blamiert, denn eine Woche später arrangierte Freddie zwei Sendungen im Kabelfernsehen, die landesweit ausgestrahlt wurden, und in der Woche darauf brachte er sie zu A.M. *Los Angeles*. Die Sendung machte Emily besonders Angst, weil sie wusste, wie wichtig sie war, aber sie hatte vorbereitet, was sie sagen wollte, und alle waren sehr nett zu ihr. Fünf Minuten waren nicht lang, aber auf Sendung kamen sie einem endlos vor. Und Emily wurde noch immer das Gefühl nicht los, dass sie etwas Unverzeihliches sagen würde, und dass es unwiderruflich wäre. Sie fragte sich, ob das etwas damit zu tun hatte, wie sie erzogen worden war, all die Schuldgefühle für etwas, das sie gar nicht getan hatte, oder ob es allen so ging, die im Fernsehen waren.

Freddie begleitete sie diesmal, weil es eine große Sendung war. Als sie da waren, versuchte er die ganze Zeit über, einen seiner anderen Klienten für eine zukünftige Sendung anzupreisen, nur Emily schenkte er keinerlei Beachtung. Trotzdem wartete Emily nach ihrem Auftritt darauf, dass er ihr sagte, ob sie es gut gemacht habe. Als er nichts von sich gab, fragte sie nach.

»Sicher«, sagte er, und er wirkte überrascht, dass sie daran gezweifelt hatte. »Alles in Ordnung. Terry hat zweimal die Keksdose hochgehalten, das ist die Hauptsache.«

»Und wie sah ich aus?«

»Wunderschön. Sie sind ausgesprochen fotogen.«

»Danke«, sagte sie. »Schätze ich mal.« Sie fragte sich, wann sie jemals wissen würde, ob sie gut gewesen war oder nicht, ohne dass sie die Leute danach fragen musste. Oder vielleicht spielte es auch keine Rolle, solange die Keksdose zweimal hochgehalten wurde. Aber so richtig konnte sie nicht daran glauben, egal, was Freddie behauptete.

Sie war so beschäftigt mit ihrem Leben und ihrer neuen Karriere, dass die Scheidung von Ken, als sie schließlich endgültig wurde, nur wie ein weiteres Ereignis auf sie wirkte und nicht wie das Trauma, mit dem sie gerechnet hatte. Ihre Ehe war schon lange vorbei; das hier war reine Formalität. Als Ken sie vor Gericht sah, schien er überrascht über ihr verändertes Aussehen.

»Du siehst sehr gut aus«, sagte er sanft. »Ich schätze, es hat dir gutgetan, von mir wegzukommen.«

»Sieht ganz so aus«, entgegnete sie leichthin und lächelte. Ihm war nicht einmal aufgefallen, dass sie etwas hatte machen lassen, dabei war er Arzt! Aber womöglich ärgerte er sich auch zu sehr über die finanzielle Regelung, als dass er genau hinsah.

Emily besaß jetzt eine Menge Geld. Ken wollte das Haus behalten, also musste er ihr die Hälfte seines Werts auszahlen, zuzüglich der Hälfte dessen, was er gespart hatte, seitdem sie nach Kalifornien gezogen waren. Kate und Peter musste er nicht finanziell unterstützen, weil sie beide über achtzehn waren, aber es hatte auch keiner von beiden noch Hilfe nötig. Kate hatte regelmäßig Aufträge, und Peter bezog ein anständiges Gehalt aus ihrem Unternehmen. Jetzt, da Emily umziehen und wohnen konnte, wo es ihr beliebte, wusste sie plötzlich nicht mehr, was sie eigentlich wollte. Sie wusste nur, dass sie nicht wieder ein ganzes Haus wollte; sie wollte frei sein.

Sie mietete eine Zweizimmerwohnung in der Nähe ihrer jetzigen Wohnung, diesmal nicht möbliert, ließ sie neu streichen und kaufte ein paar Sachen für die Einrichtung – nur das Wesentliche, aber Schönes, das sie behalten wollen würde. Sie nannte die Wohnung vergnügt eine egoistische Wohnung, die für einen allein lebenden Erwachsenen gedacht und wo alles sauber und weiß und ordentlich an seinem Platz war. Sie hatte nichts aus ihrer Ehe mitgebracht, und es freute sie ungemein, dass Ken nun die scheußlichen goldverzierten Teller am Hals hatte, die seine Mutter ihnen nach ihrer Hochzeit aufgezwungen hatte. Sie hatten sie nie benutzt, und jetzt würde er sie nicht benutzen. Doch Emily hegte keinerlei Groll mehr auf ihn: Er war Vergangenheit. Sie waren beide den Regeln zum Opfer gefallen.

Freddie Glick rief sie triumphierend an. »So, Kleine«, sagte er, »ich habe einen dicken Fisch für Sie geangelt. Sie sind bei der *Merv Griffin Show* eingeladen.«

»Oh mein Gott«, rief Emily. »Warum ich?«

»Sie senden einen Beitrag über den Keks-Wahn, und sie haben Leute eingeladen, die ihr eigenes Unternehmen gegründet haben und damit erfolgreich sind.«

»Aber ich bin doch gar nicht berühmt ... Ich meine, Merv Griffin, oh mein Gott.« Sie war sowohl aufgeregt als auch völlig in Panik.

»Schon, aber Sie geben eben gute Interviews. Ich hatte in letzter Zeit keinerlei Probleme, etwas für Sie zu bekommen.«

»Wer ist sonst noch dabei? Worüber soll ich reden?«

»Nun machen Sie sich mal nicht verrückt«, sagte er. »Jemand von der Sendung wird sich vorher für ein Vorab-Interview bei Ihnen melden.«

»Ich glaube, ich werde ohnmächtig«, sagte Emily.

»Wollen Sie es nicht machen?«

»Natürlich will ich es machen«, antwortete sie.

Und da saß sie nun eine Woche später Backstage im Greenroom des Studios und wartete darauf, in einer landesweit ausgestrahlten Fernsehsendung aufzutreten, die sie selbst seit Jahren sah; Freddie Glick neben ihr, der für den Anlass tatsächlich einen Anzug angezogen hatte. Jemand hatte ihr erzählt, man nannte das Zimmer Greenroom, weil die Gäste, die hier warteten, grün vor Aufregung wurden, und Emily wusste genau, was sie meinten. Auf dem Bildschirm verfolgte sie die Sendung.

»Und hier ist Wally Amos, dessen Unternehmen, Famous Amos, fast fünf Tonnen Chocolate-Chip-Kekse pro Tag produziert …«

Fünf Tonnen … Ich hoffe, niemand fragt mich, wie viele ich mache. Sieh doch nur, wie glücklich und selbstbeherrscht und forsch der Mann da aussieht … Das würde ich auch, wenn ich fünf Tonnen Kekse am Tag produzieren würde.

»Und hier haben wir Debbi Fields, die mit ihren siebenundzwanzig Jahren bereits hundertfünfzig Vertriebsstellen für Mrs. Fields Cookies hat und dazu noch ein Neugeborenes. Das macht jetzt drei Kinder, richtig?«

Mit siebenundzwanzig hatte ich einen Nervenzusammenbruch, dachte Emily. *Himmel, sieht sie umwerfend aus, wie ein Model …*

»David Leiderman vom landesweiten David's Cookies, der gerade eine Filiale in Tokio eröffnet hat!«

Und Emily, die darauf hofft, ihre zweite Filiale in Beverly Hills eröffnen zu können …

Emily versuchte auf dem Bildschirm zu erkennen, ob das Publikum nett aussah. Vielleicht würde sie bei ihnen auf Sympathie stoßen, weil sie so spät angefangen hatte und so etwas wie ein Vorbild für die Frauen sein konnte, die noch nie etwas auf die Beine gestellt hatten. Emily gefiel die Vorstellung nicht, dass echte Menschen vor ihr saßen und von ihr erwarteten, interessant zu sein. Sie war noch nie in einer Sendung gewesen, bei der man vor Publikum saß ... Sie hatte überhaupt noch nie etwas vor Publikum gemacht. Sie war sogar vor Angst zu gelähmt gewesen, um sich für die Theater-AG in der Schule vorzustellen. Peter hatte sie zur Aufzeichnung begleiten wollen, aber sie ließ ihn nicht. Die gleiche Dynamik ließ sie auch davor zurückschrecken, ihre Freundinnen bei ihrem Auftritt zusehen zu lassen. Denn das war es tatsächlich, ein Auftritt. Wenn sie sich das nur vor Augen hielt und sich an ihre Sätze erinnerte, dann würde alles gut gehen.

Aber sie konnte sich an rein gar nichts erinnern, was sie jemals gesagt hatte.

Ihr Kopf war wie leergefegt, und nun führte jemand sie hinaus auf die Bühne, wo die heißen, gleißenden Lichter sie trafen, und dann war sie auf dem Set, das aussah, wie ein Wohnzimmer, oder vielleicht wie ein Büro, in dem Merv Griffin am Schreibtisch saß, und dann all die Kameras, und *die Zuschauer, die dort saßen und sie anschauten*. Sie setzte sich und schlug die Beine übereinander und lächelte, und sie fragte sich, ob das Mikrofon wohl auch den Klang ihres klopfenden Herzens übertragen würde.

»Hier haben wir Emily Buchman von Emily's Cookies«, sagte Merv Griffin. »Ein Neuling im Keksgeschäft. Letzten Sommer eröffnete sie ihre erste Fabrik in Westwood Village in Kalifornien, und es wurde über Nacht zum Erfolg. Nun wird sie eine weitere Filiale in Beverly Hills eröffnen und hat Pläne für mehrere weitere in diesem Jahr. Zuvor war Emily Hausfrau ohne jegliche Geschäftserfahrung. Als Sie damals in Radcliffe waren, Emily, hätten Sie jemals gedacht, dass das hier passieren würde?«

»Nein«, sagte Emily. »Ich wollte Ärztin werden. Aber meine

Studienberaterin sagte mir, wenn ich so unbedingt Ärztin werden wolle, solle ich doch lieber einen Arzt heiraten, und da habe ich den ersten Arzt genommen, der mir einen Antrag gemacht hat.«

Im Publikum gab es leichtes Gelächter; ein erkennendes Lachen, und ein ungläubiges Raunen. »Na ja«, fuhr sie fort, »um genau zu sein, studierte er noch.« Noch mehr Lachen. Die Zuschauer mochten sie! Emily wagte einen Blick ins Publikum, und sie heftete ihn auf eine attraktive Frau in der ersten Reihe, die ungefähr in Emilys Alter war und sie anlächelte und ihr ermunternd zunickte. »Damals«, sagte Emily, »in den Fünfzigern, heirateten wir das, was wir selbst sein wollten. Vermutlich sollte das irgendwie auf uns abfärben.«

Noch mehr Lachen – anscheinend hatte sie etwas leicht Gewagtes von sich gegeben. Die Frau in der ersten Reihe schenkte ihr ein ironisches Lächeln. »Dann hätte es wohl nichts genützt, wenn sie einen Bäcker geheiratet hätten«, sagte Merv Griffin mit einem Lächeln.

»Na ja, vielleicht hätte er mich in seiner Bäckerei aushelfen lassen.« Emily lächelte, damit die Zuschauer sie nicht für eine allzu überzeugte Feministin hielten ... nur ein Scherz, Leute. »Übrigens sind meine Kekse mit Karamelltropfen, nicht Schokotropfen, und ich biete auch Kekse mit Karamelltropfen und Marshmallow an.« Das war für Freddie, die Werbung, damit er sie im Anschluss nicht anschrie. Ihr Verstand hatte sich wieder in Gang gesetzt, und es kam ihr vor, als würde alles in Zeitlupe ablaufen. Sie überlegte, ob sie erzählen sollte, dass Adeline sie nicht in ihre eigene Küche gelassen hatte und Emily ihre Kekse an Adelines freiem Tag hatte backen müssen, entschied aber, dass das nicht gut ankäme. Es war besser, bei dem zu bleiben, was sie am besten konnte. Merv fragte nach den Anfängen, und als sie ihm davon erzählte, klang ihre Erfolgsgeschichte wie *Rocky*. Jetzt berichtete sie, wie ihr Sohn und sein Freund vom College ihr unter die Arme gegriffen hatten; das wiederum hörte sich wie eine nette Familiengeschichte an. Sie erzählte, dass sie den Slogan »Kekse sind Liebe« gewählt hatte, weil es sich für sie immer danach angefühlt hatte, wenn sie zu Hause Kekse für ihre Kinder gebacken hatte. Merv erwähnte, wie nett es sei, dass sie noch immer Kekse für die Kinder ins Krankenhaus liefern ließ. Dann fragte er, ob jemand aus dem Publikum Fragen an seine Gäste habe.

Eine Frau Anfang fünfzig stand auf. »Ich habe eine Frage an Emily«, sagte sie zaghaft, sogar respektvoll. »Ich habe mir immer irgendeine Form von Karriere gewünscht. Ich hatte unterschiedliche Begabungen. Aber genau wie Ihnen wurde mir gesagt, ich könne es vergessen. Was meinen Sie, ist es zu spät für mich, etwas anderes mit meinem Leben anzufangen?«

»Es ist nie zu spät«, sagte Emily entschieden.

»Darf ich Sie fragen, wie alt Sie sind?«

Rascheln im Zuschauerraum; offenbar fanden einige, das sei eine unzulässige Frage. »Ich bin sechsundvierzig«, sagte Emily und zog damit ein Jahr ab, um der Lüge zu entsprechen, auf die Freddie in der Pressemitteilung bestanden hatte. Wieder Raunen im Publikum, weil Emily eindeutig viel jünger aussah, sowie zustimmendes Gemurmel und Nicken für ihre Aufrichtigkeit.

»Danke«, sagte die Frau und setzte sich wieder.

Eine zweite Frau stand auf. »Meine Frage richtet sich auch an Emily«, sagte sie. »Hat Ihr Mann Sie unterstützt, als Sie Ihr eigenes Unternehmen gegründet haben?«

»Das musste er nicht«, antwortete Emily. »Wir waren da schon getrennt.« Gelächter. »Es ist natürlich wundervoll, wenn man jemanden an seiner Seite hat, aber man kann es auch so schaffen.

Und warum fragt nie jemand einen Mann, ob seine Frau ihn denn unterstützt habe, als er ins Geschäftsleben eingestiegen ist und angefangen hat, Geld zu verdienen?«

Das Publikum lachte noch heftiger, und dann ... Applaus! Sie applaudierten Emily tatsächlich, sie lächelten und nickten, die Frau in der ersten Reihe, die Emily als Glücksbringer gedient hatte, und noch eine Menge weitere Gäste, Frauen wie Emily, die wussten, dass Emily genau war wie sie. Sie *mochten* sie! Emily fühlte sich wie auf Drogen, so berauscht war sie. Sie saß da, und eine Welle der Euphorie schwappte über sie hinweg, Zuneigung für diese Menschen überkam sie, diese netten Menschen, die Emily behandelten, als wäre sie etwas Besonderes, die sie nach ihrer Meinung fragten, die über ihre Witze lachten, die sie verstanden. Als die Aufzeichnung zu Ende war und Emily gehen musste, wünschte sie, es hätte länger gedauert. Sie schwebte hinter die Kulissen, wo Freddie Glick auf sie wartete.

»Sie waren toll«, sagte er.

»Danke«, entgegnete Emily. Sie hatte ihn nicht gefragt, und das war auch nicht nötig gewesen. Zum ersten Mal hatte sie es selbst gewusst.

»Sie waren phantastisch«, sagte ein völlig Fremder zu ihr, ein Mann, der etwas mit der Sendung zu tun hatte.

»Danke«, sagte Emily und strahlte ihn an.

Ihr ganzes Leben lang hatte sie jemand sein wollen, bedeutend sein wollen. Die endlosen Sitzungen mit ihrer Psychoanalytikerin, in denen sie versucht hatte, den Knoten zu lösen, mit dem Bedürfnis umzugehen und entweder etwas Positives daraus zu erschaffen oder es zu verjagen ... Vielleicht hatte Emily bedeutend sein wollen, weil sie sich selbst so außerordentlich unbedeutend und wertlos gefühlt hatte, dass nur die Bestätigung anderer sie vervollständigen konnte. Aber jetzt hatte sie sich schon seit langem nicht mehr wertlos gefühlt. Und doch fand sie all das hier wundervoll: diese Menschenmenge in der Hand zu haben, sie für sich zu gewinnen. Sie fand es herrlich, im Rampenlicht zu stehen, Publicity zu machen, sie hatte keine Angst mehr. Endlich hatte sie das gefunden, was sie gern tat, und sie wusste, sie war richtig gut darin.

Kapitel neunundzwanzig

Chris wusste es sofort, als Alexanders Affäre mit James vorbei war. Nicht weil er wieder direkt nach der Arbeit nach Hause kam und auch den Abend zu Hause verbrachte, denn James hätte einfach nicht in der Stadt sein können. Nein, weil Alexander am Boden zerstört aussah.

Zu wissen, dass der Mann, den sie liebte, aufgrund seiner Liebe zu jemand anderem, nicht zu ihr, so unglücklich war, zerriss ihr das Herz. Sie hatte ihn schon einmal so erlebt, vor langer Zeit, als er dachte, er würde sie verlieren, aber jetzt hatte er jemand anderen verloren, und sie zu haben genügte ihm nicht. Sie wartete darauf, dass er ihr berichtete, was vorgefallen war, und fragte sich, ob sie es ansprechen sollte, aber nach ein paar Tagen brachte er es schließlich selbst zur Sprache.

Sie tranken vor dem Abendessen etwas zusammen im Salon. Es war Januar, dunkel, angeblich der Beginn des neuen Jahres, aber in Wahrheit das traurige Ende der Feiertage, eine Zeit, in der man auf den Frühling wartete. Chris erinnerte sich noch daran, als diese langen Januarabende eine glückliche Zeit des Winterschlafs für sie gewesen waren, gemeinsam in ihrer häuslichen Ruhe, froh darüber, dass die Saison der Feste und Feierlichkeiten vorbei war. Auch das kam ihr sehr weit weg vor.

Nicholas war zum Lernen bei einem Freund; Chris und Alexander waren allein. Alexander hatte an den letzten Abenden angefangen, Wodka zu trinken, nicht Wein, weil Wein ihm angeblich zu sauer war. Chris wusste es besser.

»Zwischen James und mir ist es aus«, sagte er.

Was sagte man dazu – es tut mir leid? Das freut mich? »Das habe ich mir schon gedacht«, entgegnete sie leise.

»Er hat mich abserviert«, sagte Alexander. Er bemühte sich um einen ironischen Tonfall, aber seine Stimme war schmerzerfüllt. »Er hat sich in jemand anderen verliebt. Ich wusste, dass das passieren würde. Ich bin zu alt für ihn.«

»Hat er das gesagt?«

»Dass ich zu alt bin? Nein. Aber ich weiß es.«

»Du bist auch verheiratet«, bemerkte sie. »Etwas mit einem verheirateten Mann hat nur selten eine Zukunft.«

Er schenkte ihr ein schmales Lächeln und sah schon etwas weniger elend aus. »Du nennst die Dinge immer beim Namen. Ich schätze, wir führen tatsächlich noch eine Ehe.«

»Es ist unsere Ehe. Inklusive Grenzen, Verpflichtungen und allem.«

»Es ist so ungerecht für dich. Getrennte Schlafzimmer, getrennte Leben ...«

Sie sahen sich an. Chris kannte ihn so gut. »Diesmal mache ich nicht mehr so weiter wie vorher«, sagte sie.

»Ich weiß. Das macht mir nichts aus. Es macht mir nicht einmal etwas aus, dass ich alt bin, solange ich mit dir zusammen alt werden kann.«

Sie lächelte. »Doch, das tut es. Es macht dir etwas aus, älter zu werden.«

»Du hast mich schon immer verstanden«, sagte er.

»Nein. Ich habe erst vor kurzem damit begonnen.«

»Wirklich?«

»Ja. Davor habe ich nur gelernt, wie.«

Eine Weile saßen sie schweigend da. Chris fragte sich, ob Alexander von ihr erwartete, dass sie für den Rest ihres Lebens zusammen ohne Sex auskäme, oder ob er hoffte, sie habe einen Geliebten. Er konnte sie fragen, oder ihr sogar bedeuten, dass es ihm nichts ausmachen würde, wenn sie einen hätte, aber sie würde es ihm sicher nicht erzählen. Was sie und Cameron hatten, ging nur sie beide etwas an, war etwas Besonderes. Es war nicht nur eine körperliche Annehmlichkeit, es war Liebe, Freundschaft, Wärme, Romantik. Sie fragte sich, was Alexander wohl mit James gehabt hatte. Es tat weh, darüber nachzudenken, und zu wissen, dass es vorbei war, minderte den Schmerz nicht. Hätte James es nicht beendet, hätte sich nichts geändert.

»Woran denkst du?«, fragte Alexander.

»Dass du immer die Macht hast, mir wehzutun.«

»Die Macht hast du über mich auch.«

»Wie das?«, wollte Chris wissen.

»Indem du unglücklich bist«, erklärte er. »Ich kann es nicht ertragen, wenn du unglücklich bist, und jedes Mal scheine ich der Anlass dafür zu sein.«

»Ich bin nicht oft unglücklich«, sagte sie.

»Nein, seit einer Weile nicht mehr.« Eine lange Pause entstand. Alexander sah sie seltsam an, als würde er sie mustern. »Und wenn du mich verlassen solltest, würde ich unheimlich leiden«, sagte er schließlich. »Du verlässt mich doch nicht, oder?«

Er weiß, dass ich jemanden habe, dachte Chris. »Nein«, sagte sie.

Seit beinahe dreißig Jahren liebte sie ihn, fast ihr ganzes Leben lang. Mit achtzehn hatte sie Alexander, den Unbekannten, geliebt, die schwer fassbare tragische Figur, und später dann die schwer fassbare kultivierte Figur, und schließlich den gütigen, liebevollen Alexander, der ihr Mann geworden war. Sie wusste noch, wie sie ihm nach Paris gefolgt war, nachdem er sie nach dem College verlassen hatte. Er hatte nicht gewusst, dass er ihr das Herz brach; für ihn war es nur das Entkommen von einem Ort gewesen, an dem er sich nicht getraute, sein Leben so zu leben, wie er es brauchte. Erst nach sechs Jahren hatte Chris den Mut zusammengenommen, um ihm nach Paris zu folgen, und egal, wie unglücklich sie dort in ihrem Versuch gewesen war, ihn für sich zu gewinnen, ja selbst noch im Anschluss daran, nichts war so schlimm gewesen wie die sechs Jahre allein in New York, in denen sie sich bemüht hatte, über ihn hinwegzukommen.

»Erinnerst du dich noch an unsere Reise damals?«, fragte er. »Unsere erste gemeinsame Reise, die nach Südfrankreich, auf der wir herausfinden wollten, ob wir miteinander auskommen …«

»Und wenn wir ›miteinander auskommen‹ würden, würden wir heiraten«, ergänzte Chris. »Wir wussten beide, wofür ›miteinander auskommen‹ eigentlich stand.«

»Es ging um mehr als nur darum«, sagte er, und er klang verletzt.

Sie lächelte. »Du hast deine Erinnerungen, ich habe meine.« Sie hielt ihr leeres Glas hoch, und er schenkte ihr Weißwein nach. »Bist du sehr traurig wegen James?«, erkundigte sie sich. In ihren Ohren klang sie wie eine Figur in einem Stück von Noël Coward.

»Ja. Aber ich komme schon darüber hinweg. Es wird nicht schön, ihm im Büro zu begegnen, aber ich werde es überleben.«

Sie dachte daran, wie entsetzlich es wäre, Cameron im Büro zu begegnen, sollten sie sich je uneinvernehmlich trennen. Aber Chris konnte sich nicht vorstellen, dass sie und Cameron sich jemals trennen könnten. Sie hatten beide, was sie wollten. Und selbst wenn sie mehr wollte, würde er doch nie seine Frau und seine Kinder verlassen. Vielleicht konnte Cameron niemandem hundert Prozent von sich geben, aber er hatte es sich so eingerichtet, dass er das niemals herausfinden musste.

»Aufs Überleben«, sagte Chris.

»Ich weiß nicht, wie du es mit mir aushältst«, sagte er.

»Ich liebe dich.«

»Ich weiß nicht, womit ich dich verdient habe.«

»Wir hatten wunderbare Zeiten«, sagte sie. »Neben den schrecklichen.«

»Ja ...«

Sie dachte an all die Reisen, die sie mit ihrem Sohn, seitdem er ein Baby gewesen war, an ferne Orte unternommen hatten, an die friedlichen Wochenenden auf dem Land, und daran, dass sie jeden Abend gemeinsam verbrachten. Sie und Alexander hatten sich nie gestritten ... bis auf an jenem Abend, als sie ihn mit einem anderen Mann in ihrer Wohnung entdeckt hatte, als sie selbst eigentlich nicht da sein sollte. Und selbst dann war es kein Streit gewesen, sondern einfach eine der »schrecklichen Zeiten«. Die würde es immer geben. Alexander hatte inzwischen gelernt, wie er diskret damit umging, aber eines Tages würde es wieder einen James geben. Alexander würde sich nicht ändern, genau wie auch Cameron sich nicht ändern würde.

»Liebe Chris«, sagte Alexander, »ich liebe dich.«

Chris blieb nicht aufgrund der Erinnerungen an die guten Zeiten bei Alexander; es lag an ihrer zwanghaften, überwältigenden Liebe zu ihm. Sie würde ihn selbst dann lieben und bei ihm bleiben, wenn sie nie irgendwohin gereist wären, wenn sie arm gewesen wären, wenn sie noch die Gleichen wären wie damals am College. Nicht all die gemeinsamen Jahre hielten sie hier gefangen; jeden Tag war es, als würde sie Alexander zum ersten Mal sehen, und jedes Mal war sie froh, in seiner Nähe zu sein. Nicht einmal weil sie beste Freunde geworden waren – sie würde nie aufhören, mehr zu wollen.

Sie hatte ihr eigenes, unabhängiges und interessantes Leben, und dazu ihre neugewonnene Selbstachtung sowie ihren aufregenden, faszinierenden Geliebten, und sie war mehr als zufrieden – sie war glücklich –, aber dadurch änderte sich nichts. Sollte ein Wunder geschehen und Cameron sich scheiden lassen und stattdessen Chris heiraten wollen, oder sollte Alexander hetero werden und Chris könnte wählen, sie wüsste, sie würde nicht einen Augenblick lang zögern.

Es gab nur eine Wahlmöglichkeit.

Sie würde sich immer für Alexander entscheiden.

Ganz egal, wie sehr sie gewachsen und wie viel stärker, ganz egal, wie frei sie geworden war, tief im Inneren würde Chris immer das bleiben, was sie war: das Opfer ihres Traums von Alexander.

Kapitel dreißig

Es war Ende Februar, die trostloseste, traurigste Zeit des Jahres, aber Annabel schien es, als wären alle glücklich bis auf sie selbst. Chris hatte Alexander wieder, zumindest als Gefährten, und er benahm sich auch; Cameron hatte sie als Sahnehäubchen obendrein. Daphne hatte offenbar eine Romanze mit dem attraktiven Ernährungsmediziner. Emma war völlig eingenommen von dem Film, an dem sie arbeitete, und wohnte nach wie vor bei Annabel, was immerhin ein enormer Trost war, auch wenn sie sich kaum sahen.

Annabel konnte einfach Zack nicht aus ihrem Kopf bekommen.

Es brachte nichts, so weiterzumachen, weder in der Lage, ihn zu vergessen, noch mutig genug, um ihm erneut gegenüberzutreten und womöglich abgewiesen zu werden. So oder so, Annabel musste Gewissheit haben. Wenn er sie nicht wollte, könnte sie loslassen.

Sie bat Emma, bei ihrer Freundin Kit, die bei seinem Film mitwirkte, nachzufragen, ob er sich bereits auf eine neue Frau eingelassen hatte. Am nächsten Abend salutierte Emma an der Tür wie eine Soldatin, aber mit einem breiten Grinsen im Gesicht.

»Die Spionin erstattet Bericht«, sagte sie.

»Das ging aber schnell.« Annabel sank der Mut. Mit Sicherheit wussten alle von Zacks neuer Liebschaft außer ihr.

»Kit meint, er hat keine Frau in seinem Leben.«

»Ist sie sicher?«

»Letzten Samstag musste sie mit zu ihm nach Hause kommen, um eine schwierige Szene durchzugehen, und Kit schnüffelt immer, sie liebt es geradezu, in Schubladen und Arzneischränkchen herumzustöbern. Also hat sie es getan. Und es gab keinerlei Hinweis darauf, dass eine Frau bei ihm wohnt.«

»Was ist mit einer Frau, die zu Besuch kommt?«

»Er hat nur eine Zahnbürste. Wenn eine Frau zu Besuch kommt, dann bringt sie ihre eigene Zahnbürste mit.«

»Du bist eine großartige Spionin«, sagte Annabel glücklich und umarmte ihre Tochter.

Als es an dem Abend neun Uhr in Kalifornien war, rief Annabel bei Zack an; und diesmal, endlich, nahm er ab. Der Schreck, schließlich seine Stimme zu hören, durchfuhr Annabel wie ein elektrischer Schlag.

Beinahe brachte sie keinen Ton hervor. Seine Stimme war so vertraut, so nah, dass Annabel dahinschmolz, und ihre Augen füllten sich mit Tränen.

»Zack«, sagte sie, »hier ist Annabel.«

»Frohes neues Jahr«, sagte er.

»Ich rufe an, weil ich dir erklären wollte, warum ich an unserem letzten Abend in New York von der Bildfläche verschwunden bin.«

»Ist schon in Ordnung«, sagte er, aber er klang angespannt, und sie wusste, dass es alles andere als in Ordnung war.

»Nein, ist es nicht. Du dachtest, ich hätte mich mit jemand anderem getroffen, aber das habe ich nicht. Ich habe mich bei meiner besten Freundin Christine versteckt, weil ich es nicht ertragen konnte, mich von dir zu verabschieden.«

Eine Pause entstand, während er diese seltsame Information verarbeitete. »Aber ich wollte dir doch das Flugticket schenken«, erwiderte er.

»Ich habe es auch bekommen. Und dann habe ich immer wieder bei dir angerufen, aber du warst untergetaucht, und du hast nicht zurückgerufen, selbst dann nicht, als ich eine Nachricht für dich hinterlassen hatte, deswegen wusste ich, wie wütend du warst.«

»Das verstehe ich nicht«, sagte er.

»Was verstehst du nicht?«

»Warum du so etwas machen musstest. Wir haben uns doch so gut verstanden.«

»Das haben wir ... deswegen ja ... Zack, es fällt mir verdammt schwer, es dir zu erklären. Weißt du, ab einem gewissen Zeitpunkt im Leben kann man es einfach nicht mehr ertragen, verletzt zu werden. Ich wollte mich nicht so sehr auf dich einlassen, nur um dann ... Ich meine, du hast nie erwähnt, dass du mich wiedersehen wolltest. Woher hätte ich ahnen sollen, dass du mich über Weihnachten einladen würdest? Du hast keinen Ton gesagt. Ich wollte nicht nur eine kurze Affäre sein.«

»Und deshalb hast du mir das Gefühl gegeben, ich wäre eine.«

»Es tut mir leid«, sagte Annabel. »Es ist Jahre her, dass ich so ehrlich zu einem Mann war. Normalerweise mache ich einen schlauen Spruch. Das hier ist nicht leicht für mich.«

»Ich dachte, es wäre eine schöne Überraschung, wenn ich dir das Ticket gebe«, sagte er sanft. »Romantisch eben.«

Auf einmal war sie wieder wütend auf ihn. Er verstand sie offenbar kein Stück. »Aber was sollte ich denn machen? Darauf vorbereitet sein, mich für immer von dir zu verabschieden, und dann dankbar, dass es mir erspart blieb?«

»Wovon redest du, Annabel?«

»Du kennst dich doch mit Filmen aus«, sagte sie. »Erinnerst du dich noch an *Liebe am Nachmittag*, wo Gary Cooper am Ende abreist und dann Audrey Hepburn einfach hoch in den Zug zieht? In den Fünfzigern ging das noch, da wurde man ständig vom unerreichbaren Mann gerettet, und vielleicht ist es auch noch in Ordnung, wenn man zwanzig ist, aber für mich ist es nicht in Ordnung.«

»Hast du mich etwa angerufen, um mich anzuschreien, mitten am Abend, während ich versuche, an meinem Film zu arbeiten?«, wollte Zack wissen. Jetzt klang auch er wütend. »Ich muss noch etwas für morgen vorbereiten. Ich muss um fünf aufstehen. Ich kann das hier nicht am Telefon besprechen.«

»Ich wollte es dir nur erklären«, sagte sie.

»Und das hast du auch«, sagte er. »Es tut mir leid, wenn ich dich gekränkt haben sollte. Das war nicht meine Absicht. Gute Nacht.«

»Du hast mich nicht ...«, setzte sie an, aber er hatte aufgelegt.

Lange saß Annabel da und starrte auf das Telefon, so deprimiert, dass sie sich kaum rühren konnte. Sie hatten gar nichts besprochen; sie hatte es nur noch schlimmer gemacht. Aber sie liebte ihn. Und Zack wusste es nicht einmal – vielleicht hatte er es nie gewusst. Womöglich war das Flugticket sein Versuch gewesen, es herauszufinden. Sie hatte das Ticket noch, und Zack wollte nicht am Telefon sprechen. Na gut, dann würden sie eben von Angesicht zu Angesicht reden.

Sie buchte einen Platz in der ersten Maschine nach Los Angeles am Samstagmorgen. Das Rückflugdatum ließ sie offen. Wenn er sie hinauswarf, konnte sie direkt wieder nach Hause fliegen;

wenn nicht, konnte sie eine Woche bleiben. Sie bat Maria und Pamela, sich um die Boutique zu kümmern, und besprach mit Pamela, dass sie Sweet Pea mit zu sich nähme, während Annabel nicht da war. Sie erzählte Chris und Emma von ihren Plänen, und sie wünschten ihr Glück. Zack, der Überraschungen ja so romantisch fand, sagte sie nicht, dass sie kam.

Als sie in Los Angeles aus dem Flughafengebäude trat, wurde sie von Hitze, Sonnenschein und Palmen begrüßt – und das, während es in New York so kalt und grau war! Es war mittags. Sie nahm ein Taxi zu Zack nach Hause. Außer ihrem kleinen Koffer und einem großen Strauß Rosen hatte sie nichts dabei.

Sie hatte versucht, sich sein Haus vorzustellen, und da stand es nun, inmitten von Bergen in einem der Canyons hier: ein rustikales Haus, das wie die Gebäude an der Ostküste aussah, ein Anachronismus, beinahe so, als müsste es an einem See in Maine stehen. Sie entdeckte eine Menge Holz, und Bäume drumherum. Es war nicht einmal sonderlich groß. Es wirkte, als wäre es gerade richtig für zwei Personen. Alles war sehr ruhig. In der Auffahrt stand ein schwarzer BMW mit ganz normalem Nummernschild, ohne etwas Niedlichem darauf. Annabel wusste, dass es Zacks Wagen sein musste; er war zu Hause. Sie klingelte.

Ihr Herz pochte. In der Stille hörte sie einen Vogel kreischen und dann das Flattern von Flügeln. Nach einer scheinbaren Ewigkeit machte Zack die Tür auf.

Er sah genauso aus, wie sie ihn in Erinnerung hatte, nur besser, doch hier, in seiner eigenen Welt, kam er ihr auch irgendwie fremd vor. Er trug Jeans und Sweatshirt, und so hatte Annabel ihn noch nie gesehen. Es gab so vieles, was sie noch an ihm kennenlernen musste. Jetzt wollte sie jedoch nur die Arme um ihn schlingen und ihn festhalten und küssen. Stattdessen standen sie einfach nur da und sahen sich an, und dann hielt sie ihm den Strauß Rosen hin.

»Frieden«, sagte sie.

»Himmel, du bist immer noch so umwerfend schön«, sagte er kopfschüttelnd, und dann nahm er die Rosen in die eine Hand und ihren Koffer in die andere und führte Annabel ins Haus. Dann stellte er den Koffer ab, legte die Rosen darauf und umarmte Annabel so fest, dass es sie fast zerdrückte.

»›Immer noch‹?«, fragte sie. »So lange ist es nun auch wieder nicht her.«

»Für mich schon.«

»Für mich auch«, sagte sie.

Drinnen im Haus sah es aus wie von außen: heimelige Holzmöbel, ein paar Gemälde, Steppdecken und andere Gegenstände. Eine Menge alte Filmposter. Ein Kamin, ein Klavier. Bücher und Zeitschriften und Drehbücher überall. »Wie lange kannst du bleiben?«, wollte Zack wissen.

»Eine Woche.«

»Gut. Ich werde aber arbeiten müssen, das weißt du.«

»Das weiß ich.«

»Du kannst mich begleiten und zusehen, wenn dir das nicht zu langweilig ist.«

Sie war beinahe dreitausend Meilen gereist, um ihr Leben und ihre Beziehung mit ihm zu besprechen, und er tat so, als wäre sie lediglich für eine Woche Urlaub hergekommen. Aber vielleicht war sie zu ungeduldig. Er verhielt sich ganz zivilisiert, und sie war erschöpft von der Reise. Zack brachte ihren Koffer in sein Schlafzimmer und zeigte ihr den Schrank und das Bad, sagte ihr, er werde etwas zum Mittagessen vorbereiten, und ging nach unten. Während sie sich frischmachte, war sie noch unschlüssig, ob sie auch auspacken sollte. Vielleicht würde ihr Gespräch, wann auch immer sie es führten, in einem nächsten Streit enden. Nun, darüber würde sie sich Gedanken machen, wenn es soweit war. Sie entschied, zumindest die Sachen auszupacken, die sonst zerknitterten, und ging nach unten.

Zack hatte die Rosen in eine Vase und Käse, Obst, Salat, einen Laib Brot und eine gekühlte Flasche Wein in einem Kübel auf den Esszimmertisch gestellt. Offensichtlich konnte er sich sehr gut um sich selbst kümmern.

»Wie wäre es mit einem Glas Wein und einer Führung durchs Haus und den Garten und danach Lunch?«, fragte er. »Die Führung dauert drei Minuten.«

»Das wäre schön.«

Das übrige Haus bestand aus einem Arbeitszimmer, einer geräumigen Küche und einem weiteren Bad. Auf dem Grundstück befand sich ein ovaler Pool, dessen Grund schwarz gestrichen war, so dass er tatsächlich wie ein See in Maine wirkte; noch mehr Bäume, einige davon mit kleinen grünen Früchten daran, die aussahen, als würden sie zu Zitronen heranreifen, üppige Landschaftsgestaltung und ein phantastischer Ausblick, der vom Smog gedämpft wurde.

»Es ist wunderschön«, sagte Annabel.

»Siehst du, was du dir entgehen lassen hast?«, fragte er leichthin.

»Ich habe mir noch mehr entgehen lassen als nur das.«

Er lächelte sie an, und als sie dieses Lächeln sah, wäre sie am liebsten auf der Stelle mit ihm ins Bett gegangen und hätte das Mittagessen links liegen lassen. Aber so war es mit Dean gewesen, und das hier war Zack. Mit Zack aß man zuerst und hatte Sex danach. Zack machte alles eins nach dem anderen, und er log auch nicht, was die Liebe anging, so wie Dean es getan hatte. Zack erwähnte die Liebe erst gar nicht.

Er nahm ihre Hand, und sie gingen ins Schlafzimmer und ließen das Mittagessen links liegen, bis es vier Uhr war und sie beide einen Sterbenshunger hatten. Er überraschte sie also doch noch, selbst bei etwas, was sie an ihm zu kennen geglaubt hatte. Vielleicht kannte sie ihn doch nicht so gut, wie sie dachte. »Ich habe dich so vermisst«, sagte er.

»Nicht so wie ich dich«, sagte Annabel. *Oh, ich liebe dich*, dachte sie. *Warum kannst du mich nicht auch lieben?* Sie holte ihren Morgenmantel aus ihrem unausgepackten Koffer, und sie gingen nach unten, um alles, was auf dem Tisch bereitstand, zu verschlingen.

»Ich möchte dir erklären, weshalb ich vor dir weggelaufen bin«, setzte Annabel an. »Hörst du mir zu?«

»Ja.«

»Es macht einen nicht gerade attraktiv, wenn man einem Mann, mit dem man gerade eine Romanze hat, von all den anderen Männern erzählt, die einem schon das Herz gebrochen haben, bevor man ihn überhaupt kennengelernt hat. Es ist sogar eine Garantie dafür, dass man ihn verjagt.«

»Das kommt auf den Mann an«, warf Zack ein.

»Na ja ... lass mich ausreden.«

»In Ordnung.«

»Bis ich geheiratet habe – übrigens den Falschen –, schien es mir so, als hätte mich jeder Mann, in den ich mich verliebt hatte, verlassen. Immer wieder habe ich versucht herauszufinden, was ich falsch gemacht hatte, bis ich letztendlich beschloss, dass es am klügsten wäre, wenn ich mich ganz einfach gar nicht mehr verliebte. So ging das jahrelang, bis mir klarwurde, dass es mir einfach nicht liegt, ein Leben ohne Gefühle zu führen. Also ließ ich es wieder zu, ich verliebte mich, obwohl ich wusste, dass er ganz und gar der Falsche für mich war ... und trotz großer dramatischer Liebesbeteuerungen beschloss er dann eines Tages, dass er es sich anders überlegt hatte.«

»Wer ist sein Psychoanalytiker?«, fragte Zack.

Sie unterdrückte ein Lachen. »Bitte«, sagte sie. »Das hier ist ernst.« Sie war so entspannt und glücklich, nachdem sie sich geliebt hatten, dass ihre Erinnerungen nicht wie sonst wehtaten. Und dann wurde ihr bewusst, dass es ihr jetzt leichter fiel, Zack davon zu erzählen, weil ihm wirklich etwas an ihr lag. Das konnte sie in seinem Blick sehen. »Und als du und ich in New York zusammen waren«, fuhr sie fort, »dachte ich, es wäre nichts als ... als eine Woche gemeinsam in New York, und meine Gefühle für dich wurden zu stark, als dass es nur das für mich bleiben konnte, also bin ich weggelaufen und habe mich am letzten Abend vor dir versteckt, weil ich es nicht hätte ertragen können, mich von dir zu verabschieden. Ich wollte keinen Abschied mehr.«

»Aber woher hätte ich das wissen sollen?«, fragte Zack.

»Du hättest es nicht wissen können.«

»Willst du meine Version der Geschichte hören?«

»Natürlich«, sagte Annabel.

Er nahm ihre Hand. »Also«, begann er, »ich lerne da diese unabhängige, wunderschöne, kluge, erfolgreiche Frau kennen, die offensichtlich auf eigenen Beinen steht, die schon ein ganzes Leben geführt hat, bevor sie mich überhaupt traf, und ich denke mir: Vielleicht begehe ich einen Fehler, wenn ich mich in sie verliebe. Aber, denke ich mir, vielleicht lade ich sie ja über Weihnachten zu mir nach Kalifornien ein. Wir lassen es auf uns zukommen, schauen mal, wie es läuft. Wir haben beide ein erfülltes Leben, eine Karriere, unsere eigenen Bedürfnisse. Diese Frau ist kein kleines Gör, das nur darauf wartet, von mir gerettet zu werden, von mir eine Identität verpasst zu bekommen mitsamt Kreditkarte und Einladungen zu Partys. Das hat sie alles schon. Ich würde sie nicht retten, ich würde sie bitten, etwas für mich aufzugeben. Und das konnte ich dir nicht antun. Und um ehrlich zu sein war ich so beschäftigt mit meinen Terminen, dass meine Abreise schon beinahe vor der Tür stand, als ich mich entschieden hatte, dir das Ticket zu besorgen, und da dachte ich, ich überrasche dich damit zu Weihnachten. Dass das keine gute Idee war, habe ich jetzt begriffen.«

»›Wenn ich mich in sie verliebe‹?«, wiederholte Annabel. »Du hast dich in mich verliebt?«

»Ja«, antwortete er.

»Aber warum hast du mir das nicht gesagt?«

»Ich weiß es nicht«, sagte er. »Vielleicht bist du nicht die einzige, die Angst davor hat, verletzt zu werden.«

»Ich würde dir niemals wehtun«, sagte Annabel.

»Das hast du aber schon, und du konntest es gar nicht verhindern.«

»Wie dumm das war«, sagte sie traurig.

»Weißt du, woran mich das erinnert?«, fragte Zack. »An eine Geschichte, die ich als Kind gelesen habe, darin ging es um einen kleinen Jungen, der Epaminondas hieß. Er besuchte seine Tante, und als er wieder ging, gab sie ihm Kuchen mit für seine Mutter. Er hielt das Stück Kuchen fest in seiner Hand, und als er zu Hause ankam, waren es nur noch Krümel. Seine Mutter sagte zu ihm, das sei dumm, wenn man einen Kuchen trägt, dann muss man ihn in Blätter einschlagen und auf dem Kopf balancieren. Als Epaminondas das nächste Mal seine Tante besuchte, gab sie ihm etwas Butter mit. Er trug sie auf dem Kopf, doch als er zu Hause ankam, war sie natürlich geschmolzen. Da sagte seine Mutter, nein, nein, nein, so trägt man keine Butter, man schlägt sie in Blätter ein und legt sie in den Bach, um sie zu kühlen. Als er das nächste Mal seine Tante besuchte, gab sie ihm einen kleinen Welpen ...«

»Oh nein!«, rief Annabel.

»Nein, der Welpe ertrinkt nicht. Aber beinahe. Und immer so weiter, alles, was der kleine Junge tut, hätte er beim Mal davor schon tun sollen, und natürlich tut er immer das Falsche. Was ich damit sagen will, Annabel, ich bin keiner der Männer, die du vor mir kanntest. Ich bin der Mann, den du jetzt kennst. Vergiss die ganzen anderen.«

»Ich liebe dich, Zack«, sagte sie. Wie wunderbar, es ihm endlich sagen zu können.

»Ich liebe dich auch«, entgegnete er. »Und das ist noch das Leichteste.«

Sie verbrachten den ganzen Sonntag allein zu Hause, aber den Großteil der Zeit musste Zack an seinen Notizen für die kommende Woche arbeiten. Annabel hatte Verständnis und war froh, einfach bei ihm zu sein. Spät am Nachmittag schwammen sie eine Runde in seinem Pool – er war ein ausgezeichneter Schwimmer, sie eher so lala –, und anschließend liebten sie sich. Er führte sie zum Essen in ein dunkles, lautes kleines italienisches Restaurant aus, aber um neun waren sie wieder zu Hause und um zehn im Bett. Annabel spürte noch immer den Zeitunterschied, es machte ihr also nichts aus.

»So sieht mein Leben aus, wenn ich arbeite«, erklärte Zack. »Nur dass ich normalerweise nicht einmal zum Essen das Haus verlasse.«

»So sieht das Leben der meisten Leute aus, wenn sie arbeiten«, entgegnete Annabel.

»Glamouröses Hollywood.«

Er stand um fünf Uhr früh auf, ließ Annabel aber ausschlafen und um zehn von einem Fahrer ans Set bringen. Sie drehten drinnen; es war ein Schlafzimmer, und Annabel fand alles spannend, weil sie es noch nie miterlebt hatte. Am besten gefiel ihr, wie Zack mit allen umging, sich unablässig von einem zum anderen bewegte mit dieser ihm eigenen knisternden Intensität und dabei zugleich herzlich, beinahe väterlich. Er nahm die Schauspieler beiseite, redete mit gesenkter Stimme sanft auf sie ein und schickte sie dann wieder aufs Set, damit sie die Szene noch einmal drehen konnten, und noch einmal. Alles musste mehrmals für verschiedene Winkel gedreht werden, und dazwischen gab es langweilige Wartezeiten, während die Einstellungen vorgenommen wurden. Doch Zack hörte nie auf zuzuschauen, sich umher zu bewegen, zu überlegen.

Der Star, Sarah Very, war kleiner als Annabel gedacht hätte, nachdem sie sie auf der Leinwand gesehen hatte, aber vermutlich war das bei den meisten so. Emilys Tochter Kit war wunderschön. Annabel versuchte, sich daran zu erinnern, wie Emily damals in Radcliffe ausgesehen hatte, und sie fand, Kit sah aus wie sie, nur besser, denn die Frisuren und das Make-up damals waren so wenig schmeichelhaft gewesen. Kit wirkte sehr still und ernst. Während all der langen Wartezeiten zog sie sich in ihre Garderobe zurück und schloss die Tür, und wenn sie wieder ans Set kam, machte sie nie irgendwelche Scherze, ja, sprach nicht einmal mit irgendjemandem, es sei denn, sie musste, um nicht unhöflich zu sein, so wie als Zack ihr Annabel vorstellte. Kein Smalltalk über Emma, nichts. Ein höfliches Lächeln, ein festes Händeschütteln, schön, Sie kennenzulernen, auf Wiedersehen. Sie klammerte sich so an ihrem Drehbuch fest, wie ein Kind sich an seiner Kuscheldecke festhalten würde, dabei konnte sie ihre Zeilen einwandfrei, und bei Feierabend verschwand sie.

»Willst du das Filmmaterial vom Vortag sehen?«, fragte Zack Annabel.

»Klar.«

Zusammen mit ein paar anderen sahen sie sich in einem kleinen Vorführraum mit roten samtbezogenen Sesseln das Material an. Annabel hatte Sarah Very bereits in mehreren Filmen gesehen und wusste, wie gut sie war, aber Kit hatte sie noch nie gesehen. Sie war umwerfend. Komplex, verletzlich und strahlend.

»Ich lag richtig bei dem Mädchen«, sagte Zack zu einem der Männer. »Sie ist wunderbar.«

»Und sie benimmt sich auch anständig«, sagte der Mann. »Du weißt ja, dass sie im echten Leben ziemlich durchgeknallt ist.«

»Das hier ist das echte Leben«, sagte Zack ruhig. »Und wenn sie hier durchdreht, bringe ich sie um.«

»Ich habe sowieso das Gefühl, die Gerüchte sind übertrieben«, sagte der Mann.

Sie kamen erst um acht nach Hause. Annabel half Zack dabei, ein leichtes Abendessen zusammenzustellen, und sie aßen in der Küche. Jemand war tagsüber dagewesen und hatte alles blitzblank geputzt. Nach dem Essen vertiefte Zack sich in seine Notizen. Um zehn lagen sie im Bett. »Ich sollte das hier nicht tun«, sagte Zack und begann, sie zu küssen. »Ich sollte schlafen.«

»Ich bin nur eine Woche hier.«

»Ich weiß. Deswegen verstoße ich auch gegen meine Vorschriften.«

Am nächsten Morgen bestand sie darauf, zusammen mit ihm

um fünf aufzustehen, um genauso aufgeregt und müde zu sein wie er, seinen gesamten Tag mitzuerleben, damit sie ihn verstehen konnte. Aber das tat sie bereits. Seine kreative Tätigkeit befeuerte sein Leben. Diese Energie und diesen Enthusiasmus respektierte Annabel an ihm. Sie erinnerte sich an Rusty, ihren Exmann, der nichts als ein Playboy gewesen war, der nur vorgab, er würde arbeiten, sich stattdessen aber im Country Club betrank, Golf spielte, ewige alkoholgetränkte Mittagessen abhielt. Das schlimmste an ihrer Ehe war gewesen, dass Annabel Rusty rein gar nicht respektieren konnte. Und dass er ein Langweiler gewesen war. Zack würde sie niemals langweilen. Und er wollte auch nicht, dass sie zu einer Langweilerin würde, zu einer dieser Ehefrauen, die Mittagessen und Einkaufen gingen, um die Zeit totzuschlagen. Diesen Frauen hatte Annabel schon zur Genüge Kleider verkauft, um zu wissen, wie ihr Leben aussah; Rache-Käuferinnen nannte sie sie, und sie hatte keinerlei Absicht, zu einer von ihnen zu werden.

Eine Woche lang würde es ihr Vergnügen bereiten, in Zacks Schatten zu leben, auf ihrem Stuhl am Rande vom Set zu sitzen und immer allen rasch Platz zu machen, aber sie konnte ihm nicht für den Rest ihres Lebens auf dem Fuße folgen. Sie brauchte etwas Eigenes, und das wussten sie beide. Wenn sie nach New York zurückkehrte, musste sie wieder für die Modenschauen nach Europa reisen. Zum ersten Mal würde sie Maria mitnehmen, um ihr noch mehr über das Geschäft beizubringen, so dass Pamela allein verantwortlich für die Boutique zurückblieb. Maria und Pamela freuten sich über ihre neue Verantwortung, und sie waren dafür bereit. Es musste doch eine Form von Kompromiss geben, dachte Annabel, eine Möglichkeit, mit einem Mann zusammen zu sein, der an der anderen Küste lebte und dessen Arbeit ihn bisweilen sogar monatelang nach Europa verschlug, ohne dass sie dabei ihr eigenes Leben aufgab.

Zack hatte sich in *sie* verliebt, und zwar so, wie sie war. Er wollte sie nicht ändern, und auch nicht, dass sie sich für ihn veränderte.

Und sie liebte ihn, weil er genau der Mensch war, der er eben war. Aber in diesem Augenblick war sie so glücklich mit ihm, dass sie nicht länger an die Zukunft denken konnte.

Die Woche verging viel zu schnell, Annabel konnte es kaum ertragen. Sie rief Emily an, bloß um sich zu melden und zu erklären, dass sie nur kurz auf der Durchreise war. Und dann hatte sie noch ein Wochenende allein mit Zack, bis sie Sonntagabend den Nachtflug nach New York nahm. Im Flieger brach sie beinahe in Tränen aus.

Zurück in New York rief Zack sie jeden Abend an, und als sie nach Mailand und Paris und London reiste, rief er sie auch dort an. Im April flog Annabel wieder nach Kalifornien, um ihn eine Woche lang zu besuchen.

»Wenn ich mit dem Dreh fertig bin und wir anfangen zu schneiden«, sagte er, »wirst du erst erleben, wie verrückt ich wirklich bin.«

»Verrückt nach mir?«, fragte sie.

»Nein, nach meiner kleinen Maschine.«

»Kann ich zusehen?«

»Sicher.«

»Da wird Emma grün vor Neid sein«, sagte Annabel. »Sie würde alles darum geben, um dir im Schneideraum über die Schulter gucken zu dürfen.«

»Ihr würde es vermutlich auch mehr Spaß machen als dir.«

»Das werden wir noch sehen«, sagte Annabel.

»Auch wenn wir es umständlich angehen müssen«, sagte Zack, »klappt es eigentlich gut mit uns beiden, oder?«

Sie stimmte ihm zu.

»Verstehst du allmählich, was ich damit meinte, dass wir uns lieben, sei noch das Leichteste daran?«

»Ja.«

»Aber du bist nach wie vor bereit, es weiter auszuprobieren?«

»Aber sicher doch«, sagte Annabel.

»Das freut mich.« Sie sahen sich an. »Dann«, sagte er, »müssen wir nur noch herausfinden, wie wir das anstellen.«

Kapitel einunddreißig

Ende März wussten Daphne und Michael, dass sie heiraten wollten. Es war ganz einfach: Sie liebten sich, sie vervollständigten einander, sie waren glücklich – vorher hatten sie nur auf der Stelle getreten. Obwohl Michael Daphnes Schwächen und Narben kannte, fand er sie vollkommen: Sie war seine Prinzessin. Es war nicht wie mit Richard, der ihr das Recht abgesprochen hatte, wie andere sein zu dürfen, denn Daphne war *Michaels* Prinzessin. Vielleicht gehörte Daphne zu den Frauen, denen es bestimmt war, immer das Golden Girl eines Mannes zu sein. Sie sah sich lieber als jemand, der schwere Zeiten durchgemacht und es überlebt hatte. Michael sah sie ebenfalls so, und er bewunderte sie und wollte für sie sorgen.

Genauso wollte sie auch für ihn sorgen. Sie wollte seine Kinder kennenlernen, sie für sich gewinnen, sie glücklich machen. Sie wollte, dass ihre Söhne Michael und seine Kinder mochten, dass sie wieder zu einer Familie wurden, oder womöglich sogar zu der Familie, die sie nie wirklich gewesen waren. Sie sah sich in ihrem Haus und auf ihrem Grundstück um, der Ort, den sie einst, bevor alles, was geschehen war, ihn ihr verdorben hatte, geliebt hatte, und inzwischen kam ihr all das wie ein Hindernis vor, das sie von Michael fernhielt, und sie wünschte, sie würde in

New York leben. Sie begann, die Pendelei zu hassen, genau wie die gemeinsamen Abendessen, die viel zu schnell vorüber waren und unweigerlich damit endeten, dass jeder von ihnen allein nach Hause fuhr, und auch die Sonntagabende nach ihrem gemeinsamen Wochenende, wenn Michael sich verabschieden musste. Daphne wusste, dass auch ihm das ein Gräuel war.

»Es ist doch albern«, sagte er eines Abends, »dass wir so viel Zeit im Auto und im Zug verbringen, wenn wir auch zusammen sein könnten.«

»Ich weiß«, sagte sie.

»Wir sollten heiraten.«

»Ich dachte schon, du fragst nie«, sagte Daphne.

Sie beschlossen, gemeinsam mit seinen Kindern essen zu gehen, und später, wenn Daphnes Söhne über Ostern nach Hause kämen, mit allen zusammen. Daphne wusste, dass ihre Jungen ihnen keine Probleme bereiten würden. Was auch immer sie dachten (und wie könnten sie diesen freundlichen, reizenden, liebenswerten Mann nicht mögen?), sie würden sich benehmen. Und sie hatten auch noch ihre Zeiten mit Richard. Daphne fragte sich allerdings, was Michaels Kinder wohl davon hielten, dass sie als eine Art Ersatz in ihr Leben trat.

Sie trafen sich auf einen Aperitif in Michaels Wohnung. Daphne war zum ersten Mal bei ihm, und sobald sie zur Tür hereintrat, spürte sie die Leere. Es war wie bei ihr zu Hause: Das Herz war fort, und es war zu still. Die Einrichtung war modern, ganz anders als bei ihr, aber das brachte Michaels Gemäldesammlung gut zur Geltung. Die Werke gefielen ihr allesamt. Michael hatte ein paar japanische Knabbereien in einer Kristallschale auf dem Couchtisch angerichtet und reichte Daphne ein Glas Wein. Dann kamen seine Kinder herein, feierlich herausgeputzt. Cathy, die vierzehn war und sehr hübsch, aber auch sehr übergewichtig, so dass nichts Stilvolles ihr wirklich stand, trug eine Art Kittel. Sie hatte die gleichen blauen Augen wie Michael, und unter ihrem rundlichen Gesicht verbargen sich seine aristokratischen Züge. Jeremy war zwölf und ein dünner, lebhaft wirkender Junge mit großen dunklen Augen. Er war noch nicht in die Höhe geschossen, aber wenn er es tat, wäre er noch hagerer, und das wäre umso schlimmer für seine Schwester.

Michael stellte ihnen Daphne vor, sie nahmen sich eine Limo light – natürlich –, setzten sich und starrten sie an. Sie wussten, dass Daphne Michael wichtig war, er hatte es ihnen gesagt, und sie wussten auch, weshalb sie hier war. Daphne lächelte. Auch die Kinder lächelten; Jeremy vorsichtig, Cathy lediglich höflich, wenn überhaupt. Sie warf einen sehnsüchtigen Blick auf die Knabbereien und sah dann wieder weg. Daphne wünschte, sie könnte eine Zigarette rauchen. Die Kinder blieben stumm, und Daphne hoffte, dass sie einfach schüchtern waren. Michael und sie konnten nichts anderes tun, als sich über sie hinweg zu unterhalten. Er erzählte von seinem Tag, und sie berichtete von ihrem. Weil er gerade aus der Praxis nach Hause gekommen war, erkundigte er sich bei seinen Kindern nach der Schule. Dann gingen sie essen.

Sie gingen wieder ins Woods, eins von Michaels Lieblingsrestaurants, denn dort konnte man einfache Gerichte bekommen, die hübsch angerichtet waren. Cathy bestellte das reichhaltigste Gericht auf der Karte. Michael sah sie mit hochgezogenen Augenbrauen an.

»Wenn du das nicht machen würdest«, sagte sie leise zu ihm, Kränkung und Wut in ihrer Stimme, »dann würde ich das hier auch nicht machen.«

»Doch, würdest du«, sagte er leichthin.

»Cathy ist Dads einzige Patientin ohne Erfolg«, sagte Jeremy.

»Ich bin nicht seine Patientin«, sagte Cathy.

»Bigfoot«, sagte Jeremy. »Aua!« Er rieb sich den Arm, wo seine Schwester ihn gekniffen hatte, und funkelte sie an.

»Daphne wird euch für Wilde halten«, sagte Michael.

»Ich bin keine Wilde«, sagte Cathy. »Er ist einer.«

»Die Kinder in der Schule nennen sie Bigfoot«, erklärte Jeremy.

»Das ist aber gemein«, sagte Daphne.

»Kinder sind eben gern gemein«, sagte Cathy. »Sie finden es lustig.«

Daphne lächelte. »Dann hat sich seit meiner Kindheit wohl nichts geändert.«

»Sie waren doch nie dick«, sagte Cathy. Es war keine Frage, sondern eine Feststellung.

»Nein«, stimmte Daphne zu.

»Dann hatten Sie nicht das gleiche Problem wie ich.«

»Nein. Aber ich hatte andere.«

»Tatsächlich?« Cathy sah aus, als würde sie das freuen und interessieren. »Was denn zum Beispiel?«

Daphne warf Michael einen Blick zu. Sie konnte seine Gedanken lesen: Er sagte, na los, sag es ihnen, wen kümmert's? »Epilepsie«, sagte Daphne.

Die beiden Kinder starrten sie an. Da saß eine Erwachsene vor ihnen, die sie eben erst kennengelernt hatten, eine Frau, die einen guten Eindruck auf sie machen wollte, und sie erzählte ihnen geradeheraus, so gelassen, wie es nur möglich war, dass auch sie eine fürchterliche Kindheit durchlebt hatte, dass sie keine Geheimnisse hatte, dass sie sie verstand.

»Waren die anderen fies zu Ihnen?«, wollte Cathy wissen.

»Ich hab sie nicht gelassen«, sagte Daphne. »Wenn doch, habe ich sie ignoriert.«

»Haben Sie sich deswegen furchtbar gefühlt?«

»Ja, sehr.«

»Wenn man dick ist«, erklärte Cathy, »tun alle so, als wäre nichts anderes an einem von Bedeutung. Sie machen sich nicht mal die Mühe herauszufinden, wie man wirklich ist.«

»Ich weiß«, sagte Daphne.

»Nein, das wissen Sie nicht«, brach es aus Cathy hervor. »Woher sollten Sie das wissen?« Sie sah weg, wies diesen Eindringling ab, und widmete sich dem Essen auf ihrem Teller. Zum Nachtisch bestellte sie Erdbeeren, die sie mit Schlagsahne und Zucker belud und geradezu rachsüchtig verschlang. Die anderen taten so, als würden sie es nicht bemerken. Daphne fragte Jeremy, welche Filme ihm in letzter Zeit gefallen hatten und welche er noch sehen wollte. Sie fühlte sich wie ein guter Gast, der sowohl dem Tischnachbarn rechts von sich als auch dem links von sich Aufmerksamkeit schenkte, aber sie kam sich vor, als säße sie am falschen Tisch.

Am Ende des Abends brachten sie Daphne zum Parkhaus, in dem sie ihr Auto abgestellt hatte. Auch wenn sie wusste, dass es nicht mehr lange so wäre, fühlte sie sich wie eine Außenseiterin, weil sie allein nach Hause fuhr, und Cathy konnte sie nicht einmal leiden. Daphne beugte sich zu Jeremy hinunter und gab ihm einen Kuss auf die Wange. Seine Haut war noch weich und kindlich. Dann versuchte sie, auch Cathy einen Abschiedskuss zu geben, aber Cathy erstarrte und entzog sich ihr, kaum merklich, aber bestimmt. Als Daphne schließlich Michael küsste, konnte sie nahezu spüren, wie sich die Blicke seiner Tochter in ihren Rücken bohrten.

Am nächsten Tag berichtete Michael, dass seine Kinder Daphne mochten, sie schön fanden und nett.

»Das hättest du wohl gern«, sagte sie leichthin. »Wohl nur Jeremy.«

»Aber nein ...«

»Bring sie übers Wochenende mit aufs Land«, schlug sie vor. »Ich gebe mir mehr Mühe.«

»Sei einfach du selbst«, sagte Michael.

Sie bereitete das Haus für den Besuch vor. Michael würde wieder in Matthews Zimmer schlafen, um den Schein zu wahren; er könnte sich über den Flur in ihr Zimmer schleichen, wenn die anderen schliefen – nicht dass sie damit irgendjemanden täuschen würden. Jeremy würde Teddys Zimmer sicher gefallen, er könnte dort übernachten. Und Cathy ... Es gab ein hübsches, mädchenhaft eingerichtetes Zimmer, das auf sie wartete. Es kam Daphne ganz natürlich vor, es Cathy zu überlassen, also tat sie es und versuchte, den kurzen, aber heftigen Stich zu ignorieren, den sie bei dem Gedanken an das Kind verspürte, das nie wieder dort einziehen würde, bei dem Gedanken an das, was niemals sein konnte ...

»Wem gehört denn das Zimmer?«, wollte Cathy wissen.

»Meiner Tochter Elizabeth.«

»Und wo ist sie?«

»Sie lebt in einem Heim. Sie hat das Down Syndrom. Ich besuche sie dort.«

Eine lange Pause entstand. »Meine Mutter hätte ihre Tochter niemals weggegeben«, sagte Cathy.

Was für eine Macht Kinder hatten, einen zu verletzen, wenn sie es wollten! »Ich weiß«, sagte Daphne ruhig. »Ich habe deine

Mutter nicht gekannt, aber ich bin sicher, dass sie das nicht getan hätte.«

»Meine Therapeutin findet, ich bin wütend auf meine Mutter, weil sie gestorben ist, aber das ist natürlich Quatsch, ich weiß ja, dass sie nichts dafür konnte. Niemand will sterben.«

Daphne dachte an Jonathan, und ihre Augen füllten sich mit Tränen. Sie wandte sich ab, aber nicht ehe Cathy bemerkte, dass sie Daphne getroffen hatte, und zwar stärker, als beabsichtigt, auch wenn sie nicht wusste, weshalb. Daphne sagte nichts.

»Dann packe ich wohl mal meine Sachen aus«, sagte Cathy.

Michaels Kinder kamen nicht jedes Wochenende, weil sie sich in der Stadt auch mit ihren Freunden trafen, aber inzwischen war April, Daphnes Söhne waren über Ostern zu Hause, und sie hatten vor, alle gemeinsam Zeit in Daphnes Haus zu verbringen. Matthew würde sein Zimmer benötigen. Jeremy konnte bei Teddy schlafen, bei ihm gab es zwei Betten. Aber Michael? Die letzte Tür müsste geöffnet werden, sowohl buchstäblich als auch im übertragenen Sinn. Daphne konnte Jonathans Zimmer nicht für immer wie ein Heiligtum bewahren. Ina putzte und lüftete. Daphne half ihr, die Möbel zu verrücken, damit es ein wenig anders aussah, und besorgte einen neuen Bettüberwurf, doch sie wusste, dass nichts das Zimmer wirklich verändern konnte, nicht einmal Michaels Gegenwart, obwohl er so lebendig war und ihr Leben erfüllte. Außerdem würde auch niemand tatsächlich in dem Zimmer schlafen.

»Wer hat denn hier gewohnt?«, fragte Cathy. Das Zimmer sah noch immer nicht wie ein Gästezimmer aus, sondern wie das Zimmer von jemandem, der darin aufgewachsen und dann ausgezogen war.

Daphne holte tief Luft. »Ich hatte einen Sohn, der gestorben ist. Er … hat sich umgebracht.« Sie sahen sich schweigend an. »Ich schätze, manche Leute wollen doch sterben«, sagte Daphne.

Cathy fand keine Worte. Zum ersten Mal sah sie Daphne mit so etwas wie menschlichem Mitgefühl an, ja sogar Sorge, als wäre Daphne mehr als nur der Eindringling, der den Platz von Cathys Mutter einnehmen wollte. »Dir ist wohl viel Schlimmes passiert«, sagte sie schließlich.

Daphne nickte. »Vielleicht passiert von jetzt an nur noch Gutes«, sagte sie.

Die Kinder verstanden sich gut. Daphne kam in den Sinn, dass ihre nicht mehr alle Kinder waren: Matthew hatte eine Zusage für Harvard bekommen und würde im Herbst dort zu studieren anfangen. Er machte Ende Mai seinen Abschluss von St. Martin's. Daphne und Michael planten ihre Hochzeit für Juni. Sie hatten angefangen, sich nach einer großen Wohnung in New York umzusehen, in der sie alle Platz hätten, und Daphne hatte ihr Haus zum Verkauf angeboten. Auch Michael würde seine Genossenschaftswohnung verkaufen, und er hatte vorgeschlagen, für den Sommer ein Haus am Strand zu erstehen. Er machte sich ein wenig Sorgen, dass die Genossenschaften in Manhattan sie mit so vielen Kindern und zwei großen Hunden nicht nehmen würden, aber Daphne war unbesorgt. Sie war bei der Wohnungssuche noch nie abgewiesen worden.

Während der Schulferien ging sie mit Cathy einkaufen. Cathy fand sämtliche Kleider fürchterlich. »Ich sehe abscheulich aus«, sagte sie. »Ich wünschte, ich wäre so dünn wie du.«

»Ehrlich gesagt«, log Daphne, »wollte ich vor der Hochzeit noch ein paar Kilo abnehmen. Warum machen wir beide nicht zusammen eine Diät?«

»Meinst du als moralische Unterstützung?«

»Warum nicht?«

»Aber ich muss mindestens zehn Kilo abnehmen!«

»Du hast noch zwei Monate, und in deinem Alter ist das leichter als in meinem. Du wächst noch, und dein Stoffwechsel arbeitet schneller. Was meinst du, sollen wir es versuchen? Du könntest mich jeden Abend anrufen und berichten, wie es läuft, was du alles gegessen hast und wie du der Versuchung widerstanden hast ...«

»Ich widerstehe nicht oft irgendwelchen Versuchungen«, gab Cathy zu.

»Ich trage ein blassrosa Kleid auf der Hochzeit«, sagte Daphne. »Dich sehe ich in Apricot vor mir. Was meinst du?« Cathy zuckte die Achseln. »Du kommst auch auf die Hochzeitsfotos ...«

»Ich verstecke mich hinter drei Leuten.«

»Nein, das tust du nicht. Na komm. Bald ist Sommer. Bis dahin bist du schlank. Wir besorgen dir auch einen Bikini für East Hampton. Und eine Designerjeans, du kannst sie dir aussuchen.«

»Bist du sicher, dass es dir nichts ausmacht, wenn ich dich jeden Abend anrufe?«

»Ich würde mich geschmeichelt fühlen«, sagte Daphne.

»Versuchen könnte ich es wohl«, sagte Cathy. Sie sah auf ihre Hände hinab. »Ich wollte dir nur sagen«, fuhr sie schüchtern fort, »dass ich finde, du bist ein wunderbarer Mensch, und dass du eine Freundin für mich bist und ich froh bin, dass du jetzt Teil meines Lebens bist, und ... ich mag dich wirklich sehr.«

»Ich habe dich auch lieb«, sagte Daphne.

Die Wochen vergingen wie im Flug. Daphne fand eine riesige Wohnung auf der Fifth Avenue, und die Genossenschaft akzeptierte sie mit Kindern und Hunden und allem Drum und Dran. Daphne und Michael zusammen besaßen jede Menge Möbel, und die Maler versprachen ihnen, dass sie rechtzeitig fertig wären, so dass sie vor der Hochzeit einziehen könnten. Sie hatten vor, sich von einem Richter im Wohnzimmer ihrer neuen Wohnung trauen zu lassen; eins der wenigen Zimmer in ihrem neu erstanden Koloss von einer Wohnung, das auf die breite sonnige Straße zeigte. Es gäbe Blumen überall, eine Hochzeitstorte und nur die Familie. Und dann würden Daphne und Michael für zwei Wochen nach Venedig, Rom und Florenz fahren.

Es war ihnen egal, dass die Wohnung dunkel war; ihnen war nur wichtig, dass sie zusammen wären. Daphne war schon immer gut darin gewesen, ein Haus einzurichten, und sie wusste, dass sie viel aus den Räumen machen konnte. Das Landleben würde ihr nicht fehlen. Von jetzt an war New York ihr Revier. Einen Augenblick lang erinnerte sie sich an damals, vor so vielen Jahren, als sie und Richard zusammen in einer winzigen Wohnung in Greenwich Village lebten, bevor sie verheiratet waren. Alles war so neu und wunderbar und romantisch gewesen. Ihnen stand ein glückliches Leben bevor, davon war Daphne überzeugt gewesen; wenn sie doch nur das Geheimnis ihrer Krankheit bewahren konnte, wenn Richard sich doch nur von der Kellnerin scheiden lassen und Daphne heiraten konnte, wenn sie doch nur Kinder bekommen konnte ... All diese »wenn doch nur«. Die Erinnerungen verblassten ohne Bedauern.

Es war alles genauso neu und aufregend wie beim ersten Mal. Nein, es war noch neuer und aufregender, denn diesmal hatte Daphne mit nichts davon gerechnet.

Kapitel zweiunddreißig

Juni 1984

Ich bin ein New Yorker, und seit gestern Nachmittag habe ich einen Stiefvater, eine Stiefschwester und einen Stiefbruder. Das Leben ist toll. Die Hochzeit war richtig schön. Ich wusste nicht, wie ich mich fühlen würde, auch wenn ich Michael mag, deswegen war ich nervös, aber nach der Hochzeit habe ich mich kein Stück anders gefühlt als davor. Die einzige Veränderung ist, dass wir uns daran gewöhnen müssen, zusammen zu wohnen, aber weil ich vorher nie in New York gewohnt habe und ich auch zum ersten Mal seit Jahren nicht aufs Internat gehe, kann ich mich an alles auf einmal gewöhnen.

Diesen Herbst gehe ich aufs Trinity. Jeremy, mein Stiefbruder, geht dahin, und der Sohn von Moms Freundin Chris auch, Nicholas, ich kenne also schon zwei Leute dort. Sam will weiter aufs St. Martin's gehen und danach nach Harvard so wie Matthew, deswegen werde ich ganz allein mit dieser neuen Familie zusammen sein, wenn keine Ferien sind, bis auf meine gleiche alte Mutter natürlich. (Das »alte« ist ein Witz.) Sie hat gesagt, dass sie sich richtig freut, dass ich mich entschieden habe, bei ihr zu bleiben, anstatt wieder aufs St. Martin's zu gehen, aber dass sie mir ganz freie Hand bei der Entscheidung lassen wollte. Ich glaube, wenn ich Schriftsteller werden will, ist es eine gute Erfahrung für mich, in New York zu wohnen, wo so viel passiert, und Trinity ist angeblich eine sehr gute Schule. Es ist auch eine gute Erfahrung für mich, eine normale Familie zu haben, nicht dass ich beurteilen könnte, was das eigentlich ist. (Mir fällt auf, dass ich in den letzten beiden Sätzen dreimal »gut« geschrieben habe, was ich nicht machen würde, wenn das hier mein Roman wäre und nicht mein geheimes Tagebuch. Bei einem Interview im Radio hat Louis L'Amour gesagt, wenn er immer wieder das gleiche Wort benutzt hat, ändert er genau das, wenn er sein Manuskript redigiert, anscheinend ist das also ein unter Schriftstellern verbreitetes Problem. Darauf muss ich aufpassen.)

Michael redet mit mir, als wäre ich ein echter Mensch mit wertvollen Ansichten, und er hört sogar zu. Er und meine Mutter sind offensichtlich total glücklich zusammen und verliebt. Zu Hause ist es gar nicht mehr so angespannt. Cathy ist so alt wie ich, und seitdem sie für die Hochzeit zehn Kilo abgenommen hat, ist sie ganz anmutig und hübsch. Es ist super, dass ich sie als Freundin haben kann, ich weiß nämlich überhaupt nicht, wie ich mit Mädchen reden soll, und wenn ich soweit bin, dass ich mich mit einem verabreden will, dann muss ich reden. Cathy und ich mögen die gleiche Musik und die gleichen Filme, und sogar die meisten Bücher, und wir hassen beide Mathe. Sie hat mir gestanden, dass sie auch nicht weiß, wie sie mit Jungs reden soll, denn als sie noch dick war, hat keiner von ihnen sie je angeschaut, außer wenn sie irgendwas Mieses gesagt haben. Ich finde, zwischen Kindheit und Sex gibt es eine riesige Lücke, und genau darin befinden wir uns gerade.

Heute hat mein Vater mich besucht. Die Wohnung war immer noch voller Blumen von der Hochzeit. Meine Mutter und Michael sind noch in Europa auf ihrer Hochzeitsreise, und Matthew und

Sam sind heute früh zum Wildnisabenteuer aufgebrochen, das hatte Nicholas ihnen in den höchsten Tönen empfohlen, und da saß ich also ganz allein mit meinem Vater.

»Deine Mutter hat also wieder geheiratet«, sagte er. Das war eine Bemerkung, keine Frage, also habe ich nichts erwidert. »Kannst du ihn gut leiden?«, wollte er wissen.

»Ja«, habe ich gesagt.

»Deine Mutter ist jemand, der verheiratet sein sollte«, sagte er. Dann ist er in der Wohnung herumgegangen, weil er sie noch nicht kannte. »Ziemlich dunkel«, sagte er. Ich sagte nichts. Ehrlich gesagt ist mir das nie aufgefallen. »Aber viel Platz«, sagte er. Ich nickte. »Manche Leute müssen wirklich einfach verheiratet sein«, sagte er. »Manche nicht.«

»Dann heißt das wohl, dass du deine Freundin nicht heiratest?«

»Welche?«, fragte er.

»Die Anwältin.«

»Ach so, nein, wir sind nicht mehr zusammen«, sagte er. »Sie wollte heiraten und ein Kind bekommen. Sie ist noch jung; das wäre schön für sie. Ich habe schon Kinder.«

Ja, dachte ich. Du hast den Senator, bei dem du so tust, als würdest du ihn nicht kennen, du hast Elizabeth, die ein Geheimnis bleiben soll, du hast Jonathan, den du nie erwähnst, und dann hast du noch uns drei.

»Wann fährst du ins Ferienlager?«, fragte er. Ich sagte es ihm, und dann sind wir Mittagessen gegangen und danach in *Ghostbusters*. Ich fand den Film großartig, mein Vater fand ihn furchtbar. Ich glaube, er wünschte, wir wären alle wieder auf dem Land und würden Touch Football spielen. Ich nicht. Ich bin vollkommen zufrieden damit, wie es jetzt ist. Ich habe unsere Familie nicht auseinandergebracht, und ich habe sie auch nicht wieder zusammengebracht, aber so ist das eben, wenn man noch ein Kind ist – man wird einfach mitgerissen. Das Komische daran ist, dass ich glaube, mein Vater hat das Gefühl, das wäre mit seinem Leben als Erwachsener auch passiert. Ich glaube nicht, dass ihm klar ist, dass er etwas damit zu tun hatte. Er glaubt ernsthaft, dass alles, was uns passiert ist, nichts als ein ironischer Schicksalsschlag war.

Kapitel dreiunddreißig

Ende Mai waren die Dreharbeiten beinahe abgeschlossen. Kit war einerseits erleichtert, andererseits traurig. Die Erleichterung lag daran, dass ihr gesamtes Leben während der Dreharbeiten nur auf die Arbeit ausgerichtet war; es gab nichts anderes, niemand anderen, nur die völlige Konzentration darauf, sich in ihre Rolle hineinzuversetzen, sich dafür zu öffnen, emotional ehrlich zu sein, sogar das aus sich herauszuholen, das wehtat, und es zum Einsatz zu bringen. Abends fiel Kit um halb zehn völlig erschlagen ins Bett, schaltete ihren Anrufbeantworter ein und ließ ihn die Anrufe entgegennehmen – und dann träumte sie die ganze Nacht lang von ihrer Rolle und den anderen Beteiligten. Um fünf Uhr in der Frühe musste sie aufstehen, aber das machte ihr nichts aus, sie war bereit, und in Gedanken beschäftigte sie sich bereits mit den Herausforderungen des bevorstehenden Tages.

Am Wochenende, wenn sie mit dem Kopf noch immer bei ihrer Rolle war, musste sie ihre Wäsche in den Waschsalon und zur Reinigung bringen, an beiden Tagen eine Doppelstunde Yoga nehmen, um in Form zu bleiben, Lebensmittel einkaufen und schließlich auch noch das Drehbuch durchgehen. Ihr Vater brachte sie dazu, einmal die Woche Adeline bei ihr putzen zu lassen, während Kit am Set war, weil sie selbst nicht die Zeit zum

Putzen hatte. Kit ließ sich nur darauf ein, weil sie ohnehin nicht zu Hause war und es ihr gelegen kam. Normalerweise, wenn sie nicht arbeitete, hätte sie nicht gewollt, dass Adeline oder sonst irgendjemand in ihrem Haus war; besonders Adeline, die Kits Eltern Bericht erstatten konnte und stets voller ungewollter kostenloser Ratschläge war. Aber jetzt, da ihre Eltern geschieden waren und Adeline Vollzeit bei Kits Vater arbeitete, vermutete Kit, dass er Adeline aus eben diesem Grund hin und wieder selbst loswerden wollte. Kit konnte geradezu bildlich vor sich sehen, was für Partys er bei sich zu Hause feierte.

Oder vielleicht war er auch nur ein sich sorgender Vater. Sie wusste es nicht mehr. Sich in eine Rolle zu vertiefen brachte ihr viel über die Natur des Menschen bei, wie jemand gut und schlecht zugleich sein konnte; ihre Arbeit lehrte sie mehr über das Leben als andersherum.

Aber der Hauptgrund, weshalb Kit wusste, dass sie am Ende der Dreharbeiten erleichtert wäre, war nicht die zielstrebige Disziplin, sondern die Angst. Die ganzen Dreharbeiten über hatte ein Teil von ihr Angst, sie wäre nicht gut genug, denn es war die bedeutendste Rolle ihres Lebens. Doch dann, am Ende eines jeden Tages, sagte Zack ihr, sie sei wunderbar gewesen, und dann fühlte sie sich phantastisch. Der Tag war vorbei, sie hatte überlebt, und Zack war zufrieden. Er war der Experte, nicht sie. Selbst wenn Kit fand, sie sei wunderbar gewesen, konnte sie doch nie sicher sein. Erst wenn Zack es ihr versichert hatte, schwebte sie in einem Rausch der Glückseligkeit nach Hause. Sie hatte es überlebt. Sie hatte nicht versagt. Sie hatte etwas Bedeutendes erreicht. Sie war begabt, etwas Besonderes. Erst am nächsten Morgen musste sie sich wieder Gedanken darüber machen, ob sie gut genug war.

Genau diese wenigen Stunden am Abend, in denen sie völlig entspannt und erleichtert auf ihrer Wolke der Glückseligkeit schwebte, waren wiederum der Grund, weshalb sie traurig wäre, wenn der Dreh vorbei war.

Diese Gefühl war sogar besser als ... Sex – was das Beste war, das sie kannte. Nach Sex war sie entspannt und zufrieden, aber nie so vollkommen glücklich und berauscht. Selbst wenn die sexuelle Begegnung eine Eroberung war, überkam sie doch nie dasselbe Triumphgefühl wie wenn sie wusste, dass ihr Schauspiel etwas war, auf das sie stolz sein konnte. Die Schauspielerei war ihre Identität.

Eines Tages fragte Zack sie, ob sie sich mit ihm das Material vom Vortag ansehen wolle.

»Ich weiß nicht«, sagte sie ängstlich.

»Du fragst nie danach«, erklärte er, »deswegen dachte ich, ich frage dich.«

»Und was, wenn ich mich furchtbar finde?«, wollte sie wissen.

»Wenn ich das denken würde, hätte ich dich nicht eingeladen.«

»Einverstanden. Danke.«

Zack hatte den scheußlichen Vorfall im Pool auf der Brunch-Party offenbar vollkommen vergessen, und auch Kit war es gelungen, ihn unter den Akten abzulegen, die keine Rolle spielten. Anscheinend hatte Zack eine Affäre mit Emmas Mutter, die Kits Mutter erzählt hatte, die es wiederum Kit weitergesagt hatte, dass Kit im Filmmaterial sehr gut war, aber was wussten sie denn schon, Laien? Kit glaubte nur Zack allein.

Sie saß im Vorführraum und schaute sich selbst auf der Leinwand zu. Dann, ganz plötzlich, war es gar nicht mehr sie, sondern jemand anders; sie konnte vollkommen objektiv sein. Diese Person dort war faszinierend, wunderschön. Diese Person würde Kit gern kennen. Man würde wirklich mit ihr mitgehen.

Dann ging das Licht wieder an, und Kit saß einfach nur da und dachte: *Ich bin phantastisch. Ich habe genau das erreicht, was ich wollte.*

»Gute Arbeit«, sagte Zack.

»Ohne dich hätte ich kein Stück davon zustande gebracht«, sagte sie.

»Die Einstellung gefällt mir«, sagte er lachend und klopfte ihr auf die Schulter.

Doch dann, viel zu schnell, war es vorbei, Zack arbeitete im Schneideraum, und Kit war zurück in der Wirklichkeit. Er bestellte sie nochmals her, um ein paar Sequenzen neu einzusprechen, was schön war, aber der Film war fertig, oder zumindest ihr Beitrag dazu, und die ganze Freizeit auf der Welt konnte Kit nicht für das entschädigen, was nicht mehr war.

Es war Sommer, und Kit wusste, dass sie sich nach etwas Neuem umsehen sollte, aber dafür fühlte sie sich zu ausgelaugt. Sie suchte sich einen Freund, einen Drehbuchautor für Komödien. Er brachte sie zum Lachen, und er hatte witzige Freunde. Er wollte etwas für sie schreiben. Träum weiter, dachte sie, sie machte keine Komödien. Sie rief ihren Agenten an, um zu hören, was es so gab.

»Wart ab«, riet er ihr. »Man hört schon Gutes über deinen letzten Film. Lass uns auf etwas Großes warten.«

Im September war der Rohschnitt soweit, dass das Studio ihn sich ansehen konnte. Die Produzenten waren begeistert, und die PR-Leute fingen sofort an, sich um die Vorab-Publicity zu kümmern. Sobald Zack endgültig fertig war, würde das Studio einen Preview veranstalten, so dass der Film für die kommenden Academy Awards nominiert werden konnte. Es war die Rede davon, dass man Kit auf jeden Fall als beste Nebendarstellerin nominieren würde.

Beste Nebendarstellerin! Bei dem Gedanken daran fühlte Kit sich so kostbar, wie ein Wunderwerk, dass sie sich ganz vorsichtig bewegte, damit ihr auch ja nichts Schlimmes passierte. Sie wollte es so sehr, dass sie es nicht einmal wagte zu beten, denn wie konnte man für so etwas Egoistisches beten? Aber andere beteten auch für Liebe und Glück und Erfolg, warum also nicht auch sie? Wenn sie nominiert würde, wäre es all das zusammen. Zack hatte gesagt, dass sein Film einen Star aus ihr machen würde, und daran hatte sie auch stets geglaubt, doch jetzt war die Wirklichkeit zum Greifen nah, und es war um Längen besser, als sie es sich jemals hätte vorstellen können. Sie teilte den Studioleuten mit, dass sie gern bereit war, jegliche Form von Publicity zu machen, wenn es half.

Ehe sie es sich versah, erhielt sie einen Anruf, dass *People* sie interviewen wolle, sie brächten einen Beitrag über angesagte neue Talente in den Filmen der Wintersaison, in dem auch mögliche Oscar-Anwärter vorkommen sollten. Es bestehe durchaus die Möglichkeit, dass es die Titelgeschichte würde, obwohl das zu diesem Zeitpunkt natürlich niemand mit hundertprozentiger Sicherheit sagen könne, und wenn es denn die Titelgeschichte werden sollte, gebe es eine ebenso hohe Chance, dass sie Kit für das Titelbild auswählen würde. Alles kam für sie ins Rollen; jetzt konnte sie es spüren, sie war sich sicher; das hier war die bewegende Kraft.

»Sie wollen Sie und Ihre Mutter zusammen interviewen«, sagte der Presseagent.

»Meine was?«

»Eine nette Idee: Sie beide zusammen. Natürlich wird es in

dem Beitrag hauptsächlich um Sie gehen. Aber sie wollen zeigen, woher Sie kommen; und Ihre Mutter ist spannend, wo bald ihre neue Filiale in New York eröffnet, und die anderen in ... wo war es doch gleich, Chicago und ...?«

»Dallas«, ergänzte Kit. Sie konnte es nicht fassen. Ihre *Mutter*. Kit wusste, wie gut Emily's Cookies lief und wie schnell das Unternehmen wuchs, sie hatte sogar Fernsehinterviews mit ihrer Mutter gesehen, in denen sie unheimlich attraktiv und elegant aussah und ganz selbstbewusst auftrat und nicht wie das weinerliche, unterwürfige Wesen, an das Kit gewöhnt war, aber ... ihre Mutter in *ihrem* Interview? Was für eine Ironie. »Was ist mit meinem Bruder?«, fragte sie.

»Oh, sicher, sie werden bestimmt ein Foto von Ihnen zu dritt machen wollen. Ich rufe Emily an, sobald Sie mir sagen, an welchem Tag es Ihnen nächste Woche passt.«

»Wann immer es Emily passt«, entgegnete Kit. Niemals hätte sie gedacht, dass sie *das* sagen würde. Aber ihre Mutter war in letzter Zeit so viel auf Reisen gewesen, dann dazu noch Kits Dreharbeiten und die neuen Filialen, dass sie aufgehört hatten, sich jede Woche zum Abendessen zu treffen, und sie telefonierten auch kaum mal mehr als zwei Minuten miteinander.

Der Presseagent vom Studio rief zurück und teilte ihr mit, es fände Donnerstag um vierzehn Uhr bei Kit zu Hause statt. »Ich musste mich mit diesem Glick streiten«, sagte er entrüstet. »Er wollte es bei Ihrer Mutter zu Hause machen. Er scheint der Meinung zu sein, sie sei der Star.«

»Na ja«, sagte Kit gelassen, »er arbeitet ja auch für sie und nicht für mich.«

Ihre Mutter rief sie erst am Abend an. Kit war gerade auf dem Sprung, um sich mit David, dem Komödienautor, zu treffen, und fragte sich, ob sie ihm vor dem Interview den Laufpass geben solle, damit er darin nicht als ihr »Freund, mit dem sie zusammenwohnt« beschrieben würde, wenn er doch im Grunde nur etwas Vorübergehendes war. Er hatte schließlich auch sein eigenes Zuhause, aber es lagen bereits so viele seiner Habseligkeiten bei Kit herum. »Ist das nicht herrlich?«, fragte ihre Mutter.

»Ja«, sagte Kit.

»Stimmt es tatsächlich, was ich gehört habe, wirst du vielleicht für einen Academy Award für ›Beste Nebendarstellerin‹ nominiert?«

»Erzähl es gern weiter«, sagte Kit.

»Ich drücke die Daumen. Und dieser Artikel kommt genau richtig für die Eröffnung in New York!«

»Ja«, sagte Kit.

»Wir sehen uns Donnerstag. Das wird toll.«

Toll?, dachte Kit. *Wer ist diese Person, die einmal meine Mutter war?*

»Genau«, sagte Kit.

Und dann können wir beide da sitzen und lügen.

Das taten sie auch. Schon seit so langer Zeit verschleierten sie beide so viel, dass sie sehr gut darin waren. Emily erzählte nichts von Kens Kokainmissbrauch oder seinen Gewaltausbrüchen, und Kit erzählte nichts von ihrer sexuellen Freizügigkeit. Keine von beiden erwähnte Emilys Nervenzusammenbruch, und auch nicht, dass sie beinahe ihre Kinder hätte ertrinken lassen. Kit behauptete, sie sei momentan viel zu sehr mit ihrer Karriere beschäftigt, als dass sie an einen besonderen Mann oder an Heirat denken könne. Emily fragte der Reporter nicht einmal nach ihrem Liebesleben, was Kit nicht besonders nett fand, denn ihre Mutter sah so aus, als könnte sie bestimmt eines haben, wenn sie es wollte.

Sie erzählten weiter, umgingen die grausamen Wahrheiten und sprachen auch, was sie nicht verletzen würde, nicht einander und auch nicht sie selbst, nur oberflächlich an. Emily erzählte, sie habe zwar stets damit gerechnet, dass Kit aufs Radcliffe ginge wie sie selbst, aber sie sei froh, dass ihre Tochter dem nachging, was ihr am meisten lag, und damit auch Erfolg hatte, und dass sie wünschte, auch ihr wären in jungen Jahren berufliche Optionen gegeben worden.

Es wäre, dachte Kit, spannendere Publicity gewesen, wenn sie und ihre Mutter all die schockierenden Details erzählt hätten. Aber etwas in ihr hinderte sie daran, sich den Millionen von Fremden, die die Zeitschrift lasen, zu offenbaren, und ihrer Mutter ging es offensichtlich genauso. Ihr Vater hatte es nicht verdient, dass sie ihn in Schutz nahmen, aber das taten sie. Selbst ihre Mutter, auch wenn manch einer vielleicht Verständnis für sie hätte, durfte nicht für das verurteilt werden, was sie vor so langer Zeit aus schierer Verzweiflung getan hatte. Sie schützten sich selbst, aber auch einander, ja sogar ... ihre Familie. All diese Jahre hatten sie sich einmal die Woche zum Abendessen getroffen und so getan, als wären sie eine Familie, obwohl sie nicht die geringste Ahnung hatten, was das überhaupt war. Vielleicht war eine Familie, wenn man Menschen gegenüber loyal war, die es nicht verdienten, ob nun aus sturem Stolz oder selbst aus einer Art absurder, ursprünglicher, unerklärlicher Liebe.

Peter kam genau rechtzeitig für das Familienfoto. Lächelnd legten die drei die Arme umeinander und posierten für die Kamera. Sie taten so, als wären sie eine vollkommen normale, wenn auch begabte und draufgängerische amerikanische Familie. Und wer weiß, dachte Kit, vielleicht waren sie das ja auch.

Kapitel vierunddreißig

Diesen Sommer fing Annabel an, nach Kalifornien zu pendeln, um Zack zu sehen, und schon bald war sie eine Meisterin darin. Sie kannte die Flugzeiten auswendig, hatte im Flieger ihren Lieblingssitz und bei Zack zu Hause Toilettenartikel, Schminkzeug und Kleider, so dass sie nur noch an Bord des Fliegers gehen und vielleicht etwas Neues zum Anziehen mitnehmen musste; und ein Buch, denn wie oft konnte man sich schon denselben Film anschauen, wenn man ihn von vornherein gar nicht unbedingt hatte sehen wollen? Es dauerte nicht lange, und sie hatte Meilen angesammelt, und dann bekam sie ein Upgrade für die erste Klasse, was sie herrlich fand.

Wenn sie auf dem Weg zu Zack war, kam ihr die Reise stets viel kürzer vor, als wenn sie nach Hause flog. Es war romantisch, ein Abenteuer, zu dem Mann zu reisen, den sie so sehr vermisste, dass sie es kaum aushielt. Sie genoss die freudige Erwartung. Sich wieder von ihm zu verabschieden, weil sie rastlos wurde, sich wie ein Anhängsel fühlte, war traurig, und doch war es unumgänglich. Sie nahm den Nachtflug, weil sie so am meisten Zeit wie möglich mit Zack verbringen konnte, und auch, weil sie durch die drei Stunden Zeitunterschied im Morgengrauen in New York ankam, so dass sie nicht abends in eine leere, einsame Wohnung zurückkehren musste. Dann duschte sie und zog sich um und ging direkt zur Arbeit, obwohl sie müde war. Und nach Feierabend nahm sie Sweet Pea mit nach Hause und schlüpfte friedlich unter die weichen Laken in ihrem eigenen Bett, und sie vermisste Zack, hatte aber auch ein schlechtes Gewissen, denn schon war sie wieder im hektischen Tempo ihres unabhängigen Lebens in New York gefangen, und das gefiel ihr.

Die arme Sweet Pea wollte nicht an beiden Küsten leben. Einmal nahm Annabel sie im Katzenkorb mit nach Kalifornien, aber Sweet Pea fand den Flug grässlich, und selbst als Annabel sie herausnahm und auf den Schoß setzte, jaulte sie und schrie. Noch schlimmer aber fand Sweet Pea, dass sie den ganzen Tag lang allein in Zacks Haus eingesperrt war, wenn Annabel mit Zack am Set war. Sweet Pea war ein Gewohnheitstier, und ihr gefiel es in der Boutique, wo sie in ihrem Körbchen an ihrem Platz auf der Fensterbank die Leute beobachten konnte; es gefiel ihr auch, bei Annabel zu wohnen oder Maria oder Pamela zu besuchen – und sie war eine Stadtkatze, die niemals nach draußen gelassen werden durfte. In Kalifornien würde sie versuchen wegzulaufen, und das würde ihr das Leben kosten, entweder durch ein Auto oder ein anderes Tier.

»Du musst nicht mehr mitkommen«, sagte Annabel zu ihr. »Aber denk dran, du bist für immer meine Katze, selbst wenn du unbedingt in New York bleiben und nicht pendeln willst.«

Zack war inzwischen dabei, seinen Film zu schneiden. Annabel sah ihm und dem Cutter dabei zu, wie sie mit der Moviola arbeiteten, und sie verbrachte Stunden mit ihm in dem Raum, in dem der Ton abgemischt wurde. Dort saßen mehrere Männer an einem riesigen rechnergesteuerten Mischpult, das Annabel an die Orgel in der Radio City Music Hall erinnerte, während Zack akribisch jedes Fitzelchen Film immer wieder aufs Neue durchging. Ihr wurde allmählich klar, dass ein Film einmal am Set gemacht wurde und ein zweites Mal nach dem Dreh. Zuerst fand sie es noch faszinierend, irgendwann aber nur noch extrem zäh. Als das Mittagessen in der Cafeteria vom Tonstudio zum Highlight ihres Tages wurde, wurde ihr bewusst, wie langweilig sie alles andere tatsächlich fand. Doch sie wusste, was es Zack bedeutete und wie wichtig es für den Film war, dass jede Einzelheit stimmte. Zack fände ihren Beruf sicherlich genauso langweilig, es sei denn, er wollte für einen Film recherchieren.

Mittlerweile kannten sie sich gut, und sie respektierten die Bedürfnisse und Unterschiede des anderen. Ihre gemeinsame Zeit zu zweit war kostbar. Wenn Annabel abreiste, nahm Zack ihr das niemals übel; und wenn sie wiederkam, war er jedes Mal überglücklich, als täte sie ihm einen Gefallen – dabei fand sie im Grunde, dass sie sich selbst einen Gefallen tat.

Am Labor Day im September nahm Zack sich ein langes Wochenende frei und besuchte Annabel in New York. Emma war für Dreharbeiten in Indien, aufgeregt und für jede nur erdenkliche Erkrankung geimpft, so dass Zack bei Annabel übernachtete. Mit ihm in ihrer Wohnung zu sein war wie Urlaub. Sie gingen ins Restaurant, ins Theater, liebten sich jeden Abend und frühstückten jeden Morgen zusammen.

»Wenn ich einen Film in New York drehe, können wir hier bei dir wohnen«, sagte Zack.

»Das wäre so wunderbar«, sagte Annabel.

»Und wenn ich nach Europa fahre, kommst du dann mit?«, wollte er wissen.

»Natürlich.«

»Du kannst wieder abreisen, wenn du dich langweilst.«

»Ich reise vielleicht aus Europa ab, aber dich verlasse ich niemals«, sagte sie.

»Ich will nur, dass du glücklich bist«, sagte er. »Ich möchte dein Leben bereichern, du sollst nicht meinetwegen etwas aufgeben müssen.«

»Darüber machst du dir immer so viele Gedanken.«

»Wir sind jetzt ein Paar, da muss ich mir darüber Gedanken machen.«

Inzwischen sagte er solche Sachen zu ihr: ein Paar. Er war der Meinung, dass sie diejenige sein müsste, die ihn verließ, nicht andersherum, und Annabel fühlte sich sicher, denn sie hatte nicht die Absicht, ihn zu verlassen, egal, wie oft sie abreisen musste. Dieses Mal konnte sie ohne Angst oder Bedenken an ihr Glück glauben. *Ich bin keiner der Männer, die du vor mir kanntest. Ich bin der Mann, den du jetzt kennst.*

»Natürlich fände ich es noch besser, wenn du hier vor Ort arbeiten könntest«, sagte sie. »Aber das kannst du eben momentan nicht.«

»Ich versuche einen Film zu finden, den ich in New York drehen kann.«

»Und wenn du einen an einem exotischen Ort ganz weit weg drehst, wäre das auch nicht so schlimm.«

Er hatte ein paar Kleider mitgebracht, die er bei ihr in der Wohnung lassen würde, und ein paar Toilettenartikel, die er ins Bad stellte. Wenn er wieder fahren musste, würde es immer noch so scheinen, als würde er bei ihr wohnen. Er erzählte ihr, dass er gern ihre Sachen anschaute, wenn er allein in Kalifornien war, und sich dann vorstellte, sie wäre im Zimmer nebenan und nicht in New York.

»Und ich hatte solche Angst vor Abschieden«, sagte Annabel.

»Aber unsere Abschiede sind nur vorübergehend.«

Es war schon komisch, dachte Annabel, dass sie immer an vorderster Front gestanden hatte, wenn es um Veränderungen ging, ja sogar Vorreiterin gewesen war. Aufgrund ihres unverhohlenen Liebeslebens, das sie im Rückblick gar nicht so zügellos fand, war sie im Wohnheim am Radcliffe die Außenseiterin gewesen. In Atlanta war sie unter jenen, die als ihre gesellschaftliche Gruppe galten, die erste gewesen, die sich von ihrem Mann trennte. Sie war Karrierefrau geworden und alleinerziehende Mutter. Natürlich hatte Max ihr dabei geholfen, Emma großzuziehen, aber trotzdem ... Und jetzt war sie in einer Fernbeziehung.

Vielleicht würde es sich zu einer Ehe entwickeln, vielleicht auch nicht, doch wenn ja, dann wäre es eine Fernehe. Das würde sich nicht ändern. Vielleicht würden sie eines Tages in der Zukunft, wenn sie auf Reisen waren und sich von der Romantik eines wunderschönen Ortes überwältigen ließen, beschließen, sich einfach ganz überstürzt das Jawort zu geben. Oder vielleicht auch nicht ...

Etwas fehlte ihr jedoch noch: Sie wünschte sich mehr Freiheit, mit Zack zusammen sein zu können, wann immer sie wollte. Seit einer Weile schon dachte sie darüber nach, und sie hatte beschlossen, neunundvierzig Prozent der Boutique an Maria und Pamela zu verkaufen und einundfünfzig Prozent selbst zu behalten. Annabel hätte immer noch das Sagen, aber die beiden wären hocherfreut über mehr Verantwortung, und Annabel wusste, dass sie noch härter arbeiten würden und treu ergeben wären, weil es dann auch *ihr* Unternehmen wäre. Als sie ihnen das Angebot unterbreitete, waren sie überglücklich.

Nun konnte sie eine Woche pro Monat inklusive dem Wochenende davor und danach mit Zack in Kalifornien verbringen, wenn er dort arbeitete, und sie konnte zu ihm nach Europa reisen oder wo auch immer er gerade war. Natürlich kam er auch zu ihr, um Zeit mit ihr in New York zu verbringen, wenn er gerade nicht an einem Film arbeitete, doch das waren nie lange Phasen. Jetzt konnten sie auch zusammen verreisen und Urlaub machen. Aber auch wenn Annabel neue Partnerinnen hatte, würde sie definitiv weiterhin zu den Modenschauen fliegen, denn sie war noch immer die Seele der Boutique. Selbst wenn Zack in New York arbeitete, würde sie zu den Modenschauen fliegen wollen. Und sie würde stets ihr eigenes Geld verdienen. Das könnte sie, genau wie ihre persönliche Freiheit, niemals aufgeben.

Zack hatte gesagt, sie müssten einen Weg finden, der zu ihnen passte. Sie hatte ihn gefunden. Für jemand anderen wäre es vielleicht nicht das Richtige, aber für Annabel war es ideal – das Beste von zwei Welten.

Nach ihrem langen Wochenende flog Zack nach Kalifornien zurück, um den Rohschnitt seines Films vorzuführen, und er rief an, um Annabel mitzuteilen, dass das Studio ihn großartig fand. Die Studiobosse sprachen von einem Preview und Oscar-Nominierungen. Annabel stellte sich bereits vor, was sie zur Verleihung anziehen würde.

Als Zack in den letzten Zügen der Bearbeitung war, rief er Annabel jeden Abend sehr spät an. »Wenn ich hiermit fertig bin«, sagte er, »wünsche ich mir, dass du herkommst, um mit mir zu feiern. Wenn du es einrichten kannst ...«

»Das kann ich.«

Sie flog für ein langes Wochenende zu ihm. Zack besorgte Dom Pérignon und Beluga Malassol Kaviar, das mochte sie am liebsten. Weil sie ihm zur Feier des Tages eine Uhr schenken wollte, fuhr Annabel mit ihm zu Tiffany's in Beverly Hills. Sie fand das perfekte Exemplar: eine Uhr mit zwei Zifferblättern, je eins für ihre jeweilige Zeitzone, so dass Zack, wenn sie nicht bei ihm war, immer wüsste, wie spät es bei ihr war, und an sie denken würde.

»Ich glaube, ich sollte dir auch eine schenken«, sagte er und kaufte ebenfalls eine. Sie ließen sich die Geschenke einpacken, und anschließend fuhren sie zurück zu ihm, wo bereits für später eine Lieferung feines Essen vom Chasen's auf sie wartete. Dann machten sie sich schick. Der Mond war voll, der Himmel voller Sterne, und am Pool hatte Zack Kerzen in Kerzenhaltern aus Glas angezündet. Vor dem dunkelblauen Himmel zeichneten sich die schwarzen Umrisse der Palmen und des Blattwerks ab. Weiter unten, ausgebreitet wie auf einem gewaltigen glitzernden Spielbrett, funkelten die Lichter von Los Angeles.

Zack blickte hinunter. »Es ist nicht viel, aber es gehört mir«, sagte er.

Dann gingen sie ins Haus und gaben sich ihre Geschenke.

»Die hier ist für dich«, erklärte Annabel, »für alle Minuten und Stunden und Tage und Jahre unseres gemeinsamen Lebens.«

»Und die hier«, sagte Zack, »ist für dich, damit du weißt, du bist immer bei mir und ich bei dir, wir sind niemals getrennt, ganz egal wo wir sind.«

Sie küssten sich, und Zack machte den Champagner auf. Annabel dachte, dass diese Feier mit Sicherheit um einiges schöner war als ihre erste Hochzeit, und sie wusste, dass ihre und Zacks Absichten definitiv länger andauern würden.

Als Annabel nach New York zurückkehrte, unterzeichneten sie, Maria und Pamela die Papiere, die einen Teil des Bestands der Boutique auf Maria und Pamela überschrieb. Annabel kam es bedeutsam vor, dass es im Herbst stattfand, denn der Herbst war für sie immer eine Zeit der Neuanfänge gewesen, möglicherweise aufgrund all der Jahre, in denen die Schule im Herbst wieder begonnen hatte. Man konnte die Luft wieder einatmen, die Blätter färbten sich bunt, und die Leute auf der Straße marschierten mit neuer Entschlossenheit. Das Leben so vieler, so schien es ihr, hatte sich zum Besseren gewandelt. Chris rief an, um ihr aufgeregt mitzuteilen, dass sie zur Chefredakteurin von *Fashion and Entertainment* befördert worden war, sowohl für die Ausgabe der Ost- als auch der Westküste. Emilys neueste Filiale eröffnete demnächst in New York, und Emily selbst war eine Art Medienberühmtheit geworden, und sie hatte eine Wohnung auf der Fifth Avenue mit Terrasse mit Blick auf den Central Park gekauft; das sollte ihr Zuhause werden, auch wenn sie ebenfalls viel auf Reisen wäre. Und Daphne blühte in ihrer glücklichen Ehe mit Michael auf.

Spontan entschloss sich Annabel, bei sich zu Hause eine kleine Party zu veranstalten, um alles zu feiern; nur für sie vier, die alten Schulfreundinnen, wie sie inzwischen an sie dachte. Eine Cocktailparty am Abend, bevor sie für die Modenschauen mit Maria nach Europa fuhr. Sie würde natürlich Champagner bereitstellen und Kaviar, und die dünnen Sandwiches, die sie manchmal in der Boutique servierte; alles, was sie nicht selbst zubereiten musste.

»Wir feiern, weil wir es weit gebracht haben, aber niemand darf rauchen«, sagte sie zu Chris.

Ihr Wohnzimmer war geschmückt mit weißen Blumen, und sie hatte ein paar der Kassetten mitgebracht, die sie als Hintergrundmusik in der Boutique laufen ließ. Moderne Musik, keine Nostalgie. Nichts aus ihrer Sammlung von Musik aus den Zwanzigern, die sie nur daran erinnerte, dass es Max' Lieblingsmusik war, und sie traurig stimmte; keine Lieder aus den Fünfzigern, um keine von ihnen an die arglosen, absurden Zeiten am College zu erinnern, die einen so großen Teil ihres Lebens ruiniert hatten. Sie wollte nur Lieder, die diesen Monat neu erschienen waren. Das hätte Emma gefallen. Aber Emma war in Indien mit ihrem Walkman.

Sie kamen um sechs. Daphne und Emily waren noch nie bei Annabel zu Hause gewesen und fanden die Wohnung wundervoll. Bis auf eine neue Schicht Farbe hatte Annabel nichts renoviert, seitdem sie eingezogen war, aber die Blumen verdeckten eine Menge der Makel. »Wie großartig«, sagte Emily. »Wenn meine neue Wohnung fertig ist, was wahrscheinlich irgendwann im neuen Jahrtausend sein wird, schmeiße ich auch eine Party.«

»Dann muss ich wohl die nächste schmeißen«, sagte Daphne. »Fertiger wird unsere Wohnung nicht mehr.«

Annabel machte den Champagner auf. »Einen Toast«, sagte sie. »Auf jede von uns und unser neues, wunderbares Leben.«

Sie jubelten und stießen an und tranken. Emily erzählte von ihrer neuen Wohnung, die vom von ihr angeheuerten Innenausstatter völlig auseinandergenommen worden war, so dass sie auf einer Baustelle wohnte. »Ich habe ihm gesagt, er soll mir einfach ein Schlafzimmer und ein Bad lassen, das ich benutzen kann«, erklärte sie. »Nicht einmal die Küche. Mir ist das ganz egal. Jetzt stehen zwei Toiletten mitten in der Küche, aber keinerlei Küchengeräte. Die Küche sieht riesig aus. All die Männer, die in aller Herrgottsfrühe die Wohnung stürmen und Wände einreißen. Mein *Innenarchitekt*, der sich übrigens so nennt und nicht Ausstatter, meint, er will nicht, dass man sich an ihn nur als an jemanden erinnert, der Sessel gepolstert hat, wenn er stirbt. Eigentlich wollte er nicht, dass ich während der Arbeiten in der Wohnung wohne, weil die meisten, die das machen, einen schlimmen Nervenzusammenbruch erleiden, aber mir macht das Chaos nichts aus, ich weiß, dass es das wert sein wird.«

»Was ist aus deiner Wohnung in Kalifornien geworden?«, wollte Chris wissen.

»Darin wohnt mein Sohn Peter. Es gibt zwei Schlafzimmer, wenn ich in L.A. bin, kann ich also auch dort unterkommen. Das Leben ist schon lustig – Peter hat immer ein glamouröses Haus am Strand gewollt, einen teuren Sportwagen, eine umwerfende Freundin, die bei ihm wohnt, und einen Wahnsinnshund, der alles bewacht. Tja, jetzt hat er immerhin eine glamouröse Wohnung, mein altes Auto, ein klassisches Mercedes Cabrio, einen ziemlich furchterregenden Dobermannrüden, der Chip heißt, wie unsere Kekse, und soweit ich weiß, jede Menge Freundinnen. Und er ist gerade mal einundzwanzig.«

»Und schon ein alter Mann«, sagte Chris. »Keine Träume mehr.« Sie lachten alle.

»Ist es nicht unglaublich, wie es mit uns ausgegangen ist?«, sagte Daphne.

»Es ist doch noch gar nicht aus«, warf Annabel ein.

»Stimmt«, sagte Daphne, »da hast du wohl recht.« Sie sah die drei Frauen mit Zuneigung an. »Manchmal denke ich immer noch daran, wie erstaunlich und schön es ist, dass wir alle hier zusammen sind, nach allem, was uns schon widerfahren ist, als gute Freundinnen, obwohl wir uns so lange gar nicht getroffen haben. Als wir uns in Radcliffe kennengelernt haben, mochten wir uns aus so albernen Gründen, oder auch nicht. Ich weiß noch, dass Richards Vater immer sagte, man gehe aufs College, um die ›richtigen Leute kennenzulernen‹. Richard hat das auch geglaubt. In seinem Fall bedeutete das Kontakte für später im Geschäftsleben. Für uns bedeutete es, den richtigen Jungen für die Ehe zu finden. Ich glaube, selbst wenn ich mit derjenigen zusammengestoßen wäre, die eine Freundin hätte sein können, hätte ich sie nicht erkannt, so verängstigt war ich, und so damit beschäftigt, die Fassade für alle anderen aufrechtzuerhalten.«

»*Du* … verängstigt?«, fragte Emily verblüfft.

»Aber sicher.«

»Aber ich dachte, ich wäre das verängstigste Mädchen im ganzen Wohnheim gewesen«, sagte Emily.

»Auf uns hast du so gewirkt, als wüsstest du ganz genau, was du willst«, sagte Chris zu ihr. »Annabel und ich dachten, du hättest dich bestimmt zu einer eingebildeten Schnepfe gemausert, was wohl beweist, dass wir zwei von nichts eine Ahnung hatten. Ich war so erstaunt, als ich dich interviewt habe und herausfand, was wirklich passiert war.«

Emily lächelte. »Ja, ich wollte genau das, was man mir präsentiert hat, und das habe ich auch bekommen. Der größte Fehler meines Lebens.«

»Aber wir haben unsere Fehler überlebt«, sagte Daphne.

Annabel schenkte ihnen nach. »Das haben wir.«

»Emily und ich hatten einmal ein Gespräch in Vail«, erzählte Daphne, »darüber, ob man noch einmal zurückgehen und alles anders machen könne, wie eine zweite Chance, um es besser zu machen, und wir fanden beide, das sei unmöglich. Aber in letzter Zeit habe ich das Gefühl nicht mehr – ich habe das Gefühl, ich habe genau diese zweite Chance bekommen.«

»Ich auch«, stimmte Annabel ihr zu. »Und deswegen feiern wir heute.« Sie hob ihr Glas in die Höhe. »Wir haben nicht nur unsere Fehler überlebt, sondern auch unsere fehlgeleiteten kleinen Jugendträume und dass sie zerschmettert wurden, und wir sind glücklicher und interessanter geworden, als wir uns je hätten vorstellen können. Wisst ihr noch, in Peter Pan, als Tinker Bell stirbt und Peter sich an das Publikum wendet und es anweist zu klatschen, wenn sie an Feen glauben? Alle klatschen in die Hände, und Tinker Bell wird gerettet. Nun ja, klatscht in die Hände, wenn ihr an Überraschungen glaubt, dann rettet ihr euch selbst.«

Kapitel fünfunddreißig

Emily Applebaum Buchman, achtundvierzig, schön und erfolgreich, stand auf der Terrasse ihrer neuen Wohnung in der Fifth Avenue und blickte in die Welt hinaus. Es war ein herrlicher Oktoberabend, und sie war gerade von einer kleinen Feier bei Annabel nach Hause gekommen. Jetzt hatte sie sich zurechtgemacht, um zu einer großen Feier im Plaza Hotel zu gehen. Hinter ihr, wo schließlich ihr neues Wohnzimmer entstehen würde, lag bisher nur das Skelett ihres zukünftigen Heims, in das auch sie Gäste einladen würde, oder vielleicht würde sie dort auch nur eine Pause für sich allein von ihrem geschäftigen Leben einlegen. Jeden Tag karrten die Handwerker den Schutt hinaus, den sie angehäuft hatten, als würden sie Emilys altes Leben wegschaffen. Sie freute sich darüber.

Unter ihr in der Dunkelheit lagen der Central Park und all die beleuchteten Gebäude und Straßen für ihr neues Abenteuer. Sie dachte an ihre andere Terrasse zurück, die vor ihrem ehemaligen Schlafzimmer in Kalifornien, wo sie eines furchteinflößenden Abends gestanden und Ken zugesehen hatte, der unten wie wild seine Bahnen im Pool zog, diese winzige, unheilvolle Gestalt, an die ihr Schicksal geknüpft gewesen war. Es war noch nicht einmal drei Jahre her, und doch fühlte es sich an wie eine Ewigkeit.

Wenn sie jetzt auf die Frau zurückblickte, die sie gewesen war, wirkte diese Person wie eine traurige kleine Freundin aus ihrer Vergangenheit, nicht wie Emily selbst. Die selbstkritische, sich entschuldigende Emily, die sich für wertlos und nicht liebenswert hielt, war fort.

Sie wusste, dass es Menschen gab, die sie nie lieben würden: Ken zum Beispiel, und selbst Kate und Peter. Ken war ihr egal, und was ihre Kinder betraf, wusste sie, dass sie Emily eben so sehr mochten, wie es ihnen möglich war. Sie hatte ihr Bestes gegeben, nachdem das Schlimmste vollbracht gewesen war, und jetzt waren sie alle erwachsen, sie und ihre Kinder, und zumindest verstanden sie sich. Andere Leute konnten nicht einmal das von sich behaupten. In letzter Zeit war Emily zu glücklich, als dass sie sich von so etwas herunterziehen lassen würde. Sie bereute lediglich, dass sie Ken nicht schon eher verlassen hatte, aber selbst dieser Fehler war es nicht wert, dass sie länger darüber nachgrübelte. Alles zu seiner Zeit.

Ihr Kleid war aus Seide und mit silbernen Fäden durchwirkt. Heute Abend würde sie tanzen, und vielleicht würde sie zehn interessante Männer kennenlernen, oder vielleicht einen. Sie fühlte sich, als wäre sie wieder im ersten Semester in Radcliffe, auf dem Weg zu ihrer ersten Feier dort, und alles läge noch vor ihr. Diesmal hatte sie ihre Karriere und ihren Erfolg und ihre Freundinnen, und wenn es sein musste, dann kam sie auch ohne Mann zurecht; aber das war kein Grund dafür, keinen zu haben. Sie wusste noch, wie sie mit achtzehn zur ersten Tanzveranstaltung ging und Annabel sagte, sie seien »das neue Gemüse«. Da draußen hatte es scheinbar eine ganze Welt voller Männer gegeben, die darauf hofften, Emily zu finden, darauf hofften, selbst gefunden zu werden, darauf warteten, sich zu verlieben.

Damals hatte sie sich auf die Zukunft gefreut, dabei war sie rein gar nicht auf das vorbereitet gewesen, was sie ihr bringen würde. Jetzt freute sie sich aufs Neue darauf, aber wie viel weiser sie war ... Und gleichzeitig war sie immer noch aufgeregt, immer noch romantisch, ihr Leben noch offen, unvollendet ...

Sie wollte gerüstet sein, wenn es soweit war.